心血管介入治疗手册

The Cardiac Catheterization Handbook

（第 5 版）

U0197383

注　意

这一领域的知识和临床实践在不断进步。由于新的研究与临床经验不断扩展着我们的知识，有必要在研究、专业实践和治疗方面作出适当的改变。

实践者和研究者在评价和使用本书提供的信息、方法、资料和经验的时候，必须将其建立在自身经验和知识的基础上。在应用这些信息或方法时，读者必须注意确保自身和他人的安全，包括其所负责的患者的安全。

建议读者核对每种药品的生产厂家所提供的最新产品信息（包括产品特性、使用方法），确认药物的推荐剂量、服用方法、持续时间及禁忌证。根据自己的经验和患者的病情对每一位患者作出诊断，决定服药剂量和最佳治疗方法，并注意用药安全是主治医生的责任。

不论是出版商、著作者、合著者还是编辑，对于因本出版物引起的任何个人或财产的损伤和（或）损失，均不承担任何责任。

心血管介入治疗手册

The Cardiac Catheterization Handbook

（第 5 版）

原 著 **Morton J. Kern, MD, FSCAI, FACC, FAHA**
Professor of Medicine
University of California Irvine School of Medicine
Chief, Cardiology
Long Beach Veterans Administration Medical Center
Associate Chief, Cardiology
University of California, Irvine
Irvine, California

主 译 唐熠达 方丕华

北京大学医学出版社

XINXUEGUAN JIERU ZHILIAO SHOUCE

图书在版编目（CIP）数据

心血管介入治疗手册（第 5 版）/（美）克恩原著；
唐熠达，方丕华译. —北京：北京大学医学出版社，2013.11
书名原文：The Cardiac Catheterization Handbook
ISBN 978-7-5659-0675-6

Ⅰ. ①心… Ⅱ. ①克…②唐…③方… Ⅲ. ①心脏血管疾病
—介入性治疗—手册 Ⅳ. ①R540.5-62

中国版本图书馆 CIP 数据核字（2013）第 250902 号

北京市版权局著作权合同登记号：图字：01-2012-5810

THE CARDIAC CATHETERIZATION HANDBOOK
Morton J. Kern
ISBN-13：978-0-323-07902-0
ISBN-10：0-323-07902-4
Copyright © 2011，2003，1999，1995，1991 by Saunders, an imprint of Elsevier Inc.

Authorized Simplified Chinese translation from English language edition published by
the Proprietor.

Elsevier (Singapore) Pte Ltd.
3 Killiney Road，#08—01Winsland House I，Singapore 239519
Tel：(65) 6349-0200，Fax：(65) 6733-1817
First Published 2013
2013 年初版

心血管介入治疗手册（第 5 版）

主　　译：唐熠达　方丕华
出版发行：北京大学医学出版社（电话：010-82802230）
地　　址：(100191) 北京市海淀区学院路 38 号　北京大学医学部院内
网　　址：http://www.pumpress.com.cn
E - mail：booksale@bjmu.edu.cn
印　　刷：北京画中画印刷有限公司
经　　销：新华书店
责任编辑：高瑾　黄越　刘陶陶　　责任校对：金彤文　　责任印制：苗旺
开　　本：889mm×1194mm　1/32　印张：17　彩插：8　字数：516 千字
版　　次：2013 年 11 月第 1 版　2013 年 11 月第 1 次印刷
书　　号：ISBN 978-7-5659-0675-6
定　　价：89.00 元
版权所有，违者必究
（凡属质量问题请与本社发行部联系退换）

献给 Margaret 和 Anna Rose

——不可估量的灵感

译者名单

主　　译	唐熠达　方丕华
译者名单	（按姓氏笔画排序）

王　斌　王文尧　方丕华
刘　俊　许　亮　许仲英
孙中伟　吴永健　张　茵
陈　珏　侯　煜　姚　懿
袁晋青　徐　波　唐熠达
崔　成　谢洪智　蒋雄京

原著者名单

Joseph D. Babb, MD, FSCAI, FACC, FAHA
Professor of Medicine
East Carolina Heart Institute
Brody School of Medicine
East Carolina University
Greenville, North Carolina

Barry A. Borlaug, MD
Assistant Professor of Medicine
Cardiovascular Diseases
Mayo Clinic
Rochester, Minnesota

Jody C. Cook, MS, RN, CPHRM, CPHQ
Director, Office of Risk Management
Brody School of Medicine
East Carolina University
Greenville, North Carolina

Ahmad Edris, MD
Fellow, Cardiovascular Disease
University of California Irvine Medical Center
Orange, California

Morton J. Kern, MD, FSCAI, FACC, FAHA
Professor of Medicine
University of California Irvine School of Medicine
Chief, Cardiology
Long Beach Veterans Administration Medical Center
Associate Chief, Cardiology
University of California, Irvine
Irvine, California

Subramaniam C. Krishnan, MD
Director, Electrophysiology Laboratory and Arrhythmia Services
Associate Professor of Medicine
University of California Irvine School of Medicine
Irvine, California

Michael S. Lee, MD, FACC, FSCAI
Assistant Professor
Division of Cardiology
University of California Los Angeles Medical Center
Los Angeles, California

Michael J. Lim, MD, FACC, FSCAI
Associate Professor of Internal Medicine
Interim Director Division of Cardiology
Director, Cardiac Catheterization Laboratory
Director, Interventional Cardiovascular Diseases Fellowship Program
Saint Louis University School of Medicine
St. Louis, Missouri

C. Ryan Longnecker, MD, FACC, FSCAI
Assistant Professor of Medicine
Director, Cardiac Critical Care Services
Saint Louis University Hospital
St. Louis, Missouri

Pranav M. Patel, MD, FACC, FSCAI
Director, Cardiac Catheterization Laboratory
Associate Director, Cardiovascular Medicine Fellowship
Assistant Professor of Medicine Division of Cardiology
University of California, Irvine
Irvine, California

Nauman Siddiqi, MD
Fellow, Cardiovascular Disease
University of California Irvine Medical Center
Orange, California

Kimberly A. Skelding, MD, FACC, FAHA, FSCAI
Associate, Interventional Cardiology
Geisinger Medical Center
Director of Cardiovascular Genomics and Cardiovascular Research
Henry Hood Center for Health Research
Director of Women's Heart and Vascular Health Program
Danville, Pennsylvania

Paul Sorajja, MD
Associate Professor of Medicine
Cardiovascular Diseases
Mayo Clinic
Rochester, Minnesota

译者前言

随着患病人群的增加以及逐步寻求更佳的生活质量，介入治疗在目前乃至将来都是心血管疾病诊断和治疗的最重要手段之一，也吸引越来越多的医学工作者和医疗器械公司成员想对此类知识进一步加深认识和了解。然而，对于一些导管室护士、技师、医学生、住院医师、刚进入培训的专科医师，以及医疗器械公司的新员工、新代表等初学者来说，大部头的专著和诸多的文献较为晦涩难懂，也要花出大量精力进行研读，并不太适合刚刚接触心血管介入诊断和治疗的初学者。美国加利福尼亚大学欧文（Irvine）分校心内科主任 Morton J. Kern 主编的《心血管介入治疗手册》就是为了给初学者一个心血管介入诊断和治疗的概况和介绍，将初学者一步步引入该领域，前四版都受到了广泛的好评和推崇。第 5 版在前几版的基础上，紧密结合目前心血管介入诊断和治疗的实践，为实施心血管介入诊断和治疗的工作人员提供易懂而翔实的内容。例如，根据目前经桡动脉路径越来越多被使用的趋势，着重强调了该路径的实施方法和注意事项；还有，对新型血管吻合器的介绍、血流动力学检测以及介入治疗并发症的诠释，都体现了符合现代心血管介入治疗主流方向的内容。当然，外周血管疾病的介入治疗一直是心血管介入治疗的重要组成部分，自然也是本手册重点介绍的内容。而对于心血管电生理检查和治疗，本手册介绍了目前最先进的成像和电生理标测系统，为本手册使用者提供了最好的框架。

另外，本手册不仅仅关注于初学者，在后面几章也着重介绍了一些特殊的介入治疗技术和高危患者的介入治疗；并且，也着重介绍了一些在导管室进行临床研究的方法和导管室的规范化工作流程，目的是使本手册使用者得到简单但最广泛的心血管介入治疗内容。

最后，正如原著者所愿，我们希望《心血管介入治疗手册（第 5 版）》能成为给大家带来实际指导意义的紧密指导临床实践的心血管介入治疗参考书。使我们能更好地治疗和照顾心血管疾病人群。

唐熠达　方丕华

2013 年 10 月

原著前言

心导管插入术在目前以及将来的很长一段时间内都是冠状动脉疾病重要的诊断方法，而导管室是心脏病患者介入治疗的主要场所。随着新型非外科手术治疗应用的增加，这一趋势将更加明显。导管室所涉及的技术和技巧相对复杂，要求相关人员要认真研究并能清晰理解，从而安全而完整地获得诊断信息并进行介入操作。本手册的目的是提供一个基础、清晰而且实用的导管室及相关操作的说明。

《心血管介入治疗手册（第5版）》中添加了一些新的内容以替换过时的讨论和方法。就像前几版一样，前面几个章节的目的在于帮助初学者，包括护士、技师、学生、住院医师、培训中的专科医师以及新的公司代表。这些章节讲解了如何进行手术、学习的步骤、如何处理对手术有恐惧心理的患者、怎样成为导管室团队中的一员等内容。新的部分添加了关于清醒镇静、暂停时间、知情同意和工作场所安全等新的要求。

更新最多的是第二章"动静脉穿刺路径的选择及操作"。这一章着重强调了桡动脉路径，简要介绍了最新的股血管闭合装置。此外，还整理了抗凝、冠状动脉插管和手术相关的并发症等，进一步指导实践。在随后章节中，"血流动力学和基本心电图监测"以及"心血管造影结果分析"两章仅有小幅调整，添加了新的压力监测方法。在近几年的临床实践中，传统的图像增强器已经更换为先进的平面图像探测器，使得平片、数码相机和老式成像系统的重要性下降。第五章Patel医生关于"外周动脉疾病和外周动脉造影"的讨论是本版新加的部分。外周血管介入已经成为心内科的重要分支，也是很多导管室已经开展的项目。

本版较大程度地更新了导管室内电生理检测和设备使用的内容，包括电生理导管和心律失常消融术远程指导新模式。由于手术复杂性的增加，作者Krishnan医生推荐导管室配置最先进的成像和电生理标测系统，并让受训人员进入到导管室中学习。这部分为理解电生理手术的过程提供了非常好的框架。

第七至第十章讲述的是特殊技术和方法、高危患者的心血管介入治疗、导管室研究技术和方法以及冠状动脉介入治疗和结构性心脏病的介入治疗。本版更新了这些章节，提供了一些基本和常用的方法。最后一章中医疗文件文书部分是值得护士和医生阅读的，依照法规记录护理和医疗过程是规范化导管室需要具备的。

由于本人的工作涉及导管室教学以及导管室使用信息反馈，因此有幸接触到很多导管室中的学员以及其他一些可能用到本书的人员。感谢过去帮助和鼓励我在导管室工作的许多人，感谢我的导师以及同道们，感谢我工作和参观过的导管室内的护士和技师们。我最近在加利福尼亚大学欧文分校和长滩退伍军人管理局医疗中心工作。尽管有多年工作经验，但我还是从这些勤奋的、令人愉悦的和乐于奉献的导管室团队中学习了很多。

感谢我的妻子 Margaret 和女儿 Anna Rose，就像我在《血流动力学》第 3 版中提到的，她们是我生命的动力。我想去提醒所有的刚进入导管室的学生，不要不知所措，就像我曾经告诉女儿而她后来提醒我的："这不是'火箭手术'，这仅仅是导管室。"

我希望《心血管介入治疗手册（第 5 版）》能够继续作为一本实用的参考书而被广泛使用。通过提高我们的知识，我们能够更好地照顾家人、朋友以及所有那些到我们导管室内接受诊治的患者。

Morton J. Kern 医学博士

目　录

第一章　导管室介绍

MORTON J. KERN

（徐　波　孙中伟　译）

　　心导管术是将导管（小的塑料管）插入动脉和静脉，由此进入心脏，来获得冠状动脉和心腔的 X 线图片（造影图像），并测量心腔内的各种压力（血流动力学指标）的过程。心导管室通过造影获得的影像资料可用于冠状动脉、主动脉、肺及外周血管疾病的诊断。在提供诊断信息的同时，心导管室还进行经导管的介入治疗〔例如血管成形术、支架术（现称经皮冠状动脉介入治疗，PCI）〕及经导管的急、慢性结构性心脏病的治疗。表 1-1 列出了可同冠状动脉造影一起完成的手术或操作。图 1-1 展示了心导管术的常规路径。

表 1-1　可与冠状动脉造影一起完成的手术或操作

操作	备注
1. 中心静脉通路的建立	用做紧急给药（股静脉、颈内静脉、锁骨下静脉）或液体的静脉通路。 临时起搏器的放置（对于冠状动脉造影并非必须进行）。
2. 血流动力学参数的测量 a. 左心压力测量	所有病例可常规进行主动脉压、左心室压测量；
b. 左心及右心血流动力学测量	冠状动脉疾病（非常规）； 联合压力测量； 心脏瓣膜疾病（必须进行）； 充血性心力衰竭（CHF）、右心室功能障碍、心包疾病、心肌病、心内分流、先天性心脏异常（可常规进行）。

（续表）

操作	备注
3. 左心室造影	所有病例可常规进行（高危患者、冠状动脉左主干病变患者、主动脉瓣狭窄、严重充血性心力衰竭、肾衰竭患者除外）。
4. 乳内动脉选择性造影	非常规，适用于冠状动脉旁路移植术患者移植血管造影。
5. 药物给予 冠状动脉内/静脉内/舌下给予硝酸甘油（NYG）	常规用于所有冠状动脉造影患者。
6. 主动脉造影	常规用于主动脉瓣关闭不全、主动脉夹层、主动脉瘤、主动脉瓣狭窄的诊断； 选择性动脉造影不可视移植血管时，可做主动脉造影来定位（移植血管）。
7. 心脏起搏和电生理检查	用于心律失常评估。
8. 介入及特殊技术	冠状动脉成形术（如 PTCA、支架术）、测量冠状动脉内血流压力以评价病变、球囊导管瓣膜成形术、心肌活检、经房间隔或直接左心室穿刺、传导束导管消融术。
9. 动脉封堵装置	适用于穿刺点有出血倾向的患者。

NTG：硝酸甘油；PTCA：经皮腔内冠状动脉成形术。

* 适应证参见表 1-2

心导管术的适应证

　　心导管术被用于鉴别结构性心脏病，如动脉粥样硬化疾病、心肌异常（梗死或心肌病）、瓣膜异常及先天性心脏异常。对于成人，最常见的情况是用于冠状动脉疾病的诊断。其他的适应证取决于病史、体格检查、心电图（ECG）、心脏负荷试验、超声心动图及胸片检查的结果。心导管术适应证的总结参见表 1-2。

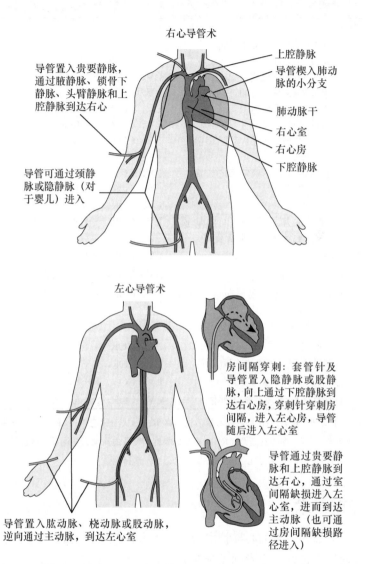

图 1-1 心导管术血管路径图（参见第二章）。经桡动脉和经股动脉的路径为最常规的路径

表 1-2　心导管术的适应证	
适应证	**操作**
1. 怀疑或已知冠状动脉疾病	
a. 初发心绞痛	LV, COR
b. 不稳定型心绞痛	LV, COR
c. 重大外科手术前的评估	LV, COR
d. 无症状心肌缺血	LV, COR, ±ERGO
e. 运动负荷试验阳性	LV, COR, ±ERGO
f. 不典型胸痛或冠状动脉痉挛	LV, COR, ±ERGO
2. 心肌梗死	
a. 心肌梗死后不稳定型心绞痛	LV, COR
b. 溶栓失败	LV, COR, ±RH
c. 休克	LV, COR, RH
d. 机械性并发症（室间隔缺损、室壁破裂或乳头肌断裂）	LV, COR, L+R
3. 心脏性猝死	LV, COR, R+L
4. 心脏瓣膜疾病	LV, COR, R+L, ±AO
5. 先天性心脏病（在预期进行外科矫正手术前或房间隔缺损/卵圆孔未闭封堵术前）	LV, COR, R+L, ±AO
6. 主动脉夹层	AO, COR
7. 缩窄性心包炎或心脏压塞	LV, COR, R+L
8. 心肌病	LV, COR, R+L, ±BX
9. 心脏移植的术前及随访评估	LV, COR, R+L, BX

AO：主动脉造影；BX：心内膜心肌活检；COR：冠状动脉造影；ERGO：马来酸麦角新碱；LV：左心室造影；RH：右心血氧饱和度及血流动力学测量（例如放置漂浮导管）；R+L：左右心血流动力学测定；±：选择性

择期手术

大部分患者的心导管术为择期手术，若患者的心理或生理条件均没准备好，手术则需延期进行。

急诊手术

患者疑似患有心脏病而致病情不稳定，例如急性心肌梗死，则必须立即进行心导管术。对于失代偿充血性心力衰竭的患者，需立即予以治疗。虽然介入治疗要求患者能够平躺，以便保证心导管的顺利通过，但与将患者送至特护病房治疗比较，积极的介入治疗可使患者受益更多。在心导管室内，可在造影前迅速完成气管插管、主动脉球囊反搏装置的放置及升压药的给予等工作，并依据造影结果决定是否进行血运重建。

禁忌证

心导管术的禁忌证包括：发热、贫血、电解质失衡（尤其是由低钾血症引发的心律失常）以及其他病情稳定的全身性疾病（见表 1-3）。

表 1-3　心导管术禁忌证
绝对禁忌证
心导管设施或设备不齐全
相对禁忌证
急性胃肠出血或贫血
抗凝状态（或已知、未经控制的出血倾向）
电解质失衡
感染并发热
药物中毒（如洋地黄、吩噻嗪）
怀孕
近期脑血管意外（<1 个月）
肾衰竭
未经控制的充血性心力衰竭、高血压、心律失常
不愿配合的患者

并发症和风险

对于诊断性心导管检查，通过对超过二十万例患者并发症情况的分析发现，致死性并发症发病率小于 0.2%；心肌梗死发病率小于 0.05%；卒中发病率小于 0.07%；严重室性心律失常发病率小于 0.5％；主要的血管并发症（血栓、需要输血治疗的出血、假性动脉瘤）发病率小于 1‰（见表 1-4 和表 1-5）。在血管并发症的发病率方面，肱动脉路径多于桡动脉路径。手术风险有所增加的情况见表 1-6。

表 1-4　心导管术并发症

主要并发症

脑血管意外
死亡
心肌梗死
室性心动过速、心室颤动、严重心律失常

其他并发症

主动脉夹层
心脏穿孔、心脏压塞
充血性心力衰竭
造影剂反应（过敏、中毒性肾损害）
心脏传导阻滞、心脏停搏
出血（局部、腹膜后、骨盆出血）
感染
鱼精蛋白反应
室上性心动过速、心房颤动
血栓、栓子、气栓形成
血管损伤、假性动脉瘤
血管迷走反应

表 1-5　诊断性心导管术主要并发症的发生率

	数量	百分比
死亡	65	0.11
心肌梗死	30	0.05
神经系统异常	41	0.07
心律失常	229	0.38
血管异常	256	0.43
造影剂副作用	223	0.37
血流动力学异常	158	0.26
穿孔	16	0.03
其他	166	0.28
总计（患者数）	1184	1.98

修改自 Noto TJ, Johnson LW, Krone R, et al: Cardiac catheterization 1990: a report of the Registry of the Society for Cardiac Angiography and Interventions (SCA&I), *Cath Cardiouasc Diagn* 24: 75-83, 1991; in Uretzky BF, Weinert HH: *Cardiac catheterization: concepts, techniques, and applications*, Walden, Mass, 1997, Blackwell Science.

表 1-6 心导管术并发症高发的风险因素*

急性心肌梗死

高龄（＞75 岁）

主动脉瘤

主动脉狭窄

充血性心力衰竭

糖尿病

冠状动脉广泛三支病变

左心室功能障碍（左心室射血分数＜35％）

肥胖

发生过脑血管意外

肾功能不全

怀疑或已知的左主干狭窄

未经控制的高血压

不稳定型心绞痛

* 参见第八章

导管室数据资料

心导管术中获取的信息可被分为两类，血流动力学信息（参见第三章）和血管造影信息（参见第四章）。术语"电影血管造影术（cineangiography）"用于描述关于心脏结构的 X 线照相术，尽管现在图像已存储于数字电脑影像介质（如 CD-ROM）而非电影胶片，但这一术语仍被沿用。数字血管造影提供了心腔及冠状动脉的解剖学信息。血流动力学信息则通过置入心内的导管获得，包括压力测定、心输出量测定和血氧饱和度测定。

患者的准备工作

手术知情同意

知情同意需由术者或其助手完成，通常是一名内科医师：

1. 简要介绍手术内容和流程，以及进行每一步操作的原因。

2. 解释常规心导管术的风险。主要风险包括卒中、心肌梗死和死亡；次要风险包括血管损伤、变态反应、出血、血肿及感染。

3. 解释手术过程中任何涉及临床研究的部分及相关风险〔例如，电生理相关研究——穿孔、心律不齐（<1∶500）；药理学研究——依据药物不同及研究时间的不同而变化；冠状动脉内成像或压力导丝研究——血管痉挛、心肌梗死、栓子形成、血管夹层（<1∶500）〕。

4. 向患者提供必要的信息及解释，但注意要在患者的承受能力范围之内。一个好的做法是向患者及其家属解释手术过程的同时解释可能出现的结果。

患者及其家属对冠状动脉疾病的关心使得冠状动脉造影通常成为无可替代的选择。

最终的决定需由患者作出，若患者不愿接受心导管术，负责谈话的医生应向患者充分阐明手术的必要性，不允许患者在非自愿情况下签署知情同意书。若条件允许，医生同患者讨论手术过程时，家属应在场，这一做法有助于患者及家属建立合作态度，也有助于医生、患者及家属对手术及预期结果取得认识上的一致。

同患者的沟通：非医疗人员的理解

临床医师通过聆听与解释，与患者建立良好的关系并帮助其树立信心。对手术过程应采取患者能够理解的方式进行解释。进行手术的目的是明确的，那就是"对冠状动脉和心肌（心功能）进行检查"。医生的解释应简明扼要，以便患者领会其意义。应向患者解释，导管非常纤细（塑料导管的直径同意大利细面条般粗细），导管的作用是向给心脏供血的冠状动脉内注射造影剂。在心脏的特定区域，心肌运动可能减弱（梗死），鉴别这些功能减弱部位的办法是拍摄 X 线照片。这种简单明了的解释有助于手术团队和患者建立信任关系，也有助于术者及其团队树立对手术的信心。

导管室气氛：患者信心的建立

1. 导管室人员应具备自信和专业的态度，相互间的沟通应简单高效，并以安静的方式进行。向患者发出指令时应称呼其姓名，以使患者明确指令内容。

2. 患者通常会感到无助，并对各种刺激（尤其是语言）较为敏感，因此巡回团队成员应表现得自信且专业，而使患者信服。

3. 导管室所有人员应以患者为中心，各司其职，避免与手术无关的交谈，以免分散术者和患者的注意力。

4. 与患者及其家属在术前、术中和术后的沟通应以令人满意的方式进行，充分表现出对患者的关心。团队成员间的沟通应专业、礼貌、安静，这有助于患者树立信心，保障手术的顺利进行。

5. 避免机械地对待患者，应意识到，每次手术都关乎生命。必须谨慎操作，对患者应像对家庭成员般重视。

6. 进行心导管术对于术者团队和患者而言，紧张的情绪都是存在的。应当通过充分的术前准备和对细节的关注尽可能地降低这种紧张情绪。

7. 对低年资术者的指导意见包括：术前再次检查 ECG，并确保患者的基本状况较上次检查未发生改变。简要检查患者的心音、呼吸音、颈动脉及外周动脉脉搏。对于患者的临床情况，之前的心导管检查结果以及其他实验室检查数据必须做到充分掌握。

手术台上，患者主要会有两次痛苦经历：①局部麻醉时（有时包括从桡动脉鞘进入时）；②手术完成后经历的不适，这种不适通常发生在术者或护士按压股动脉穿刺点时。如果局麻药药效已过或术后穿刺点压迫较为困难或疼痛，患者会认为自己受到了医生的伤害。在这两个疼痛点之间，患者往往较为平静。因此医生应将这两个疼痛点作为关键信息牢记。术中，患者是无法识别术者手术水平高低的，但会通过观察术前和术后术者及其团队的工作方式和对患者的关怀程度作出自己的判断。手术过程中的技术和成果固然重要，但也要对以上细节加以重视。

8. 一般的心导管术顺序：术前（最好是手术前一天的晚上）应写好手术流程。应针对患者的情况对术前和术中药物进行准备，并为手术计时。若患者正在使用长效胰岛素〔低精蛋白锌胰岛素（NPH）〕，则胰岛素剂量应减半且患者不能进早餐。需密切观察患者有无低血糖反应（如颤动、意识模糊、发音模糊不清）。

9. 导管室内，患者应戴上自己的眼镜和义齿，以保证沟通的顺利进行。

导管室内的准备工作和暂停时间

导管室工作人员应为患者作好术前准备工作，患者到达导管室后，一名工作人员应进行简要核对，确保所有术前必要条件已经具备。

示例核对表如下：

- 核对患者手带上的病案号及已知的变态反应。
- 核对实验室检查结果（关键的检查：血尿素氮、肌酐、凝血酶原时间、部分凝血致活酶时间、电解质）。
- 检查血压、脉搏（上肢和下肢）、基线 ECG。
- 检查抗凝状态。检查国际标准化比值（INR）和部分凝血致活酶时间（PTT），如果使用了肝素，检查活化凝血时间（ACT）。

- 检查分娩的可能性（需要检查 β 人体绒毛膜促性腺激素水平）。
- 评估患者对手术的理解并回答患者的问题。
- 确保必要的记录已复制和填写，确认手术知情同意表和气管插管同意表已签署并归档，若没有，术前完善这些资料。
- 确保静脉通路通畅。
- 确保患者术前没有进食。
- 检查术前药物是否按要求给予。
- 开始进行术前状态记录，记录患者所有的身体缺陷（异常的神经检查结果、挫伤或出血点）。

确认所有术前条件都具备后，将患者带入造影检查室，技术性准备工作完成。

心导管手术室的准备

在开展心导管术前，需完成以下工作：

1. 建立 ECG 监护。ECG 是两条生命线之一，在整个手术过程中，监测心率和节律信息。工作人员放置电极，连接导联线，确保获取高质量的 ECG 信号，并确保电极和导联线不会影响到 X 线发射和成像装置的正常运动。术中，在无菌敷料下重新连接导联线非常困难，因此在铺上无菌敷料前，要确保所有导联信号稳定，质量好。采用可透 X 线的导联线提供完整的 12 导联监测，但相对于常规的电缆导联线更易损坏。

2. 为急救药物或镇静剂建立静脉通路。没有通畅的静脉通路，就无法有效地针对迷走反应和变态反应给予药物。在大多数情况下，患者到达导管室前会口服镇静剂。到达导管室后，医生和护士会根据患者的情况对是否需要额外的镇静剂或止痛药进行判断。静脉通路对心导管术后的水化治疗也尤为重要。

高龄患者的术前给药要尤为注意，如果使用了哌替啶、芬太尼或吗啡，则应准备好麻醉药品拮抗剂，如纳洛酮（盐酸纳洛酮）。如果使用了地西泮（安定）或咪达唑仑，则应准备好氟马西尼（苯二氮䓬类拮抗剂）。

暂停时间

在较为繁忙的导管室，手术准备过程有时会略为忙乱。这种忙乱可能引发问题，例如重要的步骤没有执行，这种情况下，患者的安全会受到威胁。暂停时间是联合委员会的要求，原本是为满足外科手术对患者、手术、场所和手术部位的精确要求而设计，是避免对错误的患者进行手术或避免手术部位错误的关键性检查步骤。

什么情况下使用"暂停时间"

暂停时间在手术室或导管室中使用，用于手术即将开始之前的暂停。可在麻醉前或麻醉后至手术开始前进行，在外科手术中不推荐患者参与，但导管室内手术推荐患者参与。

需要参与"暂停时间"过程的人员

参与这一过程，必须包括整个手术团队。至少应包括术者、麻醉师及巡回护士。过程中需要团队成员的积极参与，有效沟通并畅所欲言（通过回应"我同意"表明认同），以避免错误的发生。

在术中术者向巡回护士团队传达指令时也同样需要这种有效沟通。对指令的积极回应消除了疑惑、产生多余要求和失败的可能性。对指令的积极回应确保了配合过程的准确与通畅。即使在只有一人进行手术操作的情况下，也需要术前暂停，对患者、手术场所和手术部位进行必要的确认。这一暂停核对的过程不应由手术团队以外的人员担任。

反向要求暂停时间或"我需要 2min"

术前的暂停时间是一种必要的安全保障，当手术进行过快时，则需要另一种暂停时间，即反向要求（团队成员向术者提出）的暂停时间。有时手术团队因热情高涨而加快了手术进程，而导管室团队无法跟上，这种情况下，导管室中的任何一员都可以要求进入暂停时间（即向其他成员声明：我需要 2min），以赶上手术进程。例如，当术者的指令下达给巡回护士："请给我硝酸甘油；JR4 6F 导管；将输液泵设置为 12ml/h，总量 36ml；再让我看看 ECG 情况……"，显然指令过多，无法同时完成，这种情况下护士可以要求一个"暂停时间"。术者在这种情况下应给予护士、技师或团队 2min 时间来正确地理顺步骤、调整设备，以及完成设置。当护士提出暂停要求时，要确保所有成员听到并理解，术者则应放慢步伐等待团队其他成员跟上。当然，在患者需要急救药物或主动脉球囊反搏（IABP）而无法等待的紧急情况下，要求给予暂停时间是不合时宜的。

灭菌准备

心导管术应采用无菌技术在手术室中开展。同时手术相关人员进行刷手消毒，佩戴防护帽、口罩、手术服。

血管穿刺部位的准备

最常用的穿刺部位为股动脉路径的右腹股沟部位和桡动脉路径的右腕部位。如需要，左侧动脉也可供选择。通常消毒准备工作需要剪去穿刺部位的体毛并涂抹消毒溶液，不应采用剃去体毛的做法，以免造成撕裂伤或擦伤而导致感染发生。

准备工作过程中，工作人员始终需要注意照顾患者的隐私，尽量保证患者的身体覆盖。由于操作环境一般较冷，应尽量使患者感觉温暖与舒适。

场所灭菌准备及患者敷料覆盖

需分配一名护士或技师佩戴手术帽、鞋套、外科手术面罩并完成手部和前臂的外科擦洗消毒。他或她穿上无菌手术衣，戴上无菌手套，协助医生的术中操作。准备好无菌工作台，用于术中放置导管和其他器材。与此同时，巡回工作人员将导管和必要的器材递交给手术助理护士或技师。使用无菌敷料覆盖患者胸上段至脚部位，以及整个操作台。

全体人员均应理解并保证无菌区域不被污染。作为一项基本原则，任何未经消毒的物体不应越过无菌区域。在对工作台和患者的准备工作中，应穿上无菌手术衣并戴上手套进行，对于身材较矮小或魁梧而可能意外触碰到无菌区域的人员，尤其如此。在拥挤的手术室中移动时，所有人应注意避免意外碰到，或将手、手臂置于无菌托盘、工作台或患者所覆盖的无菌敷料之上。不要在无菌工作台、器材托盘和患者间走动。避免触碰导管、延长管的末端，注射器及高压注射器的尖端。

导管室中参观人员的行为规则

部分医院规定，未经患者的术前同意，禁止院外人员进入导管室。所有导管室内的参观人员应尊重导管室的专业环境并尽量避免进行与手术无关的交谈。参观人员应穿着铅裙防护散射辐射。通常参观人员没有必要穿着无菌手术服，应避开无菌区域并作好对血液和体液的必要防护。

对设施、设备和医疗系统的调控只能由导管室工作人员进行，不允许向参观人员提供消毒手套，以防止其出于热心而尝试协助护士或医生。参观人员的管理和行为约束是导管室、医院和全体工作人员的重要职责。

有创心脏操作的清醒镇静

清醒镇静用于缓解患者产生的与手术相关的紧张情绪、不适以及疼痛。以下为清醒镇静的标准定义：

1. 患者保持防御反射。
2. 患者无需帮助即可保持呼吸道通畅。
3. 患者可以对语言和身体的刺激作出适当的反应。

当患者无法做到以上几条时，表明患者已进入深层镇静或全身麻醉状态，此时应提升对患者的观察和监护等级，以避免不良事件的发生。

清醒镇静方案有四个主要组成部分：

①术前基线评估，②药物剂量和使用，③患者监护，④术后监护和评估以及出院标准。

术前评估

在使用镇静剂前，医生应对患者当前的身体状况进行全面的评估，应特别关注先前已有的在给予镇静剂后可能引发危险或不良事件的状况。术前评估包括检查主要的器官系统、最近一次进食的时间和种类、药物和酒精使用史、吸烟史和以往的镇静剂使用史。

通常的惯例是术前禁食。镇静剂会削弱呼吸道反射，增加患者吸入胃内容物的风险。对于择期手术，可以给予充足的时间使胃排空来降低这种风险。患者午夜之后或术前 8h 内应禁食固体食物或非清液的流质。根据镇静剂的种类和剂量，清液可于术前 1～3h 服用。

体格检查和呼吸道评估

呼吸道评估是术前常规检查，大部分的术前检查表都包含可用于预测气管插管难易程度的 Mallampati 分级。Mallampati 评分如下：

一级：扁桃体、腭垂、软腭完全可见；

二级：软腭、硬腭、扁桃体的上半部、腭垂可见；

三级：软腭、硬腭以及腭垂的基底部可见；

四级：只有硬腭可见。

较高的 Mallampati 评分（四级）说明插管较困难，并且发生睡眠呼吸暂停的概率较高。造成呼吸道管理困难的因素还包括：

1. 睡眠呼吸暂停、打鼾或喘鸣史；

2. 异形的颌骨或面部特征；

3. 风湿性关节炎晚期；

4. 短颈伴肥胖、外伤所致的伸展受限；

5. 口腔或下颌不规则或畸形，包括牙齿疏松、人造牙冠的牙齿或义齿等情况。

美国麻醉医师协会关于体格状态的分类

美国麻醉医师协会关于体格状态的分类（见表 1-7）有助于确认患者是否适合进行清醒镇静。该分类共分为五个级别，1 级代表相对健康的患者，5 级代表濒死患者。清醒镇静适用于 1、2、3 级患者，4 级或更高级别的患者适宜进行全身麻醉。清醒镇静的禁忌证包括：

表 1-7	美国麻醉医师协会关于体格状态的分类
等级	描述
1	相对健康的患者（如静脉曲张但其他方面健康的患者）
2	患者患有轻度全身性疾病，但不影响正常活动（如受控的高血压、受控的糖尿病、慢性支气管炎）
3	患者患有严重的全身性疾病但未丧失活动能力（如胰岛素依赖型糖尿病、心绞痛、肺功能不全）
4	患者持续患有威胁生命的严重全身性疾病（如心力衰竭、主要器官功能不全）
5	濒死患者，无论手术与否，预计无法生存 24h（如颅内出血性昏迷）

1. 近期（<2h）进食过大量食物或液体；
2. 体格状态分类为 4 类或以上；
3. 缺乏保障人员或监护设备；
4. 部分医生缺乏经验或没有资质。

监护参数

意识水平　应在术前和术中对患者的意识水平进行多次评估。意识水平的评估可以通过观察患者对口令或光触觉刺激的反应来进行。护士和术者可以通过定期与患者交谈，来观察和评估患者是否对口令进行了恰当的回应。当患者的唯一反应是对疼痛刺激的躲避，则患者明显进入了深度镇静。此时需要密切监测患者，保证呼吸道开放、通气正常及血流动力学稳定。

肺通气　肺通气可以通过患者的自主呼吸来观察。若条件允许，可以对呼吸音进行听诊，但受患者所盖无菌敷料或设备的影响，在有创手术过程中直接观察患者呼吸频率往往很困难。

　　氧合状态　通过脉搏血氧测定法持续监测患者的血氧饱和度是清醒镇静监护和评估方案的一部分。缺氧发生时，监护读数可能产生 1min 的延迟，因而这只是一种监护手段，不能代替医生对患者的直接观察。

　　血流动力学　镇静剂可能导致心律失常和低血压的发生。尽管术前准备过程中会对患者进行持续 ECG 监护，但在给予镇静剂时仍应对血压信号进行以 1~2min 为间隔的持续观察；进行手术时，每 5~10min 应观察血压一次。出院前，血流动力学指标应恢复到基线水平。

　　Aldrete 评分体系（参见表 1-8）可用来评估镇静剂对患者身体主要系统（神经系统、呼吸系统、循环系统）的影响。评分范围为 0~2，评分提供了对患者活动能力、意识水平、呼吸能力、血压和肤色的评价。

表 1-8　Aldrete 评分体系

得分	活动	呼吸	循环	意识状态	肤色
2	四肢可活动	可以深呼吸、咳嗽	血压在基线值±20%的范围内	完全清醒，可以回答问题	正常的粉色
1	两肢可活动	呼吸受限（困难）	血压在基线值±（20%~50%）的范围内	可被唤醒	苍白、暗淡、出现斑点
0	四肢均无法活动	自主呼吸消失	血压超出基线值±50%的范围	无任何反应	发绀

用于清醒镇静的药物

　　用于清醒镇静的一线药物和使用剂量见表 1-9。

表 1-9 用于清醒镇静的一线药物

药物	剂量	最大剂量	起效时间 (min)	持续时间 (min)
吗啡（麻醉性镇静剂）	1～2mg	10mg 或 0.15mg/kg	1～2	30～60
哌替啶（麻醉性镇静剂）	10～20mg	100mg 或 1.5mg/kg	1～2	20～40
芬太尼（麻醉性镇静剂）	10μg	200μg 或 3μg/kg	1	10～15
咪达唑仑（麻醉性镇静剂）	0.5～1.0mg	5～10mg 或 0.1mg/kg	1～3	15～30

术后监护和出院标准

进行了清醒镇静的患者，出院前要使用和术前评估相同的指标进行 1～2h 的监测和观察。当评估指标恢复到基线水平时，才适宜出院。患者被允许下床或出院的标准如下：

1. Aldrete 评分恢复到基线水平（累积 Aldrete 评分达到 9 或 10 分）；

2. 距最近一次给予镇静剂超过 2h；

3. 生命特征恢复到基线水平；

4. 通气（呼吸频率和血氧饱和度）恢复到基线水平；

5. 患者精神状态机警，防御反射完好。

出院患者应能进行与其年龄和状态相适应的步行或运动，并需有人陪同。患者应被告知在一定时间间隔内不得驾驶机动车辆。

导管术后的核对

术者应于术后数小时内查看患者情况，确保患者生命体征正常。患者发生低血压通常是由于利尿剂的使用或生理盐水输液的反应造成。心动过速伴低血压可能是由失血造成，需进行检查以核实。还应检查动脉穿刺点，查看有无疼痛或血肿；检查手腕或腿部有无脉搏消失的情况。患者尿量应大于 30ml/h，尿量不足预示容量补充不足，或是医生造影剂引起的肾衰竭的早期症状。若患者出现四肢发凉的情况，应立即检查是否是由于血栓、血管痉挛或收缩引起的血管闭塞所致。如果发生肢体缺血或血肿加剧的情况，则需要血管外科医生紧急会诊或重新返回导管室处理。

审阅造影资料

为使患者及其家属充分理解患者冠状动脉或其他病变的状况，可向他们展示心脏和冠状动脉的示意图。还可以使用包含标准图表的心导管术指导手册，这些小册子解释了在冠状动脉造影中各种可能的发现和意义，描述心导管术的手术过程。从数以千计的患者及其家属的观察经验来看，观看造影并不会使患者感到惊恐或沮丧。因此在某些情况下，医生同患者及其家属一同观看并解读造影图像也会有所帮助。出院后，患者也可能希望通过阅览造影图像进一步了解自己的病情，并询问后续治疗措施（后续治疗的建议需在术者和患者的主管医师讨论患者病情后给出）。此时医生直接依据图表或造影向患者解释病情，有助于患者的理解。"从没有人这样向我直观地解释过，现在我终于明白自己的病情了。"这是患者对这种解释方法的常见回应。虽然花额外的时间向患者详细解释其病情是值得的，但在繁忙的导管室中，这一做法或许并不可行。目前几乎所有的导管室都可以提供电脑，因此可通过播放造影光盘向患者简要展示其病变情况。更重要的是，作为一种检查手段，冠状动脉造影可用来获取病变信息，术者和患者的主管医生通过讨论这些有价值的信息，将给出可行的治疗方案。

心导管术的特殊准备

表 1-10 列出了需要进行特殊准备的情况。

表 1-10　需要特殊准备的情况	
情况	**处理**
1. 对以下物质存在变态反应 　a. 造影剂（之前使用过） 　b. 碘，鱼 　c. 术前用药 　d. 利多卡因	1. 变态反应 　a. 针对造影剂使用的术前用药 　b. 造影剂反应算法 　c. 停止术前用药 　d. 改用布比卡因（1mg/ml）
2. 患者接受抗凝治疗 　（INR>1.5）	2. 推迟手术 　a. 维生素 K^+，10mmol/h 　b. 新鲜冷冻血浆 　c. 停用肝素 　d. 鱼精蛋白中和肝素
3. 糖尿病 　a. 低精蛋白锌胰岛素（鱼精蛋白反应） 　b. 肾功能不全（有造影剂致肾衰竭倾向的） 　c. 使用了二甲双胍	3. 水化治疗，使尿量增至大于 50ml/h，二甲双胍停用 48h 　若肾功能不全，应推迟心导管术，并评估乳酸性酸中毒的风险及紧迫性
4. 电解质失衡（K^+，Mg^{2+}）	4. 推迟手术，补充或纠正电解质失衡
5. 心律失常	5. 推迟手术，抗心律失常治疗
6. 贫血	6. 推迟手术 　a. 控制出血 　b. 输血
7. 脱水	7. 水化治疗
8. 肾衰竭	8. 控制造影剂用量 　a. 维持高尿量 　b. 水化治疗

INR，国际标准化比值

造影剂反应

国际放射学会的造影剂安全委员会报道，通过对超过 30 万例患者的研究发现，总体不良反应的发生率为 5％或更少。有过敏史的患者，不良反应发生率为 10％～12％；以往造影发生过不良反应的患者，不良反应发生率为 15％。在这些报道中，再次行造影检查时，重大不良反应再发概率不高，而轻微不良反应相对而言较为常见。

造影剂的变态反应分为三类（见表 1-11），①皮肤和黏膜的表现，②平滑肌反应及轻微变态反应，③心血管和严重变态反应。

表 1-11　造影剂变态反应

皮肤和黏膜
　血管性水肿
　皮肤潮红
　喉头水肿
　皮肤瘙痒
　荨麻疹

平滑肌
　支气管痉挛
　胃肠痉挛
　子宫收缩

心血管
　心律失常
　低血压（休克）
　血管舒张

造影剂不良反应的处理见表 1-12。

严重变态反应包括喉头水肿或肺水肿，往往伴随其他程度的不良反应。尽管术前造影剂测试可能引起患者的剧烈反应（这种反应罕有威胁生命的情况发生），但术前造影剂测试对判断不良反应的发生并没有价值。

表 1-12 急诊经皮冠状动脉介入治疗变态反应的预防

药物	剂量	给药途径	机理
标准制剂			
甲泼尼龙	80～125mg	静脉	抗炎药
地塞米松	16mg		
氢化可的松琥珀酸钠	100mg		
西咪替丁	300mg	静脉	H_2 受体阻滞剂
苯海拉明	25～50mg	静脉或口服	H_1 受体阻滞剂
非标准疗法			
孟鲁司特（顺尔宁）	10mg	口服	白三烯抑制剂
丙氯拉嗪	10mg	静脉	减轻恶心、呕吐症状

摘自 Klein L et al：The use of radiographic contrast media during PCI：A focused review. A position statement of the Society of Cardiovascular Angiography and Interventions，*Cath Cardiovasc Intervent* 74：728-746，2009.

所有使用到造影剂的操作都应进行风险和受益比例的评估。患者使用造影剂时，完备的紧急复苏设备和训练有素的队伍是必不可少的。目前非离子造影剂已经取代了离子造影剂，以降低患者变态反应和其他不良反应的发生率。

有造影剂变态反应史的患者应于术前给予泼尼松和苯海拉明（苯那君）。各导管室的常规给药量可能不同，常规的剂量是手术前一天晚上和手术当天早晨给予 60mg 的泼尼松各一次。准备将患者送往导管室前，患者需口服 50mg 的苯海拉明。预先给予皮质类固醇类药物被证实有助于缓解和减少各种经静脉通路的造影剂不良反应（以荨麻疹为主要特征的不良反应除外）。术前用药无法完全避免不良反应的发生，对有变态反应史的患者使用 H_2 受体阻滞剂（如西咪替丁）进行常规预处理并不能带来任何受益。而对已知的对造影剂有变态反应史的患者，术前应给予类固醇药物和 H_2 受体阻滞剂。

鱼精蛋白反应

鱼精蛋白被用于在心导管术后缓解全身肝素化状态。尽管少见，但对鱼精蛋白的主要过敏样不良反应仍有发生。轻微的鱼精蛋白反应例如后背和侧腹疼痛、由于外周血管舒张造成皮肤潮红、低血压等。严重不良反应包括显著的面部潮红和血管舒缩性虚脱，这些反应可能致命。服用低精蛋白锌胰岛素的患者对鱼精蛋白的敏感性会有所升高，严重鱼精蛋白反应在低精蛋白锌胰岛素依赖糖尿病患者中的发生率为 27%，而对于没有胰岛素使用史的患者，发生率为 0.5%。采用低精蛋白锌胰岛素治疗的糖尿病患者及对鱼过敏的患者在进行心导管术后不应给予鱼精蛋白，对于这些患者，若必须使用鱼精蛋白，则需谨慎使用并高度警惕严重不良反应的发生。

造影剂致肾衰竭（造影剂肾病）

　　糖尿病、肾功能不全以及任何原因造成脱水的患者是造影剂致肾衰竭发生的高危人群。对此类患者，应当作好准备以降低造影剂导致肾衰竭的发生率，措施包括水化治疗以及维持高尿量（≥200ml/h），这些患者手术前夜应接受经静脉的水化治疗，在使用造影剂后，除非血容量负担过大，否则应继续通过静脉给药。呋塞米（速尿）、甘露醇和钙通道阻滞剂对于减少造影剂导致肾衰竭的发生率并无帮助（见表 1-13）。术后应监测患者尿量，如果尿量减少并且对静脉补液没有反应，则很有可能发生了肾功能不全，这种情况下同肾病学专家会诊会有所帮助。与离子造影剂相比，非离子或低渗造影剂导致肾衰竭的发生率较低。

表 1-13　造影剂致肾病的药理学预防
有害的药物
呋塞米
甘露醇
内皮素受体拮抗剂
无效的药物
非诺多泮
多巴胺
钙通道阻滞剂
心房钠尿肽

（续表）

L-精氨酸
效果需进一步研究的药物
茶碱
他汀类药物
抗坏血酸
前列腺素 E_1

修改自 Stacul F，Adam A，Becker CR，et al：Strategies to reduce the risk ofcontrast-
induced nephropathy，*Am J Cardiol* 98（suppl）：59K-77K，2006.

胰岛素依赖糖尿病患者

对于接受皮下胰岛素治疗的患者（通常为低精蛋白锌胰岛素），经过一晚的禁食后若仍采用常规剂量的胰岛素则会导致低血糖。晨起空腹的患者到达导管室后低精蛋白锌胰岛素的用量应当减半。接受低精蛋白锌胰岛素治疗的患者发生鱼精蛋白不良反应的概率更高。

服用二甲双胍的糖尿病患者

二甲双胍（格华止）是苯乙双胍（一种口服降糖药，由于会带来乳酸性酸中毒的风险而退市）的类似物。与二甲双胍相关的乳酸性酸中毒见于对慢性肾功能不全患者的报道很少见。产品资料中关于禁忌证和预防措施的声明如下：

对于服用格华止的患者，使用非口服的碘化造影剂可因乳酸性酸中毒而引发急性肾衰竭。因此，服用格华止的患者应于术前48h 至术后48h 停药，并对肾功能进行评估，肾功能恢复至正常后方可继续服药。

肾功能不全的患者由于血肌酐水平较高而禁止服用二甲双胍。没有证据表明肾功能正常的患者术前48h 停用二甲双胍会带来任何受益。

与二甲双胍相关的乳酸性酸中毒的病理生理学

与二甲双胍相关的乳酸性酸中毒是需氧性的，并且与血浆、红细胞和组织中的药物累积相关，除非患者发生了肾衰竭，否则这种累积不应发生。偶然服用二甲双胍的患者也有可能发生厌氧性乳酸酸中毒（例如心源性休克或感染性休克）。但由于二甲双胍的累积不会迅速发生，因此只有确认了血浆和红细胞中二甲双胍的累积才能证实二甲双胍乳酸性酸中毒的发生。

二甲双胍和碘化造影剂的使用指南（采用来自肯塔基大学的研究结果）

（一）择期手术使用

1. 如果患者肾功能正常（血清肌酐＜1.5mg/dl），造影剂可采用非口服途径给予，无需事先停用二甲双胍。患者需要接受水化治疗。

2. 使用了造影剂后，应由医生决定患者何时可以继续服用二甲双胍，在大部分情况下患者在术后48h可恢复服药。患者如有急性肾衰竭的症状或存在以下相关因素而使患者有肾衰竭高发风险时，则不能恢复服药。

　　a. 低心输出量；

　　b. 血容量不足；

　　c. 给予造影剂（＜72h）或造影剂超负荷量使用（＞3mg/kg）；

　　d. 正在接受环孢素治疗。

对于上述患者，二甲双胍需要在患者肾功能恢复正常后才能继续服用。

3. 若肾功能异常（血清肌酐≥1.5mg/dl），则应取消造影剂的使用，患者应咨询医生并停止服用二甲双胍。

（二）急诊手术使用

1. 若患者肾功能正常，使用方法与择期手术相同。

2. 若肾功能异常，应当权衡风险和受益，并采取以下的预防措施。

　　a. 停用二甲双胍；

　　b. 使用造影剂前后对患者进行水化治疗［静脉给予生理盐水1ml/(kg·h)］；

c. 条件允许的情况下增加尿排出量；

d. 最大限度地减少低渗造影剂的用量；

e. 使用造影剂后密切观察肾功能；

f. 若使用造影剂后发生了肾衰竭，需要密切观察患者是否有乳酸性酸中毒的征兆（如腹痛、反应迟钝、低血压、高碳酸血症）。动脉血气分析，血浆乳酸、葡萄糖、酮（包括 β-羟丁酸脱氢酶）测定有助于明确诊断。同时可能需要进行早期血液透析。

心导管术中的团队协作

医生的视角

新的手术团队成员应在导管室内连续观看至少十台各种心导管手术。新成员可以利用这段观察时间体会手术的步骤、时限和节奏，并熟悉团队中每个角色的工作内容。每个导管室都有各自的工作流程，该流程可能因术者不同而有所变化。这些工作流程各有千秋，学会这些流程并顺利参与到团队工作中，是新成员需要迈出的重要的第一步。

受训术者应当明确，主要术者应对手术的每一环节负责，且必须检查手术每一步骤的正确性，以保证手术的精确性和安全性。对新护士、技师的培训建议使用类似的方法。

学习工作流程

1. 指派一名手术团队成员负责与患者沟通，向患者解释手术的原因、风险，并获取知情同意，作好各项特殊准备，完善医嘱及病例记录。

2. 患者被送达导管室，由护士迎接；由等候点送至手术室，为患者作好术前准备并覆盖好无菌敷料（敷料覆盖过程医生参与与否均可）。

3. 依据患者的临床情况和导管室的工作程序建立动脉和静脉通路。

4. 依据患者的临床情况进行右心导管术、冠状动脉造影和左心室造影，并进行相应的血流动力学和影像学测定。若术前获得了患者相应的知情同意，可进行经皮冠状动脉介入治疗。

5. 当数据收集、造影和介入治疗完成后，撤出导管。

6. 患者被送至等候区域，拔除鞘管，对穿刺点止血处理，而后送回病房。对于使用 5F 或 6F 的股动脉鞘的患者，需要卧床 4h 以上才能恢复。对于使用 5F 或更小鞘管以及使用了血管封堵器的患者，需要卧床休息 1～2h，出院前观察 4h。对采用桡动脉路径并对穿刺点进行止血的患者，可以在躺椅上休息，当术前用药的药效过后即可出院（通常在 2～3h）。

7. 一名手术团队成员应在术后数小时内检查患者穿刺点的情况，如有任何问题，及时诊断并处理。该成员与患者的主管医生讨论后向患者及其家属介绍手术中的发现。除非术者是患者的主管医生，否则手术团队成员应在与患者的主管医生就手术结果及可行的治疗方案进行讨论后再与患者谈话。

8. 在主管和相关医生审阅过心导管数据后，患者准备出院（当天或第二天早晨）或接受进一步的治疗。

护士和技师的视角——导管室团队

心导管团队的成员因导管室不同而有所变化。最小的团队由术者、助手（医生或护士）、巡回护士或负责记录的技师，以及一名手术室外负责协助的护士组成。对于更专业的手术，团队成员相应有所增加。

团队的每一成员在手术过程中都担负重要的责任，需要接受专业训练，并遵守严格的纪律，为手术的安全进行提供必要的技术支持。

人员和职责

1. 巡回护士或技师必须能在各方面协助医生看管患者，包括完成常规的心血管急救工作。

2. 手术助理护士需在手术台旁协助术者完成心导管术操作

过程中器材和物品的交接和传递工作，协助导管交换并进行其他专业操作。

3. 放射技师必须熟知心血管手术相关的 X 线原理、血管造影和透视等知识，会操作高压注射器以及血管造影成像系统。

4. 监测和记录技师负责监测并记录 ECG 和血流动力学数据，并在压力和心率数据发生改变时及时告知术者。技师需能解读压力信号和心电波形，会操作各种生理记录仪器。

导管室内沟通的注意事项

团队成员间的沟通至关重要。在手术日开始时同团队成员进行沟通，有助于提高手术效率。告知术者将进行的手术的准备状态，有助于术者管理时间并及时到达导管室。同样，术者与团队成员进行沟通，有利于协调患者的接送，以满足不同术者、不同手术及特殊设备使用的要求。

手术过程中在"手术台"旁的沟通同样有助于提高效率。术者与手术团队进行沟通，团队可以提前准备好所需设备、预期可能用到的导管和药物，以节约时间。术者应使团队成员明确手术进行到了哪一步，以预测下一步的工作并作好准备，记录技师也据此作好相应的记录工作。全体人员应进入角色，认真观察、仔细聆听、作好准备、行动迅速，以满足手术中的各种需要。另一方面，团队成员对术者的要求应积极回应，以免除术者对指令的不必要重复，进一步提高了手术的效率。清晰和坦率的双向沟通，尤其在手术的关键时刻，减少了错误发生的概率，节约了手术时间，从而提高了手术的安全性。

沟通的指导原则如下：

A. 作为团队一员的术者，应为导管室中的沟通设定基调。应像带领副驾的领航一样，沉着冷静，思路清晰，充满自信。

B. 术者的指令需要得到指令接受者的清晰确认，这种指令与确认的模式确保了军队的高效运作，也同样适用于导管室环境。例如，当术者发出需要肾上腺素的指令，却得不到回应，从而无法得知指令执行与否及其进展如何，这是令人不安和烦扰的情况。

C. 团队成员收到指令后应进行重复以减少错误的发生。

D. 术者在手术台上，应适时告知团队手术进行情况。例如告知团队："左侧 Jud 导管上移"，此时记录人员应确认并记录。

人员的最优设置及人员的交叉培训

并非所有的冠状动脉造影都需要上文提到的所有团队成员在场，在多数导管室中，大多数的手术需要三名助手协助完成。一名助手刷手消毒后在手术台旁协助术者；一名助手做好手术室内的巡回工作，护理患者（护士的职责）以及提供和传递手术所需器材和物品；一名助手记录技师和放射技师的工作需求，如设置好血管造影程序和记录血流动力学功能指标。

导管室人员的交叉培训有助于保持各岗位人员的士气和自信。交叉培训也意味着导管室的每位成员都要能全面胜任导管室的各项工作，协助手术的顺利进行，在工作需要的情况下可以实行紧急 24h 工作制。

心肺复苏

心导管团队的每位成员都应接受过心肺复苏（CRP）及除颤器使用的培训。导管室内有关心肺复苏的算法参见第八章。

患者的视角

术前教育

大多数进行心导管术的患者对手术的过程都迷惑不清。他们对于手术将对其心脏状态给出何种信息知之甚少。术前教育对于减轻患者的恐惧，提供最优的患者护理，增加患者的配合性，提高患者的满意度都非常重要。

术前教育应从患者入院开始进行，楼层护士应告知患者术前术后将接受何种护理。应该谈到的内容包括饮食、用药、静脉给药治疗和术后卧床休息等。

护士应一步步向患者解释手术是如何进行的，将进行多长时间，术中可能产生的感觉和不适有哪些。术前准备手册（也可以是录像带）给出了患者术前应该了解和准备的内容。小册子可以加强护士口头教育的效果（如心导管术的步骤，如何憋气，患者将看到哪些设备等）。如果可以，护士应先见患者，护士传递给患者的信息将促使患者见到医生并与其谈话时提出自己的疑问。有些导管室没有条件指派人员对患者进行这种术前教育，在这种情况下，楼层护士应熟知导管室各项技术，给予患者足够的教导。

在对患者的教育中，医生的角色集中在四个部分。首先，医生应向患者澄清进行手术的原因。第二，告知患者心导管术将提供何种信息。第三，告知患者诊断作出之后，可供选择的治疗手段有哪些。第四，告知患者手术过程中可能产生的风险和潜在的并发症有哪些。医生应同患者及其家属商讨手术的风险、获益及心导管术的替代选择有哪些。在术前教育完成后，医生获取患者的书面知情同意。需要注意，医生应对患者最终负责，因此获取知情同意应由医生完成，而非护士或技师。

导管室内的教育

患者到达导管室的等候区域后，应对其继续进行教育。手术团队成员应向患者做自我介绍，并解释各自的职责。一名团队成员负责帮助患者适应环境并简要介绍各种设备的功能。患者在术中及时报告其不适和疼痛十分重要，因此应鼓励患者保持同术者和工作人员沟通顺畅。

患者通常会对即将进行的手术产生恐惧，从而影响其领会信息的能力。因此导管室的术前教育应限制在 $10\sim15\mathrm{min}$，并对关键点强调 $2\sim3$ 次。充分的术前教育可缓解患者的紧张情绪，也使术者及团队成员心情更舒适，有助于手术的顺利进行。

团队教育与会议

团队成员及医生的知识和经验可通过每天一次或至少每周一次的心导管团队会议来提高。应通过会议向医生和技术团队强调临床数据和血流动力学及血管造影数据的关系。同事间相互分享有教育意义的病例，审阅各种临床数据并讨论不同的治疗方案（如药物治疗、外科手术治疗、经皮冠状动脉介入治疗），是绝佳的学习机会。

导管室中的设备

图 1-2、图 1-3 和图 1-4 展示了导管室及其中的设备。

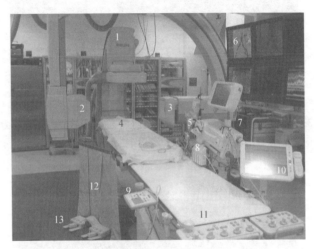

图 1-2　心导管室的设备组成

1. X 线机，处于前-后（AP）投照体位

2. X 线机，侧向 X 线发生器

3. X 线机，侧向影像增强器前面板

4. 手术台

5. 高压注射器

6. 显示屏，用于显示 X 线图像、血流动力学指标、血管内超声（IVUS）图像、血流储备分数（FFR）测量值

7. 急救车

8. 压力传感器支架及血氧计

9. IVUS/FFR 的触控面板

10. X 线系统的触控面板

11. 手术台、X 线机位置控制器

12. 手术台下的防护帘

13. X 线脚板控制开关

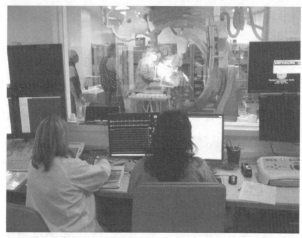

图 1-3　导管室控制室：护士和技师面前放置着用于显示血流动力学的数据记录、血管内超声图像、FFR 测量结果和手术记录的多个显示屏

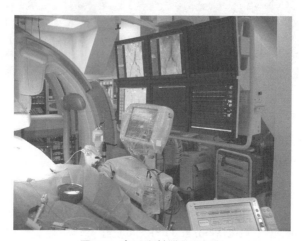

图 1-4　高压注射器及监视屏

透视成像系统

　　带有数字血管造影功能的高分辨率图像增强成像系统是导管室的"眼睛"。透视图像来自 C 臂 X 线机，其半圆结构的一端为 X 线管球，另一端为影像增强器。通过 C 臂的旋转，可实现大范围

多角度观察。患者被置于半圆结构的中央，根据患者所需观测的心脏投照体位，C 臂的半圆结构可围绕患者进行180°旋转。双 C 臂系统被称为双平板系统，拥有两套独立的成像装置，可以从两个不同的角度同时采集心脏的影像。影像和生理信号均通过监视器显示。

X 线手术台

患者被安置在特殊的手术台上，在造影时，手术台可以在 C 臂间上下左右移动。手术台配有轴承和刹车装置，通过置于手术台尾部或一侧的手动操纵装置进行控制。手术台从其基底部向外延伸，使得手术台下的管球在行造影检查时可大角度大范围地移动，观察范围可覆盖更大的区域。手术台的台面可沿水平、垂直和倾斜方向自由滑动。为保护这些机械装置，导管室对患者的最大体重有所限制。来自威廉博蒙特医院心脏科的 Vanhecke 等公布了一项关于美国心导管室对患者体重以及病态肥胖患者限制的调查研究的结果（AJC 102：285-286，2008）。调查得到的 94 个心导管室对患者最大体重限制标准中，最小值、均值和最大值分别是 160kg、198.9kg 和 250kg（分别为 350 磅、437.5 磅、550 磅）。每家医院每年因体重原因至少拒绝 3～5 名患者。

生理记录仪

行心导管术时，除了观察和记录心脏的影像学资料外，还必须同时观察和记录 ECG 信号以及心血管系统内的各种血压信号。可靠的 ECG 及压力监测系统对患者的安全及血流动力学信号的采集都是至关重要的（详细描述见第三章）。

高压注射器

高压注射器用于快速注射大剂量的造影剂，左心室流速为 10～20ml/s，肺动脉流速为 10～25ml/s，主动脉弓流速为 40～60ml/s。合理设置和使用的情况下，高压注射器还可以用来向冠状动脉内注射造影剂，流速为 3～8ml/s。有的高压注射系统还集成了压力传感器，取代了传统的带旋塞阀的三联三通注射装置

（参见第四章）。

急救车和除颤器

每个心导管室都应配备供紧急情况下使用的急救车，并置于X线手术台附近。急救车应备有急救药品、氧气、导气管、吸引器以及其他急救设备。

在手术过程中，除颤器应充好电并随时备用。必须对除颤器进行日常检测并就近放置以备急用。应在每台急救车上配备导电膏、临时起搏器和新的电极片。

无菌设备及用品

造影工作从使用无菌手术包或无菌托盘开始。无菌手术包内含造影所需的各种物品，如注射器、穿刺针、局部麻醉剂、水盆和冲洗溶液、小片的纱布或毛巾、手术钳、手术刀、三连三通和延长管（见图1-5）。无菌手术包或无菌托盘可由院内供应或由供货商提供。

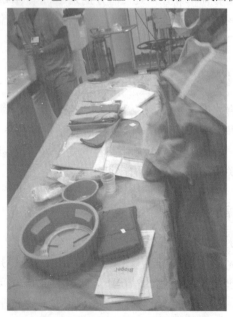

图1-5 放置了无菌器材的操作台

大部分导管室将可循环使用的物品送至医院供应室进行统一灭菌。三种主要的灭菌方式为蒸汽灭菌、气体灭菌和药液灭菌。将导管、起搏器和其他特殊器械送去消毒前，应先与供应室联系并协商达成一致。

培训要求

心导管术对心血管技师培训的要求

心血管技术是经美国医学会认可的一个专业领域。进行有创心血管技术操作的技师是专业医疗人员，通过使用特定的高科技设备，在专业医生的指导下，对患者的先天或后天心脏病以及外周血管疾病进行诊断和治疗。技师需要在诊断和治疗过程中熟练使用各种生理分析设备。由于患者存在心肺骤停的风险，心血管技师应接受过生命支持技术的训练。技师是高度专业的根据各种心血管疾病的表现进行诊断的专家，通过诊断性检查获取数据，依据此数据可对每位患者作出正确的解剖学和生理学诊断。

执业范围

有创心血管技师在心导管室中（如有需要，也可在 CCU、ICU 等环境中）对患者进行检查，技师也可以在专业诊所中协助医生进行手术。在导管室中，技师和护士的职责常有交叉，但应当遵循各自特定的执业范围（明确什么是可以做的，什么是不可以做的，什么是需要在医生的指导下做的）。与技师不同，除非有特殊规定，护士是唯一对患者给药、对患者监护负责的人。

任何导管室内的执业范围均可分为技师/护士无需在医生的直接监督下完成的任务；需要在医生远程监督下完成的任务（如使用血管封堵装置）；需要在医生直接监督下完成的任务（重要的操作，如放置造影导管）以及只能由医生完成的任务（如PCI，使用复杂的器械等）。在导管室中，并没有实践模式的统一"金标准"，而是依各地的实际情况而定，通常由当地的法律以及以下几个相互制约的因素决定。

1. 护士/技师的资质；

2. 医生的资质；

3. 医院的政策；

4. 医疗管理法律，是最重要的一条，无资质行医是违反法律的。

护士/技师的职责体现在导管术的以下三个阶段中：

1. 术前准备及手术准备；

2. 关键操作（造影、血流动力学监测、介入治疗）

3. 术后监护（包括穿刺点处理）在。

1. 术前职责包括当患者被送至导管室后，核对与患者相关的重要临床资料（知情同意、实验室检查结果、适应证、并发症如药物和食物过敏、之前的相关手术记录和脉搏情况、穿刺点和造影剂反应等）。护士/技师应具有丰富的专业知识，富有同情心，能清楚地与患者进行沟通，有能力胜任以上信息的收集工作，以保护患者，避免医疗意外的发生。

患者在手术台上就位后，护士/技师的职责包括静脉通路的建立、穿刺点准备、ECG 监测和血流动力学设备设定。掌握术前术中用药知识和药物的给予方法也是护士/技师至关重要的职责。导管室内的所有成员都应熟悉这些工作。关键性操作从动脉穿刺开始。

2. 关键性操作。关键性操作的所有内容都是医生的职责，医生须对其负责，医生对于导管室人员的信赖也是其权限的一部分。将关键步骤交给有资格的技师去做，所需的条件是时间、努力、教育及医生的信任。以上条件的变化，形成了在导管室内各种特定情况下的操作规程。

关键性操作中的非关键任务通常不会对患者的生命安全造成威胁，不必由医生亲自完成。但应当时刻警惕是，导管室内任何操作错误或不当都有可能对患者的生命造成潜在威胁。

这些任务包括行造影检查、造影剂推注、血流动力学检查（如血流动力学信号记录时回撤导管是关键性操作中的非关键任务）。例如在 PCI 过程中，操作导丝通过病变为关键性操作（需要在医生的直接监督下进行）。球囊扩张成形术为可由助手或术者完成的非关键任务。特殊的器械，如 IABP、旋磨装置、血栓去除装置、血栓抽吸装置、切割球囊、远端保护装置等的使用是关键性操作，需要专门技术相关经验的积累，这些操作需要由医生亲自完成。然而，在有的导管室中，医生对于不常用器械的使用经验不如护士/技师，因为后者在日常工作中同众多术者合作积累了丰富的经验。这种情况下的执业范围应当是怎样的呢？选择该器械的医生应对器械的使用及相关并发症负完全责任。若在医生不能完全胜任、不能熟练使用或不具备使用特殊器械的资质时，护士/技师和导管室本身将面临风险，这些工作不应在护士/技师的执业范围内。护士/技师应当在这些关键步骤对医生进行协助，但即便是在医生的直接监督下，护士/技师单独或直接进行这些操作也是存在问题的，因为这些操作属于心血管治疗的范畴，并且如果出现了并发症，在伦理上难以解释。

如果医生不能胜任手术所需的特定技术或操作，那么该关键步骤不应由该医生进行。例如，医生不能胜任远端保护装置的使用时，则不应让技师进行远端保护装置的放置和回撤。否则如果发生了并发症，谁应为此负责？

3. 术后职责。医生负责采用压迫或使用封堵装置的方法对动脉进行封堵。人工/机械压迫封堵通常在医生的非直接监督之下指派给团队成员完成（意味着医生需在场，但不需直接监督此过程）。在有的导管室中，护士/技师接受了血管封堵装置使用的培训，在得到医生的授权和信任以及医院政策的允许下，可独立进行血管封堵（通常此时医生在控制室内监督，也就是非直接监督）。

紧急生命支持

心血管技师应精通美国心脏协会推荐的基本生命支持技术，内容如下。

1. 心肺复苏技术、心脏电复律或除颤。

2. 呼吸道建立，包括经口腔插管术、经鼻插管术和面罩通气设备的使用。

3. 精通急救药物的准备、静脉通路的建立和通过静脉通路给药，按照有资质医生的要求，给予患者作用于心脏的药物。

准备、盘点库存、维护和消毒技术

有创心血管技师需要精通各种手术所需的准备工作以及维护工作，盘点库存，存货，对设备、部件、导管装置的消毒准备，为每台手术进行手术室准备。内容如下：

1. 术前、术中、术后与患者沟通，对患者进行监管，包括为患者作消毒准备。

2. 清理、打包、消毒所有导管、托盘及其他辅助设备。

3. 术中对无菌区域进行维护。

4. 作好手术的准备、记录和解读工作，以及对手术报告的记录和存档工作。

5. 订购及或申请领取手术所需的一次性用品。

6. 检索、获取与患者及疾病相关的用于临床或科研目的的数据。

心导管室中的设备

有创心导管技师需精通所有手术相关诊断设备和治疗设备的操作和维护，包括负责每台设备的安全。导管室常用的各种仪器如下（以下设备未包括全部导管室设备，设备也不仅限于导管室使用）。

1. 生理参数设备

a. ECG/血压记录/分析仪（是否配备电脑界面均可）

b. 压力传感器

c. 心电图仪

d. 热稀释心输出量计算仪

e. 血气、血氧含量、血氧饱和度分析仪

2. 造影设备——血管造影机、数字图像管理程序、高压注射器

3. 体外临时起搏器、经静脉起搏器、起搏器驱动器、起搏器连接线

4. 主动脉球囊反搏设备

5. 配备急救药品和除颤器的急救车

导管室内的环境安全

如果没有采取必要的安全措施，导管室将成为潜在的危险区域。这里持续存在的危险包括暴露在辐射、血液及体液的污染、和传染性疾病之下，例如肝炎和肺结核；导管室特定的环境安全方案有助于减少这些危险发生的概率。

有创心血管技师同医院放射安全员共同负责患者及导管室人员的放射防护工作。电器事故的防护则由技师和生物医学工程部门共同负责。手术设备和物品的灭菌和清洁工作也是技师的职责，包括：

1. 所有设备接地故障的日常检查；
2. 常规灭菌物品的批次检查；
3. 感染控制。

血液、血源性病毒及体液

心导管室人员的职业暴露在血液和体液的污染之下，这是一个值得严重关注的问题。美国职业安全和健康管理局（OSHA）在1991年的联邦公报中公布了血液病源防护标准，该标准给出了工作人员职业暴露危险防护所必须遵循的特定指导方针（见表1-14）。

表1-14 职业安全和健康管理（OSHA）标准的要点

导管室应当提供：

- OSHA标准及本部门的防护计划
- 血液传播疾病的说明
- 传播方式的说明
- 工作人员面临的风险的种类
- 环境控制——受益及局限性
- 防护设备的选择原则
- 乙肝疫苗的信息
- 职业暴露事件的报告及后续程序

乙型肝炎病毒（HBV）和人体免疫缺陷病毒（HIV）是给医疗工作者带来威胁的两种血液传播病毒。这些病毒存在于血液、精液、阴道分泌物、眼泪、唾液、脑脊液、羊水、母乳、体腔液及尿液中。由血液及含血液的盐水冲洗液造成的血液传播和设备的污染是导管室工作人员的最大风险。

血液传播病毒可经由穿刺针刺入皮肤，或经由疮口、小的伤口、眼睛及其他黏膜组织进入人体传播。

综合及标准预防

职业暴露控制方针的目标是保护医疗工作者远离这些危险。综合预防是一种感染控制技术，将一切血液和体液按照已污染物来对待。在导管室中，综合预防应与职业暴露控制方针相结合执行。

标准预防的目标是减少来自已知或未知传染源的微生物的传播风险。标准预防包含在全面预防中对血液、体液以及体内物质的隔离措施，这些措施被设计用来减少病原体从潮湿的体内物质中传播出去的风险。标准预防适用于血液、所有体液、分泌物、排泄物（不管其中是否含有明显的血液）、破损的皮肤，以及黏膜组织等。

除标准预防之外，对已知或怀疑感染、携带高传播性或严重流行性病原体的患者，指导方针推荐进行以阻断传播途径为基准的预防。以阻断传播途径为基准的预防分为三类，①空气传播预防，②飞沫传播预防，③接触传播预防。

过去鲜有将患有传染性疾病的患者安排进行择期介入手术的情况。虽然目前介入手术已经为心脏介入扩展了其适应证范围，但在患者患有传染病的情况下，应考虑同医院内负责控制感染的护士进行会诊讨论，以采取适当措施进行以阻断传播途径为基准的预防。

起草职业暴露控制方针前应先对工作环境作出评估。导管室内存在与手术相关的特定危害，针对其中某些危害的防护措施参见表 1-15 和表 1-16。

表 1-15　导管室内的危险因素

操作	风险
经静脉（IV）注射治疗	针头刺伤、血液接触皮肤
局部麻醉	针头刺伤
动脉穿刺	针头刺伤、血液飞溅
插入或交换导管	血液飞溅接触皮肤或黏膜
导管冲洗	血液飞溅接触皮肤或黏膜
撤出导管及腹股沟穿刺点按压	血液飞溅或穿刺点血液接触皮肤或黏膜
接触受污染的敷料、器材或设备	针头刺伤、血液飞溅接触皮肤或黏膜

表 1-16　防护方法

眼睛	带侧护板的眼镜或护目镜
鼻和嘴	防护面罩
皮肤	手套、液体隔离防护服
非经口的途径	建立适当的尖锐物品存储和丢弃方法，不要重复使用针头或将其再次置入鞘中

眼、鼻、口、皮肤的防护

对眼和鼻应该进行针对飞溅的血液或被污染的液体的防护。在最危险区域工作的是术者、助手、巡回人员及撤出导管和鞘管并对动脉穿刺点进行压迫的人员。从事这些危险工作的人员应当佩戴眼镜（或护目镜）及面罩，或配有塑料防护眼镜的面罩（见图 1-5）。

当需要处理受到污染的物品或样品时，操作人员应时刻佩戴手套。参与无菌操作环节的人员，应佩戴无菌手套。接受从无菌区域传递来的物品（如使用过的导管和导丝，含有用于血气和血氧饱和度检测的血液的注射器，活检样本）时，巡回人员应佩戴手套。术中使用盐水对被血液污染的压力传感器进行冲洗的时候，也应佩戴手套。这一点应尤其注意，虽然眼睛无法分辨出，但实际上盐水被吸入受到血液污染的三联三通装置时可能也已被污染。

应当注意检查手套的完整性，若发现手套上有洞或撕裂，应考虑使用双层手套或更换质量更好的手套。含有石油制品成分的护手霜可能对乳胶手套产生侵蚀作用，因此不应使用。

撤出导管、鞘管或对穿刺点进行按压时，应对暴露部位的皮肤进行覆盖。医生应先穿上一次性隔离衣或一次性实验室工作衣，然后将手套套至袖口，这种做法最大限度地减少了手和手臂的暴露。如果防护衣被血液或体液污染，应立即脱下，将暴露在污染下的皮肤用肥皂和水冲洗干净。术中所穿的防护衣在离开科室或医院大楼前应当脱下。

设备防护的注意事项

随着对血液传播的病原体危害重视程度的增加，各种防护设备和器械已被应用于导管室中。大多数用三联三通装置进行造影的公司都可供应闭路排水系统。该系统集成了一个容量为1000ml的密封袋，吸入三联三通的血液可直接被冲洗到密封袋中。这一系统降低了术中以及术后清洁环节中可能存在的暴露风险。

另一项产品对操作台常备的污物碗进行了改进，污物碗被设计为可封闭型。将吸入带血液体的注射器在可封闭的污物碗内排空，减少飞溅污染的可能。

用人单位的职责

乙型肝炎病毒疫苗接种

OSHA标准要求，若岗位存在潜在职业暴露的风险，用人单位在对员工进行雇佣前，必须为员工接种乙肝疫苗。若员工拒绝接种，需签署书面协议证明。

风险类别

OSHA标准规定用人单位必须告知员工其所从事职业的风险类别，表1-17给出了职业风险分类的概要。大部分导管室的工作岗位属于Ⅰ类风险。

用人单位应对员工进行关于血液传播病原体及OSHA标准相关知识的培训，并对培训日期、培训内容、培训教员、受训人员等内容进行记录并存档，档案至少保存三年。培训内容须包含表 1-14 至表 1-17 中所涉及的防护方法及相关知识。

表 1-17	职业风险分类
风险级别	定义
Ⅰ	职业或操作需要暴露在血液或体液下
Ⅱ	职业或操作可能需要暴露在血液或体液下
Ⅲ	职业或操作通常不需要暴露在血液或体液下

避免粗心大意的操作，以降低风险

导管室人员暴露于危险当中，通常是由于操作中的粗心大意或重视程度不够。任何职业暴露事件的发生都应被正确记录，并对记录进行周期性回顾与总结，采取必要措施防止此类事件再发生。导管室中需要注意避免的粗心操作如下：

1. 将注射器内的血液向操作台的污物碗中大力喷注，造成飞溅污染

2. 越过手术台向废料桶内投掷带血的纱布

3. 不当拿、放导管、导丝，使其从盐水槽中弹起，造成飞溅污染

4. 未正确地将针头放回针头收纳盒

在导管室内进行的操作应更加小心谨慎，以避免工作人员暴露在不必要的风险中。

放射安全

为患者和工作人员考虑，导管室环境应尽可能达到最安全的程度。由于辐射不可见、无法被感知、无法被听到，因此不易引起防护上的重视。放射防护标准（引自美国心血管造影和介入协会）包括四项基本原则：

1. 越少暴露在辐射下，吸收辐射能量造成的生物学效应也越少。

2. 目前没有电离辐射的容许剂量或绝对安全剂量。

3. 辐射照射具有累积效应，不存在消退现象。

4. 虽然导管室人员在工作中自愿接受某种程度的照射，但必须尽可能减少自己或他人所受的辐射危害。

导管室中的放射源是原 X 射线束，从手术床下的管球向上发射出，穿过患者，射向影像增强器。射线束通过散射作用射向四周，辐射剂量同受辐射物体与辐射源的距离的平方呈反比。当管球在倾斜状态时，散射辐射的剂量增加，倾斜角度越大，散射辐射越大（参见第四章）。应使用丙烯酸酯的挡板和床围铅裙以减少散射剂量。

透视检查产生的辐射剂量为血管照影剂量的 1/5。复杂的心导管术，照影使用次数较多，增加了总的辐射剂量。因此对于血管成形术、瓣膜成形术和电生理手术等需要进行大量心内操作的手术，应当考虑这一因素造成的影响。

每个心导管室都应制订该部门专用的放射安全方针，方针应包含以下内容：

1. 对工作人员的受照剂量进行日常监管。

2. 对工作人员持续进行放射安全相关的常规教育。

3. 使工作人员认识到电离辐射造成的危害。

4. 要求所有工作人员穿戴防护装置。

5. 检查所有设备的安全性（X 线输出剂量，铅裙和甲状腺护套的完整性）。

铅眼镜

一次受到剂量为 200 拉德（R）的 X 线辐射可导致白内障的发生。每天都须暴露在辐射中的工作人员应佩戴 0.5～0.75mm 铅当量的铅眼镜（如图 1-6 所示）。0.5mm 铅当量的铅眼镜的防护能力相当于普通眼镜的四倍，变色镜的防护能力是普通眼镜的两倍，塑料镜片无任何防护能力。

放射防护镜必须带有防护侧板，防护侧板不仅有利于对辐射的防护，还可以防止血液溅入眼睛。

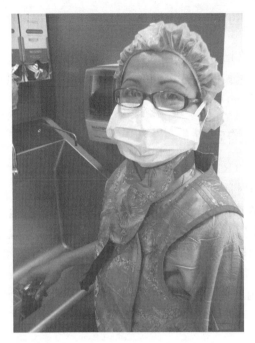

图 1-6 护士和技师佩戴护目镜、手套、面具，穿着铅裙，这些防护措施符合职业安全要求及职业安全与健康管理标准。所有人员都需在导管手术服内佩戴甲状腺护套

辐射量指示章

导管室所有人员都需佩戴辐射量指示章。为保证记录的准确性，持有人应坚持佩戴。不应将辐射量指示章放置于存在潜在辐射暴露区域内的柜子或铅裙上。不使用时应将其放置在无辐射区域。

每个月底应对辐射量指示章进行收集与分析，并出具每名工作人员的受照剂量报告，并将其结果公示，以使每名工作人员充分了解及监测自己的受照剂量。导管室医疗主管和该机构的放射安全员每月都应对该辐射量报告进行审阅。

辐射剂量限制

虽然没有已知的剂量阈值来界定可发生的风险，美国辐射防护和测量国家委员会规定，执业人员三个月内的受照剂量不得超过 3 雷姆（rem）。

辐射单位的定义

1. 伦琴（R）用来计量电离辐射产生的照射量，一次胸片摄影产生的照射量为 3～5mR。

2. 吸收剂量（rad）为单位质量的组织受辐射照射后吸收到的辐射的能量。对于每一特定的辐射，吸收剂量取决于受照组织类型。例如软组织，1R＝1rad；骨骼，1R＝4rad（也就是说，骨骼的吸收剂量较大）。

3. 作用于人体的当量剂量（rem）用来描述各种射线或粒子产生的生物学效应。对于 X 线照射，1rad＝1rem。

减少照射量的方法

1. 穿上铅裙（最好是包裹全身式的）进行防护，铅裙材质需为 0.5mm 或更厚的铅当量，可提供 80％的防护效果。

2. 减少透视或造影时间（造影产生的照射量远远大于透视）。

3. 使用光栅。

4. 减少 X 射线源同患者间的距离。

5. 术者和助手与射线源尽量保持最远的距离。

6. 在保证图像质量的前提下，尽可能减少血管造影机的毫安/千伏数。

7. 缓慢移动机头，对造影初始条件进行合理设置。成角度的透视或造影可使照射剂量加倍。

8. 尽可能减少图像的放大率。

9. 使用额外的防护设备（甲状腺护套、铅眼镜、铅屏风）。

进行血管成形术的射线剂量要大于诊断性造影，但如果认真、合理地使用防护设施，可以做到对单支或两支血管进行血管成形术所接受的照射剂量与进行诊断性造影的照射剂量水平相当。

铅裙及甲状腺防护套

铅裙应使用厚度为 0.5mm 的铅衬，若保养得当，铅裙可提供数年的有效防护。铅裙的铅衬产生裂缝或被撕破通常是由于操作的粗心或不当存放而造成的。因此铅裙在使用后，应存放在合适的衣架或存储架上（见图 1-7）。反复随意地将铅裙扔在椅子或担架床上，会对铅衬造成损坏。

为保证铅衬的完整性，应当至少每年在透视条件下对铅裙进行检测。应对每个铅裙进行标识（例如使用编号，按颜色区分或标注姓名等方法），并对每个铅裙的完整性进行记录。

基于导管室工作性质要求，工作人员并非总是直面 X 射线束，所以应考虑使用裹身式铅裙。铅裙应长至膝盖，完全覆盖股骨。由于铅裙的合身性尤为重要，因此，厂商多会提供测量和订制服务。不使用时，应将铅裙挂于衣架上存放，避免放置在椅子

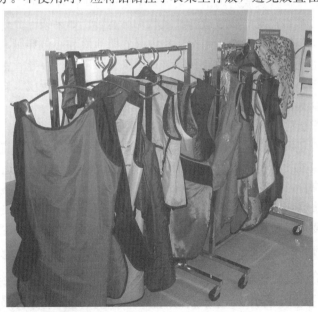

图 1-7 铅裙的合理存储方法。不使用时，铅裙应放置于铅衣架上，以保护铅裙，避免铅衬开裂而降低防护效果

或长凳上因过度折叠而导致铅衬破裂，影响防护效果。

甲状腺对电离辐射高度敏感，因此导管室人员必须佩戴甲状腺护套。与铅裙类似，甲状腺护套也应合理存放并定期进行检测。

心导管室中的医生培训

成人诊断性心导管术

建议在导管室中对医生培训的要求如下，即医生至少应在心导管室进行一年的训练，通过训练明确地理解心导管术的适应证、禁忌证、并发症，心导管术和造影中所发现信息的临床和手术意义。训练还应包括对疾病在病理生理学上的理解以及对各种血流动力学数据、造影图像的解读能力（进行小儿心导管术，则需另外接受特殊训练）。所有的受训医生都需接受基础的放射安全、透视检查及放射解剖学培训。学会进行不同路径的左心和右心导管术，常规的心室造影和冠状动脉造影。如果条件允许，训练还应包括临时右心室起搏、心内膜心肌活检和心包穿刺术。对于希望进行进一步接受导管室培训的医生，可进行心导管室设备相关知识，包括生理记录仪、压力转换器、血气分析仪、影像增强器及其他X线设备和造影图像管理方面的培训。

学员应接触的成人病例包括瓣膜病、先天性心脏病、心肌病、心包疾病以及缺血性心脏病。危重患者（如心源性休克、急性心肌梗死、不稳定型心绞痛）是有创心脏病学的常规适用范畴，掌握心肌活检、经中隔导管术、主动脉内球囊反搏等技术需要经过高级专业训练。心导管室训练的最后阶段，称为二级训练，要求学员必须进行至少300例心导管术的操作，并在其中150例中担任主要术者。

介入心脏病学 [经皮冠状动脉及外周血管介入，结构性心脏病介入（如瓣膜成形术，房、室间隔缺损封堵术)]

由于潜在风险较大，只有接受过严格诊断性心导管术训练且技术高超的医生，才可进行介入治疗的培训。根据美国心血管造影协会提出的训练标准及美国心脏病学会特别小组对于高级心导管术（如血管成形术）的要求，在得到美国内科学会委员会的认证前，医生必须在导管室内接受至少为期一年的额外训练（三级训练），并在这一年中最少完成 250 例手术。

推荐阅读

Bailey CJ, Turner RC: Metformin, *N Engl J Med* 334:574–579, 1996.

Baim DS: *Grossman's cardiac catheterization, angiography, and intervention*, ed 7, Philadelphia, 2006, Lippincott Williams & Wilkins.

Bakalyar DM, Castellani MD, Safian RD: Radiation exposure to patients undergoing diagnostic and interventional cardiac catheterization procedures, *Cathet Cardiovasc Diagn* 42:121–125, 1997.

Bashore TM, Bates ER, Berger PB, et al: Cardiac catheterization laboratory standards: a report of the American College of Cardiology Task Force on Clinical Expert Consensus Documents (ACC/SCA&I Committee to Develop an Expert Consensus Document on Cardiac Catheterization Laboratory Standards), *J Am Coll Cardiol* 37:2170–2214, 2001.

Chatterjee K: The Swan-Ganz catheters: past, present, and future: a viewpoint, *Circulation* 119:147–152, 2009.

Einstein AJ, Moser KW, Thompson RC, et al: Radiation dose to patients from cardiac diagnostic imaging, *Circulation* 116:1290–1305, 2007.

Feasibility and cost-saving potential of outpatient cardiac catheterization, *J Am Coll Cardiol* 15:378–384, 1990.

Forssmann-Falck R: Werner Forssmann: a pioneer of cardiology, *Am J Cardiol* 79:651–660, 1997.

Hamon M, Baron JC, Viader F, Hamon M: Periprocedural stroke and cardiac catheterization, *Circulation* 118:678–683, 2008.

Hildner FJ: Ten basic instructions and axioms for new students of cardiac catheterization, *Cathet Cardiovasc Diagn* 22:307–309, 1991.

Hirshfeld JW, Balter S, Brinker JA, et al: Physician knowledge to optimize patient safety and image quality in fluoroscopically guided invasive cardiovascular procedures: a report of the American College of Cardiology Foundation/American Heart Association/American College of Physicians Task Force on Clinical Competence and Training (ACCF/AHA/HRS/SCAI), *J Am Coll Cardiol* 44(1):2259–2281, 2004.

Hirshfeld JW Jr, Balter S, Brinker JA, et al: ACCF/AHA/HRS/SCAI Clinical competence statement on physician knowledge to optimize patient safety and image quality in fluoroscopically guided invasive cardiovascular procedures: a report of the American College of Cardiology Foundation/American Heart Association/American College of Physicians Task Force on Clinical Competence and Training, *Circulation* 111:511–532, 2005.

Hoeper MM, Lee SH, Voswinckel R, et al: Complications of right heart catheterization procedures in patients with pulmonary hypertension in experienced centers, *J Am Coll Cardiol* 48:2546–2552, 2006.

Jacobs AK, Babb JD, Hirshfeld JW Jr, Holmes DR Jr: Task Force 3: training in diagnostic and interventional cardiac catheterization: endorsed by the Society for Cardiovascular Angiography and Interventions, *J Am Coll Cardiol* 51:355–361, 2008.

Kern MJ, editor: *Interventional cardiac catheterization handbook*, ed 2, St Louis, 2004, Mosby.

Kern MJ, editor: *Hemodynamic rounds: interpretation of cardiac pathophysiology from pressure waveform analysis*, ed 3, New York, 2009, Wiley-Liss.

Kern MJ, King SB: Cardiac catheterization, cardiac angiography, and coronary blood flow and pressure measurements. In Fuster V, Alexander RW, O'Rourke RA, editors: *Hurst's the heart*, ed 12, New York, 2008, McGraw-Hill, pp 467–524.

Kiemeneij F, Laarman GJ, Odekerken D, et al: A randomized comparison of percutaneous transluminal coronary angioplasty by the radial, brachial and femoral approaches: the Access Study, *J Am Coll Cardiol* 29:1269–1275, 1997.

King SB, Smith SC, Hirshfeld JW, etal: and 2005 Writing Committee Members: 2007 Focused update of the ACC/AHA/SCAI 2005 guideline update for percutaneous coronary intervention: a report of the American College of Cardiology/American Heart Association Task Force on Practice Guidelines, 2007 Writing Group to review new evidence and update the ACC/AHA/SCAI 2005 guideline update for percutaneous coronary intervention, writing on behalf of the 2005 Writing Committee, *Circulation* 117:261–295. 2008.

Laskey WK, Wondrow M, Holmes DR Jr: Variability in fluoroscopic x-ray exposure in contemporary cardiac catheterization laboratories, *J Am Coll Cardiol* 48:1361–1364, 2006.

Lee JC, Bengtson JR, Lipscomb J, et al: Feasibility and Cost-Saving Potential of Outpatient Cardiac Catheterization, *J Am Coll Cardiol* 15:378–384, 1990.

Lock JE, Marshall AC: Cardiac catheterization in congenital heart disease: pediatric and adult, *Circulation* 114:e505, 2006.

Mudd JG: Should coronary angiograms be reviewed with patients? *Am J Cardiol* 57:501, 1986.

OSHA standards, Friday, Dec 6, 1991, 29 CER Part 1910.1030 Occupational exposure to bloodborne pathogens; final rule, Fed Reg 45:64175–64182, 1991.

Palmisano JM, Meliones JN: Damage to physicians' gloves during "routine" cardiac catheterization: an underappreciated occurrence, *J Am Coll Cardiol* 14:1527–1529, 1989.

Pepine CJ, editor: *Diagnostic and therapeutic cardiac catheterization*, Baltimore, 1994, Williams & Wilkins.

Recommended practices for managing the patient receiving conscious sedation/analgesia: *AORN J* 65:129–134, 1997.

Smith SC, Feldman TE, Hirshfeld JW, et al: ACC/AHA/SCAI 2005 Guideline Update for Percutaneous Coronary Intervention—summary article: a report of the American College of Cardiology/American Heart Association Task Force on Practice Guidelines (ACC/AHA/SCAI Writing Committee to update the 2001 guidelines for percutaneous coronary intervention), *Circulation* 113:156–175, 2006.

Uretsky BF, editor: *Cardiac catheterization: concepts, techniques and applications*, Malden, Mass, 1997, Blackwell Science.

Webber GW, Jang J, Gustavson S, Olin JW: Contemporary management of postcatheterization pseudoaneurysms, *Circulation* 115:2666–2674, 2007.

White CJ, Jaff MR, Haskal ZJ, et al: Indications for renal arteriography at the time of coronary arteriography: a science advisory from the American Heart Association Committee on Diagnostic and Interventional Cardiac Catheterization, Council on Clinical Cardiology, and the Councils on Cardiovascular Radiology and Intervention and on Kidney in Cardiovascular Disease, *Circulation* 114:1892–1895, 2006.

Zhao DX, Leacche M, Balaguer JM, et al: The Writing Group on behalf of the Cardiac Surgery, Cardiac Anesthesiology, and Interventional Cardiology Groups at the Vanderbilt Heart and Vascular Institute: Routine intraoperative completion angiography after coronary artery bypass grafting and 1-stop hybrid revascularization: results from a fully integrated hybrid catheterization laboratory/operating room, *J Am Coll Cardiol* 53:232–241, 2009.

第二章 动静脉穿刺路径的选择及操作

MORTON J. KERN · KIMBERLY A. SKELDING

（陈　珏　张　茵　崔　成　译）

虽然血管穿刺操作经常由初学者来完成，但是穿刺技术是介入治疗中最重要的环节之一，值得我们认真学习。由于心导管插入术主要是通过学徒的方式积累经验，所以学好这门技术的关键是仔细观察、体会、阅读，并在上级医师监督下进行实践。

血管穿刺的一些关键步骤在未入门者看来可能并不重要，但是这些步骤往往是介入手术安全并成功实施的关键。血管穿刺通常是介入手术过程中唯一会使患者感到疼痛的步骤。为了让患者感觉更舒适，适当的术前用药和充分的局部麻醉非常重要。术前应该轻柔地进行局部麻醉，因为穿刺时的疼痛会引起迷走神经反射和动脉痉挛，从而延长手术时间，甚至导致各种并发症出现。

介入路径的选择应该根据临床的治疗计划和患者解剖学、病理学的特点来决定。如果可能的话，术前应该回顾患者以前介入手术的操作过程以及操作中所遇到的困难。同时，术前必须评估患者外周脉搏搏动的情况。

桡动脉和股动脉介入路径的比较

桡动脉和股动脉介入路径的优劣可以总结为两点：①股动脉

路径更快、更简易，但并发症发生率高；②桡动脉路径操作更困难，需要更多的技巧和时间，但是几乎没有并发症发生。

Kiemeneij 证实了在抗凝患者中经桡动脉介入治疗的安全性，相较于股动脉介入路径没有严重出血的风险。大量文献证实了桡动脉路径更安全，花费更少，但是术者会受到更多的射线暴露，延长手术时间。由于患者解剖学上的差异，无论是经桡动脉还是经股动脉介入治疗，都不可能适用于所有患者，因此，术者对这两种介入路径都应熟练掌握。导管室亦有义务将这两种技术都传授给受训者。

在一些大的临床研究中，股动脉穿刺成功率更高（Brueck等，经桡动脉介入成功率为 97%，经股动脉介入为 99.8%，$P<0.0001$），手术时间较短（40min $vs.$ 37min，$P=0.046$），放射线暴露略少（42Gycm^2 $vs.$ 38 Gycm^2）。但是，股动脉穿刺的血管并发症发生率明显增加，使用血管封堵装置后仍然是经桡动脉穿刺的 6 倍（3.7% $vs.$ 0.6%，$P=0.0008$）。经桡动脉介入的最大优势是可以减少出血和血管穿刺并发症（经桡动脉介入最坏的情况是出现桡动脉闭塞，发生率在 3%~9%），从而使术后死亡率下降。尽管有这些优势，但在美国，据报道仅有 2%~7% 介入治疗的患者使用了桡动脉路径。有时，习惯桡动脉介入的术者在穿刺成功率低或是动脉痉挛发生率高的情况下，被迫采取股动脉路径或者延长抗痉挛药物的使用时间。

同样的情况，如果股动脉穿刺失败，习惯股动脉介入的术者却不愿意选取桡动脉路径，这是可以理解的，但并不合适。一旦掌握了桡动脉介入技术，其减少出血、增加患者舒适性的优势完全值得为此延长一点手术时间和小量增加射线的暴露量。经桡动脉介入可以成倍减少并发症的发生率，并且可以成倍增加患者的舒适度，如果仅仅由于医师缺乏训练或者经验而不采用它，是不恰当的。

支持股动脉介入路径的医师认为：①穿刺训练都是先从股动脉穿刺学起；②对于以前曾行冠状动脉旁路移植术（搭桥）的患者，左侧乳内动脉（LIMA）需要从股动脉或者左侧桡动脉进入；③股动脉路径更快捷；④使用血管封堵装置（VCD）后，股动脉出血的发生率显著降低；⑤经股动脉路径进行的经皮冠状动脉介入治疗（PCI）可以选择更多型号的指引导管和辅助装置，例如主动脉内球囊泵（IABP）；⑥经桡动脉介入后的桡动脉可能不能再用于冠状动脉旁路移植术（CABG）；⑦对于某些患者，例如锁骨下动脉极度弯曲者或是桡动脉很细而且容易痉挛者，或是有前臂血管变异（例如尺动脉环变异）者，桡动脉介入很困难，如果操作不当，可能会诱发脑血管事件。这些理由看似合理，但是这些问题大部分是可以通过经验的积累和坚持不懈的努力去克服的，就像股动脉穿刺时也会遇到困难需要克服一样。对于一名优秀的术者或是在比较成熟的导管室，这两种技术都应该能熟练使用。同时受过桡动脉和股动脉穿刺训练的术者，其导管操作技术也会更加娴熟。为了获得最好的临床效果，习惯股动脉路径者应该努力学好桡动脉路径，反之亦然。心脏介入科医生，就像其他专科医生一样，应该根据患者的情况选择最好的手术方法，以获得最好的疗效、最低的并发症发生率、最少的花费以及最大的舒适度（见表2-1）。因此，如果可能的话，尽量首选桡动脉路径，其次才是股动脉路径（见图2-1）。对于年轻的术者来说，这两种路径都应该能熟练掌握，并安全操作。

表 2-1　桡动脉和股动脉介入路径比较

不同点	股动脉路径	桡动脉路径
穿刺点出血发生率	3%～4%	0～0.6%
血管穿刺并发症	假性动脉瘤，腹膜后血肿，动静脉瘘，疼痛性血肿	局部刺激症状 3%～9% 发生于桡动脉搏动消失者
患者舒适度	可接受	比较舒适
卧床时间	2～4h	无需卧床
额外花费	血管封堵装置	止血腕带
手术时间*	略短	略长
射线暴露量*	略少	略多
进入 LIMA	容易	右侧入路困难
使用 CABG 备选动脉	不用	不确定
学习周期	较短	较长
＞8F 指引导管	可用	对于男性，最大可用 7F
外周血管病，肥胖者	可能有困难	无困难

摘自 Kern MJ，editor；Editor's corner：radial artery catheterization：the way togo，*Cath Lab Digest* pages 4-5，July 2009.

* 与术者有关

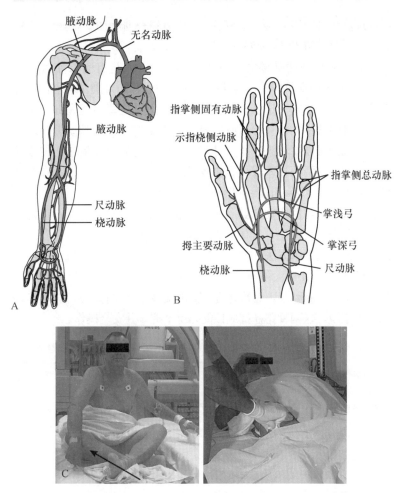

图 2-1 上肢（**A**）和手掌（**B**）的动脉解剖图。**C**：术后对照。左图：桡动脉介入术后，患者可以坐在床上。右图：股动脉介入术后，于腹股沟区压迫止血

桡动脉介入术

    与经股动脉介入相比，桡动脉更容易触及且周围没有重要的静脉和神经，而且，桡动脉位置表浅，穿刺相对容易，便于止

血。对于 Allen 试验正常的患者，即使术后发生了桡动脉闭塞，也不会产生严重的后遗症，因为手部接受桡动脉和尺动脉双重血供。最后，由于桡动脉介入术后，患者可以立即坐起或者是下床行走，这极大地增加了患者的舒适度。

Allen 试验

对于拟行桡动脉介入者，术前建议行 Allen 试验。Allen 试验的目的是评价尺动脉血流情况，试验方法如下：患者用力握拳，同时压迫患者的桡动脉和尺动脉，以阻断血流，张开手时，手部是苍白的。放松尺动脉后，手部的颜色应该在 $8\sim10s$ 内恢复正常。另外，也可以用脉搏血氧测定法判断尺动脉血流情况。使用脉搏血氧测定法判断尺动脉血流的方法如下：桡动脉和尺动脉均开放时，记录脉搏波的波形，当压迫桡动脉时，就可以观测到尺动脉脉搏波波形。相反，我们也可以阻断尺动脉来判断桡动脉血流情况，主要推荐用于以前曾经桡动脉行介入术或者反复多次进行动脉血气分析的患者。在阻断桡动脉后，根据脉氧仪的波形可以将 Allen 试验的结果分为三型：A，脉搏波没有变化；B，脉搏波幅度减低；C，脉搏波消失。对于 A 和 B 型的患者，我们可以经桡动脉路径穿刺置管，但是不推荐用于 C 型患者（见图 2-2）。

据报道，现在有一些新的技术可以对已经闭塞的桡动脉近端再次行动脉穿刺置管，在不久的将来，这种技术可能能够提高桡动脉二次介入穿刺的成功率。

患者选择

试验入选了 Allen 试验脉搏血氧测定法结果是 A 型或 B 型的患者，经桡动脉路径置入 5F 或 6F 鞘管和导管。试验排除了行血液透析的前臂动静脉瘘患者。虽然对于体型较小的老年女性患者发生动脉痉挛以及动脉置管不成功的概率较高，但这部分患者往往是出血的高危人群，经桡动脉路径往往获益更大。很多研究报道，年龄大于 80 岁的患者中桡动脉血管穿刺成功率是比较高的。

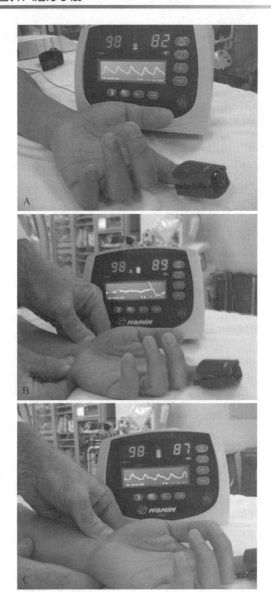

图 2-2 **A**：Allen 试验脉搏血氧测定法。血氧仪脉搏波正常。**B**：压迫桡动脉和尺动脉后，脉搏波波形变平直。**C**：放松尺动脉继续压迫桡动脉，脉搏波恢复正常。这是 A 型

如果发生动脉痉挛，可以给予动脉内注入硝酸甘油、维拉帕米、硝普钠或罂粟碱治疗。特制的锥形有亲水涂层或者无涂层的鞘管也有助于获得更好的通过性。

患者准备

患者应该充分镇静并采取舒适的卧姿。以下描述几种比较常用的摆位技术。手臂外展 70°，置于臂托上或是开始便放置于大腿旁以便于鞘管进入。一个可活动的臂托可以在手术时将患者的前臂挪动至髋部股动脉的旁边，这个位置可以减少术者的射线暴露，而无需使用特制的防护帘。可以将无菌巾卷成卷置于患者手腕下，从而使手腕处于过伸位置（见图 2-3 和图 2-4）。在拟穿刺部位提前涂抹麻醉乳膏可以减少局部浸润麻醉时利多卡因的用量，在利多卡因中添加少量硝酸甘油可以减少动脉痉挛。如果利多卡因用量过多容易使脉搏不易触及，反而增加了穿刺置管的难度。

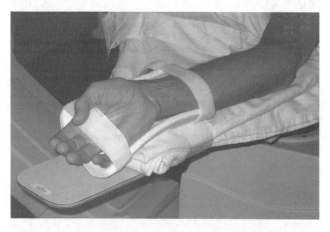

图 2-3 准备行桡动脉介入患者手腕部的准备

在鞘管完全进入前，给予血管扩张剂（硝酸甘油、维拉帕米）以及动脉内给予利多卡因可以减少动脉痉挛，增加患者舒适度，本文列举了一些"桡动脉鸡尾酒"配方（见后文）。术前建议同时准备好股动脉区域，以防桡动脉置管失败，尤其是在桡动

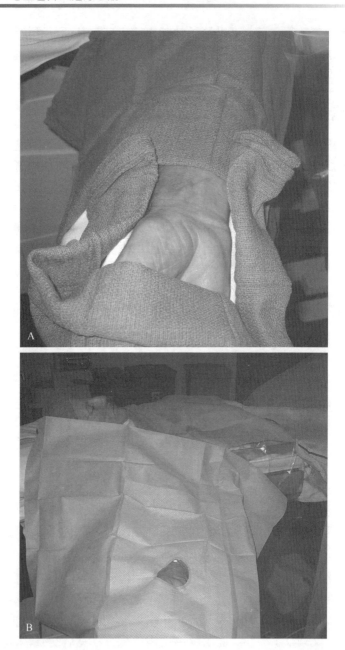

图 2-4 在将前臂移至右髋部行导管插入前用无菌单全面覆盖

脉介入训练的早期。

器械的选择

动脉穿刺最好使用显微穿刺针和 0.46mm（0.018 英寸）的导丝。多种带有扩张器的不同长度的鞘管（10～36cm）可供选择（见图 2-5）。一些术者提倡用比较长的鞘管，这样患者更舒适，且更易于推送导管，即使对于比较矮小的患者也是如此，这时鞘管可能进入到了肱动脉。桡动脉介入导管的选择是非常关键的。表2-6 列举了常用的导管。冠状动脉造影的标准导管是 Judkins 或Amplatz 导管，但是这类导管需要反复推送才能进入冠状窦。左3.5 Judkins 导管经常用于选择性左冠状动脉口的进入。目前新研发的一些导管在左、右冠状动脉造影时都可以使用（见图 2-6）。减少导管的更换次数可以降低动脉痉挛的发生率。如果行左桡动脉介入术，使用 Judkins 标准导管更容易推送。同时，患者左臂应该置于下腹部，这样，便于右利手的术者站在患者右侧进行操作。

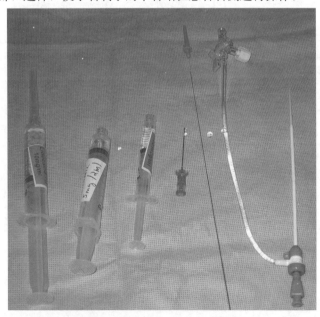

图 2-5 桡动脉介入路径所用的器械

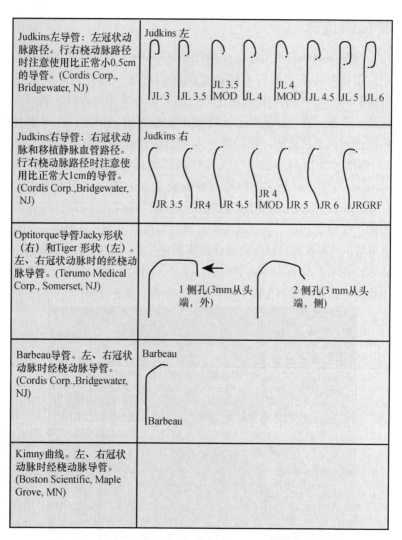

Judkins左导管：左冠状动脉路径。行右桡动脉路径时注意使用比正常小0.5cm的导管。(Cordis Corp., Bridgewater, NJ)	Judkins 左 JL 3　JL 3.5　JL 3.5 MOD　JL 4　JL 4 MOD　JL 4.5　JL 5　JL 6
Judkins右导管：右冠状动脉和移植静脉血管路径。行右桡动脉路径时注意使用比正常大1cm的导管。(Cordis Corp.,Bridgewater, NJ)	Judkins 右 JR 3.5　JR4　JR 4.5　JR 4 MOD　JR 5　JR 6　JRGRF
Optitorque导管Jacky形状（右）和Tiger形状（左）。左、右冠状动脉时的经桡动脉导管。(Terumo Medical Corp., Somerset, NJ)	1 侧孔(3mm从头端，外)　　2 侧孔(3 mm从头端，侧)
Barbeau导管。左、右冠状动脉时经桡动脉导管。(Cordis Corp.,Bridgewater, NJ)	Barbeau Barbeau
Kimny曲线。左、右冠状动脉时经桡动脉导管。(Boston Scientific, Maple Grove, MN)	

图 2-6　桡动脉穿刺使用的导管（待续）

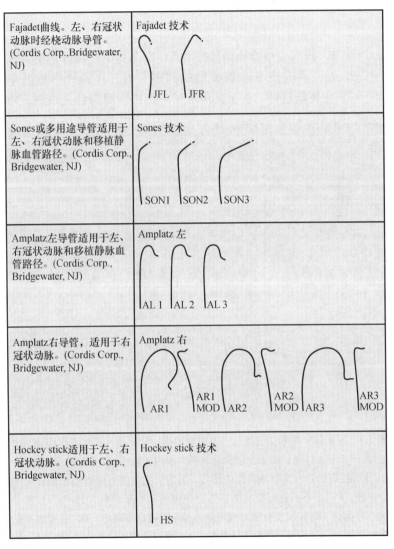

Fajadet曲线。左、右冠状动脉时经桡动脉导管。(Cordis Corp.,Bridgewater, NJ)	Fajadet 技术 JFL JFR
Sones或多用途导管适用于左、右冠状动脉和移植静脉血管路径。(Cordis Corp., Bridgewater, NJ)	Sones 技术 SON1 SON2 SON3
Amplatz左导管适用于左、右冠状动脉和移植静脉血管路径。(Cordis Corp., Bridgewater, NJ)	Amplatz 左 AL 1 AL 2 AL 3
Amplatz右导管，适用于右冠状动脉。(Cordis Corp., Bridgewater, NJ)	Amplatz 右 AR1 AR1MOD AR2 AR2MOD AR3 AR3MOD
Hockey stick适用于左、右冠状动脉。(Cordis Corp., Bridgewater, NJ)	Hockey stick 技术 HS

图 2-6（续）

桡动脉穿刺和鞘管置入（见图 2-7A～I）

　　首先，我们要触摸桡动脉搏动点。穿刺部位在桡骨茎突近端
1～2cm 处。术前皮下注射少量的利多卡因。穿刺针和皮肤呈
30°～45°角逐渐进针，直至血液从针中搏出。因为针孔很细，喷

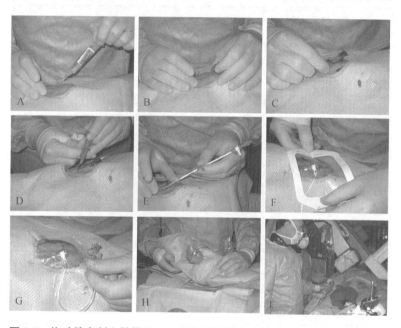

图 2-7　桡动脉穿刺和鞘管置入。首先触摸桡动脉搏动。穿刺点在桡骨茎突
近端 1～2cm 处。**A**：皮下注射少量的利多卡因。**B**：穿刺针和皮肤呈 30°～
45°角缓慢进针，直至血液从针中搏出，因为针孔很细，所以喷出的血流不
会很强。**C**：小心固定好针头的位置，并送入 0.46mm（0.018 英寸）的导
丝。导丝进入时应该没有阻力或者阻力很小，拔出穿刺针。**D**：在穿刺点的
皮肤上切开一个小口，以便置入鞘管。**E**：将鞘管顺着导丝送入桡动脉。若
鞘管很容易送入，则可以直接将鞘管推送到位；若输送中途感到有阻力，
则可以撤出导丝、打入血管扩张剂"鸡尾酒"配方，然后重新送入导丝，
继续送入鞘管。**F 和 G**：在鞘管到位之后，通过透明敷贴粘贴或者缝合固定
好鞘管。这时，可以将患者的手臂置于身体旁边，准备送入导管

出的血流不会很强。小心固定好针头的位置，并送入 0.46mm（0.018 英寸）的导丝。导丝进入时应该没有阻力或者阻力很小。拔出穿刺针，在穿刺点的皮肤上切开一个小口，以便置入鞘管。将鞘管顺着导丝送入桡动脉。若鞘管很容易送入，则可以直接将鞘管推送到位；若输送中途感到有阻力，则可以撤出导丝、打入血管扩张剂"鸡尾酒"配方，然后重新送入导丝，继续送入鞘管。在鞘管到位之后，通过透明敷贴粘贴或者缝合固定好鞘管。这时，可以将患者的手臂移至身体旁边，准备送入导管。

桡动脉介入术中给药

在置入桡动脉鞘管后，为了预防动脉痉挛，可以从鞘管内注入预混好的"鸡尾酒"配方。常用的"鸡尾酒"配方有：肝素5000U，1%利多卡因 2ml，硝酸甘油 200mg；或者维拉帕米 2.5mg 和肝素 5000U；或者硝酸甘油 200mg 和肝素 5000U（见表 2-2）。通过静脉给予肝素可以减少局部刺激和疼痛。利多卡因可以减轻推送导管时患者的不适感。血管扩张剂，如地尔硫䓬、维拉帕米、罂粟碱或腺苷，对减轻桡动脉痉挛有一定帮助。给予5mg 维拉帕米一般不至于引起低血压或心动过缓等副作用。肝素常用于预防术中血栓形成，可以通过动脉内或静脉内给药。

表 2-2　桡动脉介入术中给药情况*

1. 术前，可以给予局部麻醉乳膏，涂抹在桡动脉区域（可选）
2. 在导管插入前，通过鞘管给予肝素 2000～5000U（最好静脉给药），维拉帕米 1～2mg，和（或）硝酸甘油 200～400mg，1%利多卡因 1～2ml
3. 在术后和鞘管拔除前，给予维拉帕米 1mg（可选）

* 不同导管室有一些常规的血管扩张剂"鸡尾酒"配方

拔除鞘管和术后处理

可以用于桡动脉止血的器械很多，简单的有塑料止血带，通过压迫覆盖在桡动脉穿刺点上的纱布止血，也有被专门设计用于桡动脉止血的器械，例如 RADIstop（St Jude Medical）或是 TR band（Terumo）。不管使用哪种器械，止血过程中有几个相同的关键点。

在拔除鞘管前，先将止血带松松地绑在患者手腕部，止血器加压的部分应该将皮肤的切口部位和动脉的穿刺点部位都覆盖住。缓慢拔出鞘管，同时逐渐勒紧止血带。初学者常犯的错误是在未完全拔除鞘管前止血带已经勒得过紧，这样会引起患者的不适。正确的方法是拔除鞘管的同时逐渐勒紧止血带，这样既有助于减轻患者疼痛，又能起到良好的止血作用。腕带应该充分收紧以保证止血效果，但也不应该完全阻断桡动脉和尺动脉血流。改良的脉搏血氧测定法 Allen 试验可以用于确认桡动脉、尺动脉血流情况，从而判断止血带松紧是否合适。保证桡动脉有血流通过，可能会减少术后桡动脉闭合的概率。图 2-8 图解了拔除鞘管以及止血的方法。

术后 1h 访视患者，每 15min 放松一次腕带，直至 2h 后拆除。同时，应该教给患者如果出现晚期出血（罕见），应用手指压迫穿刺点止血。

并发症——桡动脉痉挛

回撤鞘管时发生动脉痉挛很常见。术者应该提前告知患者拔除鞘管时会有不适感。鞘管应该迅速而轻柔地撤出。通常不适感持续时间很短。尽管提前告知了患者，但一旦发生桡动脉痉挛，持续不能缓解，术者应该考虑下列建议，而不应该让患者强忍疼痛。

首先可以给予镇痛药和镇静药。如果痉挛严重，鞘管发生了嵌顿，那么可以给予下列措施：

1. 硝苯地平 10mg 口服。
2. 给予更大剂量的镇痛、镇静药物。
3. 热敷前臂痉挛的动脉使其放松。
4. 硝酸甘油 $200\mu g$ 动脉内注射，必要时可重复使用。
5. 维拉帕米 2mg 动脉内注射（也可以应用地尔硫䓬）。

如果上述措施无效，可以等待 1h 后再尝试。在等待过程中，应该给予患者适度的镇静药和强镇痛药（吗啡）。如果仍然无效，可能需要行腋窝神经阻滞以缓解桡动脉痉挛。任何情况下，都不应该强行拔除鞘管，因为这可能会引起桡动脉破裂或者桡动脉撕裂伤。如果上述措施均无效，最后一步，可以请血管外科协助，通过手术取出鞘管。

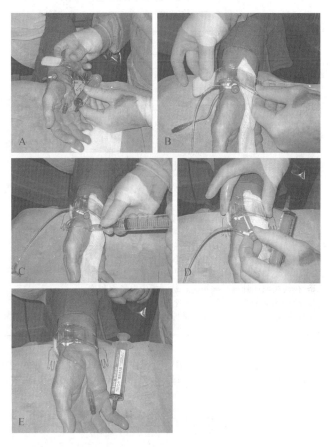

图 2-8　A：拔出桡动脉鞘管，使用 Terumo 止血带压迫止血。**B**：止血带缠绕手腕，使"绿色标志点"在穿刺点上方。在止血带下放一块薄纱布以吸收渗出的血液。气囊充气前评估合适的气囊压力。**C**：给压迫囊充气。**D**：拔除鞘管。**E**：最后结果（待续）

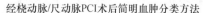

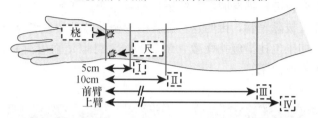

分级	I	II	III	IV	V
发生率	≤5%	<3%	<2%	≤0.1%	<0.01%
定义	局部血肿，皮下	血肿伴有中度肌肉浸润	前臂血肿，肌肉浸润，肘部以下	血肿和肌肉浸润，蔓延至肘部以上	缺血坏死（骨筋膜室综合征）
治疗	镇痛 额外的腕带 冰敷	镇痛 额外的腕带 冰敷	镇痛 额外的腕带 冰敷 血压计袖带加压	镇痛 额外的腕带 冰敷 血压计袖带加压	考虑外科手术
提示		通知医师	通知医师	通知医师	紧急呼叫医师
注意事项	1. 控制血压（对疼痛的治疗很重要） 2. 考虑暂时停用抗凝和（或）静脉抗血小板治疗 3. 测量前臂和手臂的直径评估是否需要额外的腕带和（或）血压袖带压迫 4. 额外的腕带放置在动脉的解剖区域 5. 将冰块装在袋子里或者裹在毛巾里敷在血肿部位 6. 在使用血压计袖带加压时，监测指尖血氧饱和度 7. 给血压袖带充气，压力低于收缩压20mmHg，每15min放气一次 8. 在腕带拆除后，使用韦尔波绷带缠绕前臂/上臂数小时以维持一定的压力				

F

图 2-8（续）　F：桡动脉导管插入术后手臂血肿简单识别及处理的图表（F 图摘自 Dr. Oliver Bertrand. Laval Hospital，Quebec，Canada.）

并发症——出血

　　虽然血管并发症少见，但是一旦发生，早期识别非常重要。在经桡动脉介入术后早期，即使密切观察，仍可能有未被察觉的血肿出现。相对于股动脉介入，桡动脉周围血肿更容易被察觉，一般不会出现严重出血。患者如果主诉疼痛或者感觉异常（麻木），则提醒我们要仔细评估是否有血肿出现。仔细包扎前臂可以防止血肿进一步发展。在确定止血带位置合适后，应该先用薄纱布轻轻包裹手臂，再使用弹力绷带或者普通绷带将前臂从肘部到腕部加压包扎。包扎好后，应该再次确认止血器的位置是否合适，必要时需要进一步调整止血器位置。过几十分钟后，拆除绷带，重新评估前臂张力情况，通过上述措施，前臂张力应该下降，如果没有下降，术者应该增加压力，重新以更大的压力加压包扎前臂，并再次检查止血器位置。

在某些极特殊的情况下，如果止血器压迫位置不合适，可能需要人工压迫穿刺点止血。人工压迫时，压迫不应过紧，适度压迫起到止血作用即可。通常人工压迫需要 10～15min。理论上讲，如果没能及时发现并处理血肿，可能会导致前臂骨筋膜室综合征。图 2-8 图解了在经桡动脉心导管插入术或 PCI 术后如何早期识别和处理前臂出血。

经桡动脉介入术后，桡动脉内血栓形成的发生率在 1％～10％。这通常是无症状的，但有时也可以引起手臂酸痛不适。血管超声可以评估桡动脉是否开放以及尺动脉内的血流情况。若尺动脉血流通畅，则以对症支持治疗为主，可以给予对乙酰氨基酚和热敷治疗。肱动脉血栓形成是一种罕见的并发症，出现这种情况应该行手术取栓，之后要评估患者是否存在高凝状态。

经股动脉介入路径

在美国，经股动脉介入是应用最广泛的技术。然而，对于既往有间歇性跛行病史者、有慢性动脉闭塞症状者、脉弱或者无脉者或股动脉区域可闻及血管杂音者，从股动脉介入有可能使腿部的血液循环情况进一步恶化，因此，这种情况下，尽量选择其他动脉介入路径（见表 2-3）。有股动脉人工血管置换或是股动脉球囊扩张术病史并不是经股动脉介入的绝对禁忌证。使用小口径的鞘管穿刺人工血管被证实是安全的。但是，如果有其他可选择的介入路径，强烈建议首选其他的介入路径。

表 2-3　选择股动脉路径以外的介入路径指征
间歇性跛行
足背动脉和胫后动脉搏动消失
腘动脉搏动消失
股动脉杂音
股动脉搏动消失
股动脉人工血管术后
由于放射治疗、外科手术或既往接受过导管介入致使腹股沟广泛瘢痕
髂动脉过度弯曲或病变
严重背痛，不能平卧者
患者要求
过度肥胖

对于股动脉搏动弱的患者，使用小号的鞘管（＜6F）经股动脉穿刺是可行的。但是这种情况下，即使使用细的鞘管也会部分阻断动脉血流，可能会显著降低动脉远端的灌注压，进而严重影响足部的血供。

动脉定位

股动脉路径通常选取右侧股动脉，术者一般站在患者右侧。腹股沟区的皮肤皱褶可以作为定位标志。腹股沟韧带连接髂嵴和耻骨，位于腹股沟皮肤皱褶下方，并与之平行。对于肥胖患者，腹股沟皮肤皱褶可能位于腹股沟韧带下方，也可能在腹股沟韧带上方和下方有多条皮肤皱褶。在这种情况下，准确定位腹股沟韧带非常重要。正确的动脉穿刺部位（不是皮肤穿刺点）应该在股骨头中点的内侧缘（见图 2-9 和图 2-10）。穿刺的目标动脉是股总动脉，从股动脉位于腹壁下动脉最下缘以下的部分，直至股深动脉和股浅动脉分叉部分，属于股总动脉的范围。

为了更形象地图解股动脉走行，可以将股动脉想象成一根直径约 1cm 的管子，它一般从腹股沟韧带中内三分之一交界处穿过腹股沟韧带。如同其他管子，其中线位置是动脉最接近体表的部分。我们可以将示指和中指以平行于股动脉长轴的方向放置，股动脉的搏动位于两指中间。在腹股沟韧带下方 1~2cm 处，用示指触及股动脉搏动，这就是我们实际的动脉穿刺点（见图 2-9）。

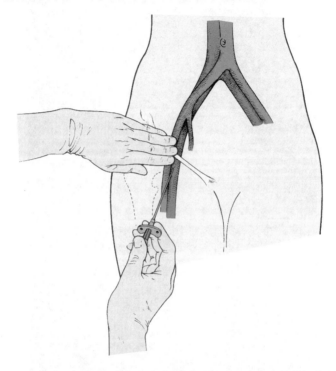

图 2-9　穿刺针与皮肤呈 30°~45°角指向脐部行股动脉（或静脉）穿刺（摘自 Tilkian AG，Daily，EK：*Cardiovascular procedures*：*diagnostic techniques and therapeutic procedures* St Louis，1986，Mosby.）

局部麻醉

在之前定位的动脉穿刺点下方 1~2cm 处，用 25 号针皮下注射 1％利多卡因 2~3ml 进行局部浸润麻醉。这个点是皮肤的穿刺点。对于比较胖的患者，因为其皮下脂肪组织较厚，所以该点的位置应该略低，以使针能够以 45°或是更小的角度进入。如果利多卡因用量过多，会使动脉搏动难以触摸，因此，与一次性给

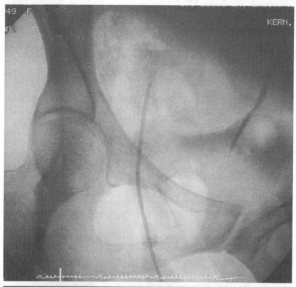

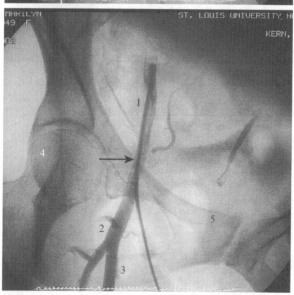

图 2-10 股动脉标志。上图：鞘管位于股动脉内，血管造影片，前后位。下图：血管造影的一些标志。1. 股总动脉；2. 股深动脉分叉部；3. 股浅动脉；4. 股骨头中点；5. 髂嵴-耻骨联合（腹股沟韧带）。股总动脉的上缘位于腹壁下动脉以下

予大量利多卡因相比，小剂量多次注射效果更好。然后，使用21 号针吸取 1% 利多卡因 10ml，麻醉动脉两侧的深部组织。在利多卡因局部麻醉时，术者应该用左手示指和中指感知股动脉的位置，以免麻醉针误穿股动脉，同时又要保证动脉周围的组织得到充分麻醉。

在注射利多卡因之前，要轻轻回吸一下，以确保针尖不在血管内。先将针插至最深，再边退针边麻醉不同的层面，这样可以减少患者的不适感。麻醉的范围应该囊括从皮肤进针点到动脉穿刺点的整个路径。应该给予足量的利多卡因（1% 利多卡因约 15~20ml），利多卡因在注射后 2~3min 才能充分发挥麻醉效果，因此，术者应该先注射利多卡因，在等待利多卡因起效的过程中，完成连接管路、冲管等准备工作。在操作过程中，术者应该注意心电监测上患者的心率变化。如果出现心率减慢，提示可能发生了迷走反射。表 2-4 列出了可以替代利多卡因的一些药物。

表 2-4 可以替代利多卡因的局部麻醉药

Ⅰ类
　普鲁卡因（酯类）
　奥布卡因（盐酸奥布卡因）、氨苯丁酯（布特辛）、苯佐卡因、布他卡因、丁胺卡因（莫诺卡因）、氯普鲁卡因、普鲁卡因（奴佛卡因）、丁卡因

Ⅱ类
　利多卡因（酰胺类）
　戊胺卡因（阿立平）、布比卡因（丁哌卡因）、环美卡因、地步卡因（辛可卡因）、奎尼卡因（盐酸奎尼卡因）、地哌冬（狄帕洛东）、达克罗宁、依替卡因、海克卡因、甲哌卡因（卡波卡因）、奥昔卡因、非那卡因、哌罗卡因（米替卡因）
　普莫卡因、丙胺卡因、丙美卡因、吡咯卡因

摘自 Tilkian AG，Daily EK：Cardiovascular procedures：diagnostic techniques and therapeutic procedures，St Louis，1986，Mosby.

皮肤穿刺和穿刺通道的准备

一些术者习惯在 Seldinger 针进针前在皮肤上做一个小切口，而另外一部分术者在进针或者导入导丝后，再在皮肤上做小切

口。后一种做法的好处是如果第一次穿刺失败，只会留一个皮肤切口。具体操作仍像上文所述，左手示指、中指置于动脉上方，使用 11 号手术刀片，垂直做一个 2～3mm 的小切口，切口深度 2～3mm，露出皮下组织。如果预期要使用大口径的鞘管（或预期要使用血管封堵装置），则需要使用血管钳钝性分离皮下组织，以分离出皮下隧道。这样做不仅是为了导入导管和鞘管更容易，更重要的是在拔出导管时出血能够流出来而不会积聚于大腿部的皮下组织。在分离皮肤和皮下组织时，应避免过度粗暴操作，以防破坏天然的皮肤屏障而导致感染。

动脉穿刺

动脉前壁穿刺法是首选的技术（见图 2-11）。对于使用抗凝剂（如肝素）、抗血小板药物或者溶栓剂的患者尤其重要。最早的 Seldinger 双壁穿透法目前不再使用，因此不再赘述。动脉前壁穿刺时，左手示指、中指触摸股动脉搏动，右手示指、中指持穿刺针（不带针芯），就像握笔一样，穿刺针和皮肤呈 30°～45° 角进针，穿过皮肤后，向动脉方向逐渐进针，如果进针的角度过大可能会导致导丝或鞘管进入时打折。当针尖触及动脉壁时，可以感受到动脉的搏动。当穿破动脉壁时，会有轻微的阻力。穿入动脉后，血液会从穿刺针中喷出。由于动脉血流很强，左手要稳固地把持住穿刺针，可以将左手手腕置于患者大腿上，以保持稳定。右手将 J 型导丝头端伸直后，送入穿刺针。只有在穿刺针中出现搏动性血流时，才可以送入导丝。

导丝插入

将导丝轻柔地送入动脉。柔软的 J 型导丝是最安全的。虽然有时也会使用直头的导丝，但是有发生动脉内膜撕裂或是动脉破裂的潜在风险。导丝进入时应该没有阻力。如果感受到了阻力，应该撤出导丝，确认是否有搏动性血流。可以使用 X 线检查导丝的进入情况。如果导丝不能顺利通过，可能需要重新调整穿刺针的位置。有时，穿刺针的针尖部分穿透了动脉后壁。如果回血很好

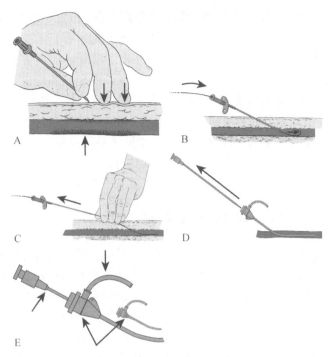

图 2-11 **A** 和 **B**：穿刺针进入动脉，血流涌出。注意术者手指的位置。一旦穿刺针通过动脉前壁刺入动脉，搏动性的血流即会涌出。这种方法称为前壁穿刺法。这种方法防止了动脉后壁的隐性出血。**B**：柔软的导丝尖端通过穿刺针进入血管。**C**：将带有阀门的鞘管送入动脉前的准备。撤出导丝，压住动脉，固定好导丝。**D**：顺着导丝送入带有阀门的鞘管。**E**：拔出针芯。在术后重新插入针芯。箭头所指的位置可以缝合，以便将阀门固定到皮肤上（A、B、C 和 E 图摘自 Uretsky B，editor：*Cardiac catheterization：concepts，techniques，and applications*，Walden，Mass，1997，Blackwell Science；D 和 E 图摘自 Cordis Corporation，Miami，Fla.）

但不能送入导丝，有可能是穿刺针碰到了动脉的后壁而不是在管腔中央，将穿刺针回撤 1～2mm 一般可以解决这个问题。有时将穿刺针的接头向内侧或者外侧移动几毫米，也可以将导丝送入，但穿刺针的接口不能向任何方向过度移动，这样有可能会撕裂动脉管腔。如果穿刺角度比较大（＞45°），例如对于肥胖的患者，这时将穿刺针压低几毫米，可以改变动脉和针尖的角度，使导丝更容易送入。术者应该尽量穿刺动脉前壁靠近中心的位置，穿刺部位靠近动脉外侧可能会引起导丝难以送入，甚至引起术后不容易止血。

如果不能送入导丝或者穿刺针穿出了动脉，应该拔出穿刺针，同时压迫穿刺点 2min，以保证止血。再次穿刺时应该稍微改变穿刺的角度或方向。如果没有穿到动脉，可以在退出穿刺针、冲洗针管内的血块和脂肪组织后，改变方向重新进针。适用于单壁穿刺的穿刺针边缘很锐利，如果针头已经穿入皮下组织，则不应该再改变针头的方向。如果动脉搏动不能触及，可以使用多普勒针头或超声引导进行定位，以便更准确地穿刺动脉。

超声引导下动脉和静脉穿刺

对于某些特殊患者，如存在解剖变异者、肥胖或因先前的外科手术（例如外周血管手术、既往多次导管介入或者先前曾行主动脉内球囊反搏等辅助装置置入术）造成瘢痕组织的患者，实施标准的穿刺技术很困难。这种情况下，动静脉穿刺可以通过超声成像（SiteRite）引导或者使用多普勒针头（Smart Needle）来完成，多普勒针头可以根据动静脉血流流速的不同将动静脉分为高调（动脉）和低调（静脉）的流速回声（见图 2-12）。

导管插入

术者先将导丝送入几厘米，如果没有明显阻力，可以在 X 线监测下继续推进导丝直至腹主动脉。当动脉中有大的粥样硬化斑块或是动脉过度弯曲时，操作较困难，可以通过 X 线引导。前面已经提到，我们推荐使用 J 型软导丝，因为直导丝可能会穿破动脉粥样硬化斑块，导致斑块撕裂。当导丝进入髂动脉以上的位置后，可以拔除动脉穿刺针。当拔出穿刺针时，用左手后三个手指压迫穿刺部位，以控制出血。同时，左手拇指和示指要紧紧握住导丝，以免拔出穿刺针时导丝从动脉中脱出。助手可以协助术者撤出穿刺针，并把导丝用纱布擦干净。

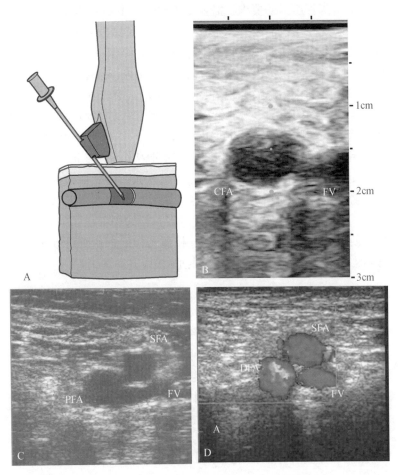

图 2-12（见书后彩图） 超声引导下动脉穿刺。**A**：手持无菌超声探头引导穿刺针穿刺。**B**：股总动脉（CFA）和股静脉（FV）超声成像。**C**：股深动脉（PFA）和股浅动脉（SFA）及股静脉超声成像。**D**：股深动脉（DFA）、股浅动脉和股静脉多普勒血流图，股浅动脉血流为蓝色，股静脉血流为红色

鞘管配件的使用

目前几乎各实验室使用的鞘管都带有阀门和侧管（见图 2-11）。不应使用没有阀门的鞘管，因为可能出现不能控制的出血。为了

满足记录侧管压力的要求，需要使用比鞘管小一号的导管。使用鞘管的好处在于仅需要穿入动脉一次，可以提升患者的舒适度，减少由于多次更换导管导致的动脉损伤。鞘管还可以提供稳定的动脉入路，以防误拔出导丝或导管而丢失动脉入路。

当导丝进入动脉后，术者固定好导丝，沿着导丝送入鞘管。术者捏紧鞘管的头端，顺时针旋转，并给予一定的推力，以便于将鞘管送入动脉（旋转运动可以减少阻力）。若当鞘管进入时有明显的阻力，则可能遇到了瘢痕组织，这种情况下不要再送入鞘管，而应使用更大号的扩张器逐渐扩张后再送入。导丝应该被顺直拉紧以防在鞘管尖端打结。在完全置入鞘管后，术者应握紧鞘管接头处，将导丝和扩张器同时拔出。术者从侧管中抽出 2～3ml 血液后，使用肝素盐水冲管。将侧管连接压力换能器后，可以测定动脉压力。每次更换导管后，都要回抽血液，并冲洗鞘管。

患者的感觉

无论是桡动脉还是股动脉路径，都有三个与疼痛和迷走反射有关的步骤：①最初给予利多卡因麻醉时；②动脉穿刺针穿刺时；③推送鞘管时。术者应该注意患者心率情况，并感觉患者动脉搏动强度，以及早发现迷走反射。有时迷走反射可能只引起低血压而不引起心率减慢，这在老年患者中非常多见。

导管和鞘管拔除后的出血

当心导管插入术结束后，监测患者血压，拔除导管，回抽并冲洗鞘管以清除血栓。患者下手术台后，移至平车上。如果术中使用了肝素，那么需要测定活化凝血时间（ACT），如果超过 200s，那么在拔除鞘管前应给予鱼精蛋白（大约 30～50mg 鱼精蛋白可以中和 10 000U 肝素）。鱼精蛋白应该缓慢给药（至少 5min 以上）。对于正在使用中性鱼精蛋白锌（NPH）胰岛素的患者，使用鱼精蛋白需要警惕鱼精蛋白反应（见第一章）。鱼精蛋白反应包括以下任何一项或者所有症状：

（1）颤抖

（2）面色潮红

（3）寒战

（4）背部、胸部或胁腹部疼痛

（5）血管扩张导致的虚脱

鱼精蛋白反应的治疗

鱼精蛋白反应的治疗包括对症给予吗啡（2mg 静脉注射）或哌替啶（杜冷丁，25mg 静脉注射），镇静药治疗（苯海拉明，25~50mg 静脉注射），盐水补液，以及升压治疗。鱼精蛋白反应通常是自限性的，持续时间多不超过 1h。

鞘管的拔除

拔除鞘管时，术者左手手指压在股动脉上方。因为实际的动脉穿刺点较皮肤穿刺点更靠近患者头部，因此，术者的手指应该按压在皮肤穿刺点上方。术者拔除鞘管的同时，以适度的压力压迫动脉，注意不要把鞘管压裂而将血栓压入远端动脉。在放出少量血液以冲出鞘管内可能附着的血栓后，用力向下压迫动脉。用手压迫 15~20min（开始 5min 全力加压，之后 5min 以 75％力度加压，再之后 5min 以 50％压力加压，最后 5min 以 25％压力加压）。对于接受抗血小板治疗的患者（例如阿司匹林或氯吡格雷），压迫时间可能要延长至 20~30min。在压迫止血的过程中应该每 2~3min 检查一次足背动脉的搏动情况。在全力加压时，足背动脉搏动减弱是可以的，但是不应该完全消失。如果压迫止血时足背动脉搏动完全消失，可以间歇适度放松压迫，以保证远端动脉血液循环。如果过度压迫完全阻断了股动脉血流，也会阻止凝血因子和血小板在动脉穿刺部位聚集。

沙袋加压包扎对于预防出血无效，而且会掩盖穿刺部位，使早期血肿不容易被发现。使用小的无菌敷贴比大的治疗单更好。透明的无菌防水塑料敷贴（如 Opsite）可以使穿刺部位及其周围的组织暴露出来。术者不应该在无菌塑料膜下面再加用纱布，因为这样容易滋生细菌，成为细菌的培养基。

外部压迫止血和血管封堵装置

机械夹

有的导管室使用C型机械夹对穿刺部位进行止血。这种方法是有效的，但是使用时要谨慎，需要在有经验的医师指导下使用，并且需要密切监测，及时发现夹子未对准穿刺部位、出血或过度压迫导致下肢缺血等情况（见图2-13）。

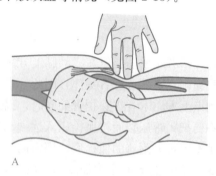

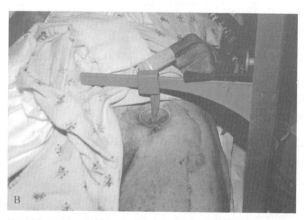

图2-13　股动脉止血的方法。**A**：人工压迫止血。**B**：C型夹（Compressor System，Instromedix，Hillsboro，Ore.）用于压迫股动脉穿刺部位

Femo-Stop 压迫系统

Femo-Stop（见图 2-14）是一个透明的塑料充气压迫装置，

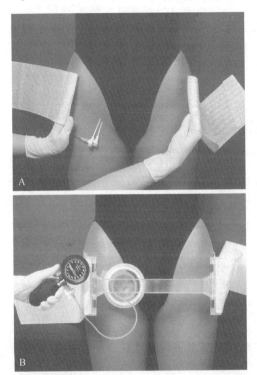

图 2-14 **A**：Femo-Stop 压迫系统。使用 Femo-Stop 前应该：①仔细检查穿刺点；②注意是否有血肿，如有的话，标出血肿的边缘；③记录患者当前的血压。步骤 1：束带位置，束带应该跨过髋部，在穿刺点两端对齐。步骤 2：半球形压迫装置的中心位置应该对准动脉穿刺点，即皮肤穿刺点偏上内方。充气接口位于装置的下方。勒紧束带，但要保证患者舒适性。中间的弓形连接杆与身体方向垂直。步骤 3：将半球形压迫器连接压力泵。步骤 4：如果有静脉鞘管，充气 20～30mmHg 后拔除。为了防止动静脉瘘形成，应待静脉出血停止后再拔除动脉鞘管。步骤 5：对于动脉鞘管，充气压力至少要到 60～80mmHg 后，拔除鞘管，继续加压，直至高于动脉压 10～20mmHg。步骤 6：以上述压力压迫 3min。**B**：每过几分钟减少一次压力，每次减少 10～20mmHg，直至压力为 0。检查动脉搏动。观察有无出血。明确已经止血后，移除 Femo-Stop 装置，覆盖伤口（摘自 St. Jude Medical Inc.）

通过带子围绕髋部固定。压力的大小可以通过压力控制器调节。压迫的装置是塑料透明的半球形气囊，因此，术者可以清楚地看到穿刺部位。这种装置最常用于预期要延长加压时间的患者，或是术后需延长人工加压时间的患者，或是 C 型夹压迫后仍有出血的患者。此装置使用时间和移除的时间根据患者的情况和治疗方案来决定。有些医院从应用到拆除的时间不超过 30min。对于某些需要加强止血的患者，可以使用较低的压力压迫，持续更长的时间。

动脉封堵装置

目前市场上有多种血管封堵装置可供选择。这些装置的应用缩短了止血时间。有效的封堵方法包括缝合器（Perclose，Abbott Vascular，Redwood City，California），血管外胶原植入（AngioSeal，St Jude Medical，St Paul，Minnesota），以及外科 U 型夹技术（StarClose，Abbott Vascular，Redwood City，California；EVS-Angiolink，Medtronic Co.，Minneapolis，Minnesota）。与单纯人工压迫相比，所有这些装置都可以迅速止血，缩短患者卧床时间。外科 U 型夹技术中的 Angiolink 和 StarClose 发生感染的风险最低。AngioSeal 因为要植入胶原，理论上来说，发生血栓栓塞的风险最高。缝合装置对动脉穿刺部位进行端端吻合，愈合效果最好，但是技术难度较大，失败的概率也最高。

过去 5 年的研究证实，对于接受诊断性心导管检查的患者，血管封堵装置不仅缩短了止血时间，也减少了血管并发症的发生。对于接受抗凝治疗的患者，或是有背痛不能平躺的患者，尤其有帮助。表 2-5 总结了血管封堵装置的优缺点。

所有这些血管封堵装置都慎用于有外周血管病的患者，或是动脉穿刺点位置较低（股动脉分叉部位甚至以下）的患者。同侧的股动脉造影［右前斜位（RAO）看右侧股动脉，左前斜位（LAO）看左侧股动脉］可以显示鞘管进入的位置以及是否有动脉疾病。图 2-15 显示了前后位和右前斜位股动脉造影。只有右前斜位能显示股动脉分为股深动脉和股浅动脉的分叉处（箭头部位）。

表 2-5　血管封堵装置

器械	上市时间	机制	优点	缺点	鞘管直径	90 天内再次穿刺
AngioSeal 封堵器（St. Jude Medical, St Paul, MN）	1997 年至今	胶原植入和缝合	安全封闭，使用时间长	动脉内置人物，可能引起血栓或感染	6F 和 8F	高 1cm
Perclose 封堵器（Abbott Vascular, Redwood City, CA）	1997 年至今	缝合	安全封闭	动脉内置人物，技术要求高，失败后需外科修补	5～8F	不限制

（续表）

器械	上市时间	机制	优点	缺点	鞘管直径	90 天内再次穿刺
StarClose 封堵器（Abbott Vascular, Redwood City, CA）	2005 年至今	肤夹	无血管内置入物	需要合适的皮肤条件	5～6F	不确定
Mynx 封堵器（Access Closure, Mountain View, CA）	2007 年至今	聚乙稀水凝胶	无血管内置入物，可能用于外周血管病患者	封闭胶可能被打入动脉	5～7F	不限制

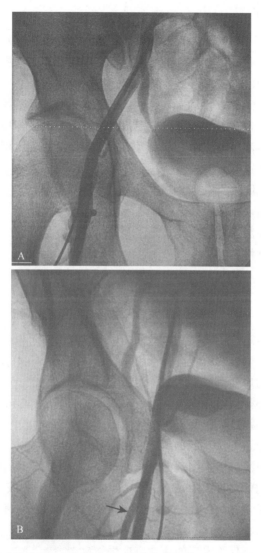

图 2-15　股动脉造影。**A**：前后位。**B**：右前斜位。可见到股动脉分叉处（箭头部位）

监测血肿

经过 15～20min 人工按压后，术者逐渐松开手，观察穿刺部位是否有血肿或出血。对于肥胖、高血压或老年女性患者以及主动脉瓣关闭不全的患者，止血可能会很困难。对于某些患者（例如肥胖或是大腿较粗的患者），失血超过 500ml，患者和护士可能都难以发现。因此，我们不推荐使用不透明的无菌巾。对于容易出现腹股沟血肿或血管并发症的患者，使用血管封堵装置可以明显获益。这部分患者包括：

（1）肥胖患者

（2）高血压患者

（3）高龄患者

（4）女性患者

（5）主动脉瓣关闭不全的患者

（6）有凝血功能障碍或是正在接受抗凝或抗血小板治疗的患者

三指压迫法可以控制大多数的出血情况。也可以用一卷纱布放在动脉穿刺处的腹股沟区，用手掌加压纱布卷。术者可以站在患者旁边的矮凳上，借助上身的重量压迫出血部位。

对于心排血量低、二尖瓣狭窄或是心肌病脉搏弱的患者，股动脉很容易被压迫闭塞。对于这类患者，压力不宜过大，而且压迫过程中应该多注意远端动脉搏动情况。

当止血满意后，用消毒液清洗穿刺部位。可以使用无菌治疗巾或者透明敷贴。大面积包裹及沙袋加压包扎不应该常规使用。大面积加压包扎可以更好地止血，但是也可能使血肿不容易被发现而延误治疗时机。在压迫穿刺部位止血的过程中，医生可以将检查结果以及导管术后的注意事项告知患者。

如果术中同时穿刺了动脉和静脉，术者应该先对动脉进行止血，保证止血后再拔除静脉鞘管，这样可以减少动静脉瘘的发生风险。在压迫动脉的前 15min 内，保留静脉通路，这样如果发生迷走反射而外周静脉又难以开通，可以通过这条静脉通路给药。

导管术后患者指导

根据患者使用导管和鞘管的型号不同,在股动脉导管术后患者应卧床 4～6h 不等。如果导管型号很小(如 5F 导管),压迫时间可以更短(＜2h)。给予患者下述指导:

(1) 头部放低

(2) 咳嗽时压住腹股沟部位

(3) 保持穿刺腿伸直

(4) 卧床

(5) 适当饮水

(6) 如果有出血、下肢麻木或者疼痛以及胸痛等不适,及时呼叫护士寻求帮助

经皮股静脉穿刺

股动脉搏动点是穿刺股静脉的标志。股静脉位于股动脉内侧约 1cm 处,有时股静脉部分走行于股动脉后方。股静脉穿刺的主要步骤如下。

股静脉定位

股动脉搏动的位置已于前面部分介绍过。如果动脉和静脉都需要穿刺,利多卡因局部浸润麻醉的范围要足够大,以保证两个穿刺点都能够充分麻醉。

皮肤穿刺部位

静脉穿刺的皮肤穿刺点位于动脉内侧 0.5～1cm、偏向足侧 0.5cm 处。静脉穿刺可能需要尝试多次才能成功,因此,最好在成功穿入静脉后再行皮肤切口。

静脉穿刺

静脉压比较低，因此，很难看到血液自动从针中喷出。在 Seldinger 穿刺针进针前，可以先用 10ml 或 20ml 注射器吸取 5ml 盐水接到穿刺针上，边进针边回抽。术者左手触摸股动脉搏动位置，右手持穿刺针，与皮肤水平方向呈 30°～45° 角向内侧进针（记住：N－A－V＝神经-动脉-静脉，由外向内）。如果针尖触到了动脉搏动，应该退出穿刺针，以略偏向内侧的角度重新进针。推入少量盐水以冲洗针尖内的组织或脂肪后，回抽注射器，如果进入了静脉，可以回抽出暗红色血液。血液应该很容易被抽出，不需要很大的负压。若没有穿入静脉，则将穿刺针退出几毫米，重复上述冲洗、回抽的过程。如果仍没有成功，退出针后，冲洗针头，以略偏内侧或偏外侧的角度重新进针。如果不慎穿入了动脉而手术又不需动脉路径，需拔出穿刺针，用力压迫穿刺点 3min。当出血停止后，再重新尝试穿刺静脉。成功穿刺静脉可能需要多次尝试。有时，静脉部分走行于动脉后方，这种情况下需要将穿刺针贴近动脉进针。

如果在穿刺动脉时恰好误穿入了静脉，这时，只有在明确针尖没有穿透动脉进入后方的静脉后，方可以继续使用。否则，可能会引起动静脉瘘，或者可能引起股动脉后壁破孔而出现不能控制的大出血。后面的过程和之前叙述的动脉置管的过程是完全一样的。

操作结束后用手指压迫止血，拔除导管的过程和拔除股动脉鞘管的过程是一样的。股静脉穿刺后，一般压迫 5～10min 即可充分止血。

同时行股动脉和股静脉穿刺的注意事项

有时，患者需要接受左心导管和右心导管两种检查。上文已经对动静脉穿刺技术进行了详细描述。有些导管室习惯先行静脉穿刺，但是在导丝进入之后，先不送入鞘管，而是等动脉穿刺置入动脉导丝后再插入鞘管。皮肤划开小切口后沿着导丝依次置入鞘管，通常先置入静脉鞘管，再置入动脉鞘管。这一小变化的优点是消除了动脉穿刺时穿到塑料的静脉鞘管而损坏静脉鞘管的风险。

经皮肱动脉穿刺

经皮肱动脉穿刺代替了肱动脉切开。肱动脉路径适用于桡动脉和股动脉都无法进入时的情况。虽然和股动脉穿刺过程相似，但也有几点不同。肱动脉比股动脉更细（直径 3～5mm）。因为该部位皮下组织较疏松，肱动脉走行变异很大。而且，肱动脉容易发生痉挛，导致动脉搏动明显减弱，从而使穿刺操作更加困难。肱动脉的活动范围较股动脉更宽。对于肱动脉穿刺要特别谨慎，尽量一次成功。因为前臂的空间较小，如果出现不易控制的血肿，会很快引起挤压综合征，导致前臂和手部缺血。正中神经位于肱动脉内侧与之紧邻，无意中碰触到正中神经会引起患者手部的电击感。

术者在肱动脉穿刺前要仔细触摸肱动脉和桡动脉搏动。动脉搏动应该足够强，且双上肢肱动脉和桡动脉的搏动强度应该大致相等。对于因严重的动脉粥样硬化、曾行血管外科手术或者曾行主动脉内球囊反搏而无法从股动脉路径穿刺的患者，往往也存在锁骨下动脉粥样硬化。术前应该在锁骨上下区域仔细听诊，注意是否有血管杂音。

麻醉给药

肱动脉搏动的最强点位于肘横纹上方 1～2cm。使用 25 号针吸取 1% 利多卡因 2～3ml，对皮肤和皮下组织进行浸润麻醉。若麻醉剂注射过多，则会掩盖动脉的搏动，甚至使动脉搏动完全消失。

动脉穿刺和导丝置入

和桡动脉穿刺技术类似，肱动脉穿刺也是使用显微穿刺针和0.46mm（0.018英寸）的导丝。为了便于穿刺，术者可以用示指和中指放在穿刺点的上方和下方，固定住肱动脉。在看到血液涌出穿刺针后，送入导丝，置入鞘管，过程与桡动脉置管类似。可以在深部组织再注射一些利多卡因。静脉给予肝素（40～50U/kg）。

鞘管和导管的选择

对于身材高大的男性，肱动脉最大可以置入8F的鞘管。对于大部分患者，尤其是体型较小的男性和女性，应该选择小号的鞘管（如6.5F）。用于经桡动脉心导管插入术的导管，包括标准的右和左Judkins导管、Amplatz导管或者多用途（MP）导管等，都可以从右臂肱动脉进入进行操作。

肱动脉导管术后止血

可以在患者肘部下方放置一块平板以便于施压止血。拔除鞘管前，应先检查桡动脉搏动。如果脉搏搏动减弱或者消失，可以通过鞘管注入0.2～0.4mg硝酸甘油。是否像股动脉穿刺术后一样注入鱼精蛋白中和肝素，可由术者选择。

鞘管拔除时，手指要紧压穿刺点。允许少量出血以冲出鞘管中可能出现的血凝块。术者不应该剥除鞘管，以免将血栓推入动脉。止血过程中，术者右手应不间断地触摸桡动脉搏动，根据桡动脉搏动情况，调节左手压迫动脉的强度，既保证充分止血，又不应该使桡动脉搏动完全消失。术者注意不要用力挤压鞘管，以免把血栓挤入动脉中。

压迫15～20min后，逐渐放松压迫，期间注意检查记录桡动脉搏动，并仔细观察穿刺点周围，及时发现血肿。教育患者4～6h内要保持手臂放松，肘部不能弯曲。可以在床上坐起，但是止血阶段（4～6h）不能下地活动。

经皮臂静脉穿刺

因为肘前静脉走行个体差异很大，静脉穿刺成功的关键在于找到粗细合适、易于穿刺的肘前静脉。位于肘前区外侧的静脉不要使用。因为在三角肌上方，该静脉汇入头静脉系统，推送导管通过肩部区域时角度很小而操作困难。在肘部上方几厘米处应用止血带可以使静脉更加明显，有助于我们选出最合适的静脉。穿刺进入静脉、置入鞘管的方法与肱动脉置管过程类似。术中不一定要使用肝素。因为静脉压比较低，冲洗鞘管前应该先适当回抽，以防气泡进入血液循环。

其他血管穿刺路径

进入患者循环系统的方法不仅限于以上提到的几种（见表2-6）。有一些穿刺技术导管室应用很少，如腋动脉穿刺，仅由有经验的术者来尝试。本文没有提及锁骨下静脉穿刺技术，因其一般不用于心导管插入术。

表 2-6　可用的血管穿刺路径
动脉
1. 桡动脉
2. 股动脉
3. 肱动脉（最不理想）
4. 腋动脉
静脉
1. 臂静脉
2. 股静脉
3. 颈内静脉
4. 锁骨下静脉

颈内静脉穿刺

颈内静脉位于颈动脉的外侧、颈外静脉的内侧，通常沿着胸锁乳突肌外侧头走行。为了便于确定体表标志，让患者去枕平卧，如果要穿刺右侧颈内静脉，则让患者头部左偏 30°。静脉压较低的患者可以采用特伦德伦伯（Trendelenburg）卧位（头低脚高位）。

进入颈内静脉有几条路径。许多医师和危重症协会推荐在超声引导下，从胸锁乳突肌胸骨头和锁骨头形成的三角区的顶点进行穿刺。这个位置穿刺时，穿刺针不易穿到肺尖部。对于肥胖患者，三角区的定位比较困难。这种情况下，可以将一根手指放于胸骨上凹，向右侧滑动（适用于右侧颈内静脉穿刺），碰触到的第一个高点是胸锁乳突肌的内侧头。手指继续沿着胸锁乳突肌内侧头的边缘向上滑动，可以触到三角区的顶点。

在使用利多卡因浸润麻醉后，穿刺针刺入皮肤，向同侧乳头方向进针。回抽出血液后，插入导丝，进而使用 Seldinger 技术送入鞘管。注意不要损伤位于同一区域而位置较表浅的颈外静脉。

人工血管穿刺

如果可能的话，尽量避免穿刺人工血管。仅有的一点经验提示，使用直径 5~9F 鞘管，如果穿刺仅用于诊断性造影检查，而不用于介入治疗，对植入时间不短于 6 个月的人工血管进行穿刺，并发症的发生率不超过 2%。

抗凝与心导管插入术

肝素

合适的肝素剂量和抗凝强度目前尚无统一的说法。目前的指南建议 40~50U/kg。长时间（20min 以上）的动脉操作，或者原来就有肝素应用的适应证［急性冠状动脉综合征应用糖蛋白（GP）Ⅱb/Ⅲa 受体拮抗剂、血栓倾向、已知的严重外周血管病、既往栓塞事件］的患者适合使用肝素。在大多数的医学中心，若常规操作能及时进行，则并不需要应用肝素化之外的额外剂量的肝素。

对鱼类过敏或原来应用中性鱼精蛋白锌胰岛素有禁忌的患者，应用鱼精蛋白中和肝素时应谨慎（见第一章）。低分子肝素在一些情况下可以取代普通肝素，并且可在一定程度上被鱼精蛋白逆转。

华法林

接受心导管操作的患者应用华法林会增加出血风险和穿刺并发症，特别是 PCI 之后的患者。一般除非国际标准化比值（INR）<1.8，不应进行心导管相关操作。应该充分权衡停用华法林可能导致的血栓问题和相应的出血风险。Annala 等的研究《不停用华法林情况下诊断性冠状动脉造影的安全性》（*Am J Cardiol* 102：386-390，2008）中，对 258 名患者进行研究。在其中的两个中心不中断华法林的应用，而在另外一个中心暂停应用华法林。在连续应用华法林组和华法林中断组，桡动脉路径分别占 56% 和 60%。两组患者穿刺部位主要出血并发症发生率（1.9% *vs.* 1.6%）和主要心脑血管事件发生率（0.4% *vs.* 0.8%）无显著差别。应用肝素过渡的患者比连续应用华法林的患者 INR 水平高（2.3 *vs.* 1.9），穿刺部位出血并发症发生率也更高（8.3% *vs.* 1.7%）。在肝素过渡治疗组，仅有两名患者需要输血治疗。穿刺部位并发症在过度抗凝组（INR>3）患者显著增加（9.1% *vs.* 1.5%，$P<0.05$）。如果必要或是在有经验的中心，不停用华法林治疗的情况下进行冠状动脉造影是安全的，特别是经桡动脉路径。然而，穿刺部位以外的其他部位的出血也应该予以关注，例如心脏穿孔、静脉或动脉血管损伤以及自发性腹膜后出血。

　　一些实验室应用如下的策略：对于有较强临床华法林应用适应证的患者，介入操作时 INR 应控制于 $1.5\sim2$，持续应用华法林不增加额外的风险。若 INR 必须控制于 $2\sim3$，则桡动脉路径作为第一选择。若选择股动脉，则需精确穿刺（穿刺位置应低）并应用血管缝合装置。当然，停用华法林应用肝素作为过渡治疗直到 $INR<1.8$ 后再进行介入操作的策略仍然是有用的。

血管入路的问题

　　"节省时间，一次成功"——周密而系统的介入操作方法可降低穿刺的并发症。选择穿刺动脉或静脉的次序一般是出于操作者的个人习惯。对于仍需提高操作水平的新手来说，推荐在置入动脉鞘之前先穿刺股静脉。主要原因在于：如果先放置动脉鞘，那么触摸股动脉作为标志以穿刺静脉的过程中容易产生大的血肿，从而挤压动脉鞘。这种迅速形成的大血肿也使静脉的定位更加困难。如果在静脉穿刺过程中无意穿到了动脉，只有在采取了相应的预防措施以后才可以放置动脉鞘。

　　当动脉穿刺成功以后，下一步的困难在于穿过弯曲的髂动脉或腹主动脉区域，以及选择性地将导管送入冠状动脉、移植静脉血管或左室。对于不熟悉介入器械的读者，本章后面有对导管和导丝的叙述。如果操作者对动脉或静脉定位困难，一种装有多普勒转换器的特殊的针或者二维（2D）床旁超声影像可以帮助定位。

血管扭曲

　　推进导丝或者导管进入主动脉困难的最常见的原因是髂血管或锁骨下血管弯曲，在老年人中尤其多见。0.89mm（0.035 英寸）的可操纵 Wholey 导丝或亲水滑动导丝有良好的柔韧性，其弯曲且可操纵的顶部也增加了穿过血管时的安全性。在部分血管极度扭曲的病例中，将导管送至靠近导丝尖端（几厘米之内）可以增加扭曲力矩和导线的推动力。右冠状动脉的 Judkins 导管可以用来改变导丝顶端的方向。

髂血管扭曲的患者可以应用长鞘（20cm），以顺利通过部分僵直段血管阻力大的区域。导管与长的交换导丝（300cm）转换的过程中需要避免反复尝试推送导管通过扭曲的粥样硬化血管段而过度延长操作过程。

在严重扭曲的髂血管或锁骨下血管中，对导管的控制程度显著下降。这种情况更倾向于应用预塑型导管而不是 MP 导管，因前者在进入冠状动脉的过程中所需的操作较少。此外，在这类患者中推进猪尾导管进入左室可能会更加困难，通过扭曲段的导管控制也更加困难。在导管进入主动脉之后保持 0.97mm（0.038英寸）的 J 型导丝在导管内，通过导丝操作导管来进入冠状动脉，能部分解决这个问题。在一些病例中，一些非常硬的导丝（如 Amplatz 型）可以使扭曲血管变直，但可能会导致血管损伤而产生疼痛。

切记：尽管进行抗凝治疗，但是导丝与血液接触仍会形成血栓。术者应当尽量使导丝加载导管的操作时间限制在 2～3min 之内，并且维持足够的活化凝血时间（ACT）水平，小心地应用冲洗技术。

动脉穿刺的并发症

经股动脉造影最常见的并发症是出血和局部血肿形成，并且其发生率随鞘管尺寸、抗凝强度和患者肥胖程度的增加而增加。其他常见的并发症包括（发生率从高到低排列）腹膜后血肿、假性动脉瘤、动静脉瘘、继发于血管夹层的动脉血栓形成、脑卒中、伴或不伴脓肿形成的败血症以及脂肪或气体栓塞。这些并发症在如下患者中发生率高：接受高危操作，严重病变、有广泛动脉粥样硬化疾病的老年患者，接受抗凝、抗血小板和纤溶治疗的患者，同时进行其他介入操作的患者。与股动脉相比，肱动脉（而不是桡动脉）路径血管并发症发生率轻度增加。

桡动脉出血并发症发生率低，而且易于发现和控制。当从痉牵动脉用力回撤导管和鞘管时会导致血管损伤。由于鞘管材料残留而导致的无菌性肉芽肿也有报道。

感染多发生于相同部位血管穿刺或股动脉鞘管放置时间延长（1～5天）的患者。脂肪栓塞可表现为腹痛或头痛（由于肠系膜或中枢神经系统缺血）、皮肤斑点（"蓝趾"）、肾功能不全或肺出血，可发生于30%左右的高危患者中。

当患者出现低血压、心动过速、面色苍白、血细胞比容快速下降、下腹痛或背痛以及穿刺侧下肢神经系统改变时，应怀疑是否发生了腹膜后血肿。此并发症与股动脉穿刺部位偏高以及抗凝强度大等因素有关。假性动脉瘤则多因为穿刺部位低（低于股骨头）。

在过去，所有的股动脉假性动脉瘤常规需血管外科修补，以防止进一步的神经血管损伤或者破裂。通过超声影像技术，假性动脉瘤易于发现，并且可进行非外科的封闭操作。通过多普勒超声引导手动压迫扩展区域，必要时注射凝血酶或胶原是一种可行的治疗方案（见图2-16）。

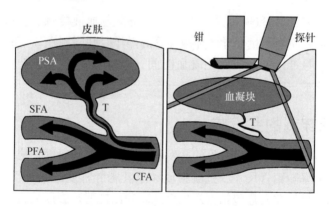

图2-16　通过外部压迫的无创性技术闭合股动脉假性动脉瘤（PSA）。箭头代表血流路径和方向。左图：血流通过股总动脉（CFA）经通道（T）进入假性动脉瘤。右图：在超声指导下，用血管钳通过外部压迫，使腔道闭合及血栓形成。PFA：股深动脉；SFA：股浅动脉（摘自 Agrawal SK, Pinheiro L, Roubin GS, et al：*J Am Coll Cardiol* 20：610-615，1992.）

血管穿刺及冠状动脉和移植血管插管的常见问题

左冠状动脉

分别进入左主干、左前降支或旋支 轻轻推进左 Judkins 导管或应用小一号（如 4cm 改换成 3.5cm）的左 Judkins 导管使导管进入左前降支（LAD）。轻微回撤并顺时针旋转导管且应用型号稍大的左 Judkins 导管可进入旋支。Amplatz 导管对进入旋支特别有用，但应仔细操作避免导致动脉夹层。

高位左冠状动脉 如果左主干从主动脉起源位置过高，可以应用 MP 导管或 Amplatz 导管（如 AL2）进入左主干。这种顶端尖细的长 MP 导管可以通过肱动脉路径进入起源部位高的左主干。

主动脉根部增宽 在主动脉根部相对增宽且左主干开口位置高的患者，需要应用一种大弯的左 Judkins 导管（5cm 或 6cm）、Amplatz 型的左冠状动脉导管或 MP 导管。

右冠状动脉

右冠状动脉起源变异比左冠状动脉要大。在低于右冠瓣的位置注射造影剂可以显示右冠状动脉起源并协助导管直接进入。如果注射造影剂后未发现右冠状动脉，那么可能是右冠状动脉完全闭塞、起源靠前或者起源于左主动脉窦。这种情况下，开口通常位于窦管脊以上。左 Amplatz 导管或左移植导管可以用来进入靠前或左冠瓣位置的右冠状动脉开口。右冠状动脉较右冠窦位置轻度前置很常见。这种情况下，右 Judkins 导管可能不会指向右侧，但是看上去较通常的左前斜位观察时短。在侧位影像下将导管尖端指向右可以比较容易地进入开口部位靠前的右冠状动脉。少数情况下需要进行主动脉造影来确定右冠状动脉的存在。

主动脉根部增宽 在主动脉根部增宽的患者，进入右冠状动脉开口或右冠瓣需要 Amplatz 导管或 MP 导管。

右冠状动脉开口位置增高 相对高的右冠状动脉开口可能需要左或右（改良）Amplatz 导管。最常见的冠状动脉异常（见后文）是旋支起源于右冠状动脉或右冠瓣并且靠后或靠下。应用右 Amplatz 导管这个位置可以轻易到达。

旁路移植血管

对于既往冠状动脉旁路移植术的患者，首先应该了解先前的手术或介入操作记录以及血管造影结果。在术前应该清楚移植血管的数量和类型（如连续的或 Y 形移植血管和乳内动脉移植血管）。应该仔细查看所有的移植血管和自身血管。主动脉根部注射造影剂可以显示移植静脉血管和主动脉吻合口是否有阻塞。术中应用代谢标志物对定位吻合口的位置是有帮助的，但并不总是能找到移植吻合口。

总之，移植静脉血管通常与升主动脉前壁吻合。右冠状动脉移植血管吻合口通常位于右冠状动脉开口前部偏上数厘米。左前降支和对角支移植血管吻合口通常偏高且稍靠左。钝缘支移植血管通常位置最高且最靠左（见图 2-17 和图 2-18）。

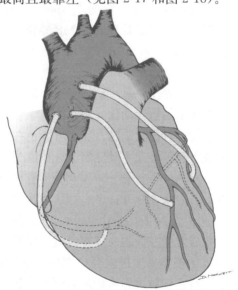

图 2-17 移植静脉血管的常见吻合位置。右冠状动脉移植血管与主动脉的吻合口通常最偏前下。左冠状动脉分支的移植血管与主动脉吻合口一般位置较高且更偏向右侧部。经常发现变异（摘自 Tilkian AG，Daily EK：*Cardiovascular procedures*：*diagnostic techniques and therapeutic procedures*，St Louis，1986，Mosby.）

　　右冠状动脉移植静脉血管导管插管　右冠状动脉移植静脉血管可以应用 4cm 右 Judkins 导管操作（见图 2-18）。在部分患者，右冠状动脉血管造影后从右冠状动脉口单纯回撤导管即可进入右冠状动脉移植静脉血管口。在一些其他的患者，右冠状动脉导管放置的位置要比通常预期的右冠状动脉移植静脉血管开口位置稍高，并且导管顺时针旋转 45°～90°。这种旋转导致导管尖端沿左前斜位上的升主动脉左缘移动。在导管尖端旋转的同时推进或回撤导管可能有利于导管的放置。在右侧移植静脉血管垂直或向下偏移的患者，右冠状动脉 Judkins 导管尖端可能会指向管壁而不是管腔，从而使移植静脉血管显影不满意。在这些患者中，应使用右冠状动脉移植静脉血管导管。因为这种导管原始弯度较大，可以指向下方并与移植血管的轴向平行。有时这种导管有向右冠状动脉移植静脉血管深部移动的倾向。对水平或垂直开口的移植静脉血管，也可以考虑应用右 Amplatz 导管。

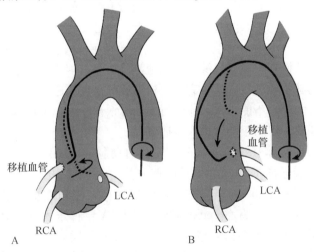

图 2-18　左和右 Judkins 移植静脉血管导管。**A**：右冠状动脉（RCA）移植静脉血管，左前斜位导管顺时针旋转直到尖端置于移植静脉血管开口以上。**B**：左冠状动脉（LCA）移植静脉血管，左前斜或右前斜位顺时针旋转（摘自 Tilkian AG，Daily EK：*Cardiovascular procedures：diagnostic techniques and therapeutic procedures*，St Louis，1986，Mosby.）

左前降支移植静脉血管插管　在右冠状动脉移植静脉血管注射造影剂后回撤右 Judkins 导管可较容易进入 LAD 移植静脉血管。如果右 Judkins 导管放置位置比预期的 LAD 移植静脉血管开口高，那么需要顺时针旋转 30°～45°。在左前斜（LAO）位导管尖端显得稍短且在右前斜（RAO）位指向升主动脉轮廓的右侧缘。在部分患者则有必要旋转左冠状动脉移植静脉血管导管或左 Amplatz 导管。在预计的 LAD 移植静脉血管-主动脉吻合部轻度顺时针旋转导管可以较容易进入其开口。

旋支移植静脉血管插管　旋支移植静脉血管多位于 LAD 移植静脉血管之上。单纯地从 LAD 移植静脉血管开口回撤右 Judkins 导管，或用右 Judkins 导管或左冠状动脉移植静脉血管导管重复进入 LAD 移植静脉血管时的相同操作，可进入旋支移植静脉血管。

有许多供选择的移植静脉血管导管。在一些病例中需要在 LAO 和 RAO 投照下注射小剂量造影剂来观察整个升主动脉前壁。在有大的扩张的升主动脉的患者，有必要应用弯曲的 MP 导管或者左 Amplatz 导管。术者应避免导管在移植静脉血管内进行不必要的操作，尤其是陈旧的移植静脉血管，因为它可能包含易损的动脉粥样硬化物质，有致血栓形成的潜在风险。如果移植静脉血管的开口不能进入，应进行主动脉根部注射以证明移植静脉血管开放，以助于尝试进一步插管。

乳内动脉移植血管插管　左乳内动脉（IMA）从锁骨下动脉的尾端远离椎动脉的位置向前发出（见图 2-19）。左锁骨下动脉可用右 Judkins 导管进入，但是选择尖端角度更锐利的乳动脉导管更好。将右 Judkins 导管或 IMA 导管送入主动脉弓右头臂干水平，尖端指向尾部。然后，缓慢回撤导管并逆时针旋转，导管尖端偏向头侧，在前后位投照下可见导管在主动脉结顶端进入左锁骨下动脉。然而，主动脉弓的形态以及锁骨下动脉的起源、方向会有许多变异。所以进入锁骨下动脉常需要进行多次尝试。进入锁骨下动脉后，在导丝的引导下推送导管至乳内动脉开口位置。我们推荐 J 型导丝或 Wholey 导丝指引导管进入锁骨下动脉。通过移除患者的枕头或者使其颈部向右侧过伸，

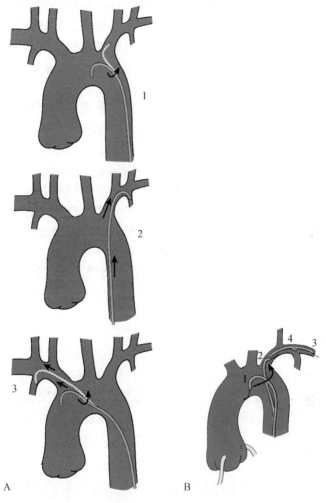

图 2-19 A：导管插入乳内动脉。1. 导管送至主动脉弓中部，尖端向下。逆时针旋转导管以进入左锁骨下动脉。2. 导管向前推进，稍微向前旋转直到进入 IMA 开口。3. 在右无名动脉开口位置逆时针旋转并推进导管进入右 IMA 动脉。**B**：导丝插入乳内动脉导管直到越过左锁骨下动脉，移除导丝，回撤导管进入 IMA（A 图摘自 Tilkian AG，Daily EK：*Cardiovascular procedures：diagnostic techniques and therapeutic procedures*，St Louis，1986，Mosby；B 图摘自 King SB，Douglas JS Jr：*Coronary arteriography and angioplasty*，New York，1985，McGraw-Hill.）

部分患者锁骨下动脉的近段可以变直，主动脉弓和锁骨下动脉的成角可以得到改善。当导管超过 IMA 开口时，缓慢回撤并注射小剂量造影剂就可显示 IMA 开口。导管尖端指向尾部，到达乳内动脉开口水平后需轻度逆时针旋转并推进导管以插入乳内动脉。

应避免导管的用力操作和 IMA 的深度插入，因为有致夹层的危险。进行 IMA 注射时应告知患者肩部和胸前壁会有疼痛和烧灼感（非离子造影剂疼痛较轻）。对于 IMA 垂直开口的患者，应选择 IMA 导管和尖端角度更锐利的导管。有时由于尖端的角度问题，这些导管难以进入锁骨下动脉。这种情况下可先应用右 Judkins 导管（如前所述）进入锁骨下动脉，然后交换导丝以进入 IMA。一般情况下，由于 IMA 导管特殊的尖端设计，尤其是 C 型 IMA 导管，进入 IMA 开口并不困难。

右 IMA 移植血管插管 右 IMA 插管并不常见且比左 IMA 插管困难得多。应用右 Judkins 导管在头臂干水平逆时针旋转可进入头臂干，然后推送导管进入锁骨下动脉。余下的操作与左 IMA 的操作类似。

由于过度扭曲或阻塞性病变，有些患者 IMA 插管不能成功。IMA 插管可经同侧桡动脉路径进行。导管由导丝引导推送至乳动脉开口，然后术者缓慢回撤并注射少量造影剂将导管插入。有学者还描述了应用 Simmons 导管从上肢血管进行对侧乳内动脉插管的技术。

动脉和静脉路径：护理技术概述

护理和技术人员也是保证动脉和静脉穿刺成功和安全的保证。他们了解解剖、患者体位和操作器械的知识对于操作过程中为患者提供服务和支持是十分必要的。

术前评估

穿刺操作会导致血管损伤或出血。操作之前工作人员应向患者充分解释穿刺过程中患者可能会有的感受。在患者到达心脏导管室时，护理和技术人员应：①评价患者的基础外周血管状况，包括选择桡动脉路径时的 Allen 试验；②根据选择股动脉或者肱动脉路径指导患者摆好体位；③将穿刺部位准备好，利于术者穿刺。备用的穿刺位点也应提前准备，以防遇到其他的问题。应触诊所有的动脉搏动，如果必要还要进行超声检查。应及时告知医生动脉搏动的存在及其稳定性。注意如果出现中心栓塞或夹层，下肢动脉搏动也有可能丧失。

血管基础情况评价

患者术前的血管状况（如脉搏状况）应在术前评价并记录在导管图中。在一些导管室这些工作是护士的职责，而在另一些导管室则由所有成员一起负责。由负责术后处理的人员来进行这些评价是比较合适的，这样可以及时发现术后的问题。许多中心都已经采取将患者进入导管室、术前准备以及术后恢复各个环节均交由一个工作人员负责的方式。这是一种比较理想的做法，工作人员可以发现患者与术前不同的异常状况。

如果选择了桡动脉路径，术前应该对桡动脉和尺动脉的状况进行评价。包括搏动位置和强度应该记录在表格中。

如果选择了股动脉路径，则股动脉、足背动脉（足上部，踝部以下）以及胫后动脉（踝部以后）应该评估、记录并分为 0 到 4＋级（4 级为最大或洪脉）。可以用记号笔标记出脉搏的位置和程度以利于术后评价。

患者体位

桡动脉路径

选择桡动脉路径时，上肢应固定在固定板上以保持腕部的固定。大多数导管床的一侧都安装有上肢固定板。通常需要在手腕下部垫一小垫，使手腕固定于过伸位。血管穿刺成功以后手臂可放置于患者一侧靠近股动脉的位置，这样导管进入和操作就与股动脉路径类似。如果医生需要再次定位导丝或导管的方向以穿过肩部，上肢可以伸展而后再次放置于患者一侧。

股动脉路径

合适的患者体位有利于动脉和静脉穿刺。选择股动脉路径时患者应平卧，在一些中心患者上肢需放于脑后，这样手和上臂可以远离消毒区域，并且不会对 X 线单位的 C 臂造成影响。问题在于如果操作时间长，患者保持这种体位会感到不适和疲劳。因此，上肢放置于患者一侧是最常用的方法。应嘱咐患者上肢尽可能靠近身体且保持在无菌单下。另外，嘱咐患者把手放置于髋部以下，患者会比较舒适，并且提醒患者将上肢保持于身体两侧。保持患者的上肢在身体两侧会导致上肢显示在 X 线投照区域内，因此投照时应有一定角度。侧位投照时上肢应抬起且放于脑后。

患者应双下肢平伸，使膝分开 20～30cm（8～12 英寸）。这种体位可使腹股沟皮肤皱褶（穿刺部位标志）展开，并可以为放置器械、注射器、纱布等提供空间。

患者应尽量远离导管床的头端。这样可以使 C 臂移动区域包含腹股沟区和影像标志部位（如股骨头）。如果由于血管阻塞或扭曲而穿刺困难，可能需要对穿刺位点进行投照。如果患者离 X 线床的尾部太远，将不可能对这个区域进行影像观察。

特殊的体位

肥胖患者进行股动脉穿刺　对肥胖患者进行定位和穿刺点准备比较困难。操作者应首先考虑桡动脉路径。如果选择股动脉，遇到的第一个问题是大多数导管床较窄，没有足够的空间使患者的上臂处于舒适的姿势。树脂玻璃臂护圈提供一些支持并且帮助患者保持上肢位于其两侧。对于肥胖患者则推荐放置上肢于头上来进行短时手术。

第二个问题是腹股沟区的准备。患者膨隆的腹部和皮下脂肪常会压在腹股沟区，使穿刺和准备困难。通过应用一种 8～10cm（3～4 英寸）宽的带子，使腹壁向胸部的方向回缩并保持这个位置。这种带子交错缠在患者腹部且固定于导管床的一侧。使腹部皱褶回缩以后，腹股沟区可按照通常的方式进行处理。由于肥胖患者皮肤皱褶过多，局部皮肤的细菌会更多，在清洁皮肤和进行消毒时应注意。

病态肥胖患者桡动脉路径的体位选择 病态肥胖患者可能会超过导管床的标准体重限度。部分厂家生产的导管床的最高体重推荐阈值是220kg。如果患者体重高于最高限度，会给患者和工作人员带来很大麻烦。导管床的设计主要是便于操作而并非为了舒适。有些床仅有0.46m（18英寸）宽，因此可能容不下某些肥胖患者，这些患者会有坠落风险。秤盘、角度测量器、X线透视和心肺复苏装置（CPR）都整合于导管床上。Geisenger 医学中心的 Skelding 教授推荐应用一种更为安全的新装置，利用这种装置可以安全地进行桡动脉操作，而不用担心患者的体重问题。以下是操作步骤：

1. 将患者放在担架床上而不是病床上。

2. 将担架床推到导管床左侧，担架床的前端与导管床的肩部对齐且互相垂直。

3. 将两张床锁定，并将支持板置于两张床垫以下，使其相互靠近并使患者得到有效支撑。

4. 患者自己或在工作人员的帮助下，一半躺在导管床上，一半躺在担架床上，这样上臂可以放置于导管床的中央（见图2-20）。

5. 将枕头置于患者头下，上臂外展90°。

6. 无菌单覆盖患者并包裹患者腕部。

采取这种体位时应记住以下几点。需要一个工作人员来及时调整担架床的位置。最简便的沟通指令是方向（如东、西、南、北），这样术者和调床的工作人员都便于理解（见图2-20B）。如果可能，应将影像增强器较正常情况下旋转四分之一以使影像显现在屏幕上。如果影像增强器不能旋转，可以仅旋转影像来获得良好的图像。这种体位时投照角度也有所不同。RAO头位将变为LAO头位，RAO足位将变成RAO头位，等等。

通过这种策略，患者和工作人员暴露的射线会更少且更舒适。

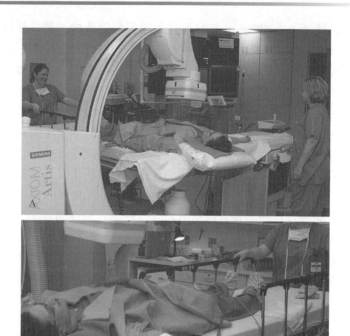

图 2-20 **A**：体重超过 220kg 的患者，担架床与导管床垂直，患者胸部和上肢在导管床上。**B**：近观

此外，应用这种方法穿刺会更方便，即使在需要 CPR 的情况下患者也能得到足够的支撑，所能承受的最大体重也由 220kg 上升到 440kg。通过这种改良的方法，进行相关操作更加安全有效。

穿刺器械

进行血管穿刺时需要穿刺针、导丝、血管扩张器、指引鞘等器械（见图 2-21 和图 2-22）。由于这些器械可能会大小不一，操作者必须熟知他们的不同。某种特定类型的针仅仅适用于某种特定尺寸的导丝。而金属丝、导管和指引鞘的兼容性同样如此。组件包上的说明会包含关于器械大小及其兼容性的信息。进行导管操作的每个人员都应理解穿刺和放置导管相关的血管系统解剖，并且根据每个患者的不同而产生差异，如心脏偏左、偏右或居中等情况。

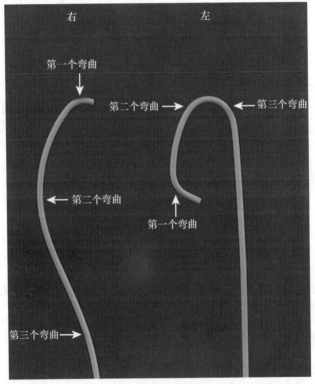

图 2-21 左和右 Judkins 导管。显示每种导管的第一、第二和第三个弯曲。这些弯曲的设计是为了便于进入特定的冠状动脉（摘自 Cordis Corporation，Miami，Fla.）

导丝（见图 2-22）

螺旋导丝

导丝是由一条直的核心导丝外面被螺旋包绕而制成——因此

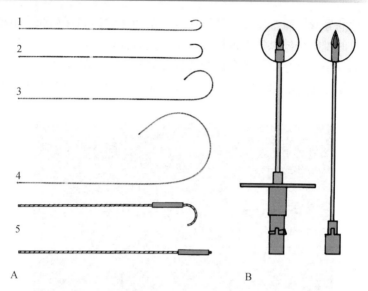

图 2-22　A：J 型导丝的不同弯曲。1. 小弯（1.5mm）；2. 3mm 弯曲；3. 6mm 弯曲；4. 大弯（15mm）；5. J 型导丝的弯曲部分进入血管之前可将塑料鞘滑向远端而使其变直。**B**：穿刺针的两个组成部分包括里面的斜面针芯以及外面的塑料或金属套管（摘自 Tilkian AG, Daily EK：*Cardiovascular procedures*：*diagnostic techniques and therapeutic procedures*，St Louis，1986，Mosby.）

称为螺旋导丝。表面如同是一种纤细且紧密缠绕的不锈钢螺旋，且表面有涂层。

近端

远离患者身体的导丝末端称为近端。术者在近端操作，即导丝离术者最近的一端。通常笔直且较硬，不能进入患者体内。

远端

导线进入患者身体且穿过血管的一端称为远端。这端离术者最远，一般较光滑且有弹性，因为这端没有核心导丝。通常设计为 J 型尖端，因为这样比较容易跳过动脉壁的斑块。

核心导丝

导丝由内部导丝芯外缠螺旋样导丝组成。内部的导丝芯被称为核心导丝。核心导丝又被称为核心轴。核心导丝使导丝整体有一定的硬度，使其便于推进且同时有一定弹性。这种设计安全性更强，不同的核心导丝会提供不同的弹性度。

安全系带

核心导丝只在导丝的近端而远端没有，导丝的远端仅仅是一个弹性螺旋。这种螺旋可能会在患者血管中折断，因此螺旋末端有一个系带将其固定。

固定芯导丝

固定芯导丝是一种质地较硬的核心导丝，它固定在导丝近端，远端通常游离。固定芯几乎可位于导丝全长，停在距离远端3～5cm处，使远端仅剩螺旋结构而无核心。因此远端比有核心导丝的部分更有弹性。

活动芯导丝

活动芯导丝是一种含有较硬内芯的导丝，其内芯不与导丝任何一端连接。内芯可与导丝近端的一个手柄连接。手柄是与近端相连且类似螺旋套的单独一段结构。术者可以通过操纵手柄来使内芯前进或后退，从而可以根据需要改变导丝远端柔软段的长度。有时如果导丝严重扭曲，内芯（固定或是活动）可能会穿透螺旋套并与其分离，并可能损伤血管，称为匕首效应。

J 型螺旋导丝

J 型螺旋导丝远端有一弯度，通常直径为 3mm、6mm 或 15mm。J 型导丝可以较容易穿过扭曲血管，而直导丝可能会被斑块卡住或者损坏斑块。

冠状动脉造影导管

Judkins 股动脉导管技术是一种十分成功的技术，预塑型导管使用简便，使术者不用采用许多操作手段来进入冠状动脉开口。MP 型导管仍在应用，但已不受大多数医生欢迎。

桡动脉路径选用 Judkins 导管和其他一些特定形状的导管（JACKY、TIGA、SARA 等，见图 2-23A）来进入左、右冠状动脉。顶部的多个侧孔可以用来进行心室造影。由于导管内径小

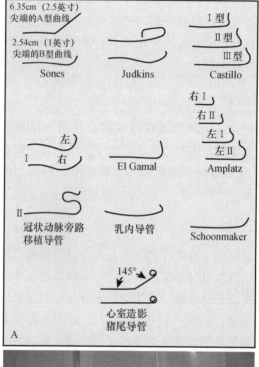

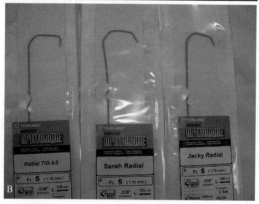

图 2-23　A 和 B：冠状动脉造影导管形状

而心室造影时注射压力高，选择猪尾导管是比较安全的。

所有的导管都被插入了J型导丝。J型导丝在透视指导下被送入升主动脉，然后送入导管。当导管顶部到达主动脉的特定位置，则移除导丝并抽吸导管（抽2～3ml血）、冲洗并连接三通管。术者操作导管时应在透视下观察导丝或导管尖端。除非有严重的动脉粥样硬化或动脉系统中存在血栓，导丝不应从导管中移除。

Judkins 冠状动脉导管

90%的患者可由 Judkins 导管经股动脉路径完成冠状动脉造影。Judkins 导管有特定的弯曲，尖端有孔，呈锥形。左 Judkins 导管有两个弯曲。第一和第二个弯曲之间的长度决定了导管的型号（如：3.5cm、4cm、5cm 或 6cm）。选择何种型号的 Judkins 导管取决于升主动脉的长和宽。体型较小的患者选择 3.5cm 导管即可，而体型较大或升主动脉扩张（由于主动脉瓣狭窄、反流或马方综合征所致）的患者，可能需要选择 5cm 或 6cm 导管（见图 2-21 和图 2-23B）。

左 Judkins 导管的巧妙设计使得导管进入左冠状动脉不需复杂的操作，而只需在透视指导下缓慢推送。导管尖端沿着升主动脉边缘移动跳入左主干开口。正如其发明者所言，通过股动脉路径，如果术者不进行阻碍，Judkins 导管可以自己找到冠状动脉开口。

4cm 的左 Judkins 导管适合大多数成人。如果导管型号合适，导管尖端会与左主干同轴。如果导管偏小（3.5cm），导管尖端会朝上；如果导管型号大（5cm），导管尖端朝下。当不能顺利进入冠状动脉开口时，应该更换更合适的导管而不是过度尝试操作（见图 2-24）。轻微逆时针旋转导管可能会使导管尖端和左主干开口同轴性更好。

右 Judkins 导管的型号是根据第二个弯曲的长度来决定的，分为 3.5cm、4cm 和 5cm。4cm 导管对大多数患者是合适的。右 Judkins 导管推送进入升主动脉后，在 LAO 位通常导管尖端指向足部（见图 2-25）。

大多数情况下，右冠状动脉导管可以通过以下两种操作进入：

1. 导管插入右冠瓣。导管顺时针旋转 45°～90°同时回撤 2～

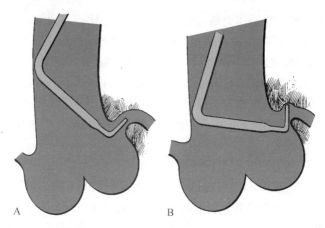

图 2-24 左 Judkins 导管放置。**A**：正确的方向。**B**：位置错误和过度插入（摘自 King SB，Douglas JS Jr：*Coronary arteriography and angioplasty*，New York，1985，McGraw-Hill.）

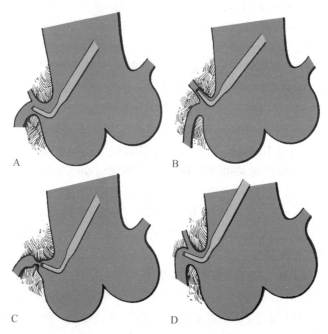

图 2-25 右 Judkins 导管位置。**A**：方向正确。**B**：尖端非选择性地进入圆锥支。**C**：尖端在近端狭窄处受阻。**D**：尖端撞击血管侧壁（摘自 King SB，Douglas JS Jr：*Coronary arteriography and angioplasty*，New York，1985，McGraw-Hill.）

3cm。当进入右冠状动脉开口时，透视下可见导管尖端向右冠瓣旋转并向下移动。

2. 导管尖端送至瓣膜以上 2～4cm。顺时针旋转 45°～90°，导管尖端指向右冠瓣且下降 1～2cm，从右冠状动脉开口上方进入。

如果仍不能进入，术者应在不同水平重复上述操作。少量注射造影剂可以显示冠状动脉开口并帮助术者定位。必要时可轻微推送或回撤导管并旋转导管使其进入开口。

导管到位以后如果没有进行逆向旋转，存储的旋转力没有得到释放，当患者深呼吸时导丝会从右冠状动脉口跳出来。导管到位之后，术者应检查与开口狭窄或圆锥支插管相关的压力衰减（见图 2-18）。

Amplatz 导管

左 Amplatz 导管是一种预塑型的半圆形导管，其圆锥形尖端与弯曲垂直（见图 2-26）。Amplatz 导管尺寸（左 1、2、3 和右 1、2）代表尖端弯曲的直径。在大多数一般体型的成人，左 2 型和右 1 型（改良型）Amplatz 导管较为合适。在 LAO 位投照下，导管尖端指向左主动脉瓣（left aortic cusp）方向。进一步推进导丝可使尖端向上移动进入左主干。轻推导管使导管尖端向上移动可以从左主干开口移出。如果直接回撤导管，导管尖端会向下移动进入左主干或者旋支。不必要的深插导管操作会损伤旋支或左主干。应用 Amplatz 导管比 Judkins 导管发生血管夹层的概率高。

右 Amplatz（改良型）导管有一个较小的钩样弯曲。导管推送至右冠瓣。如同 Judkins 导管一样，导管顺时针旋转 45°～90°。在不同的水平重复操作指导导管直至其进入右冠状动脉。在造影之后，应回撤、推送或旋转导管使之退出冠状动脉。

多用途导管

MP 导管一般是直的，末端有孔且邻近锥形尖端有两个侧孔。也有预塑型、轻度成角的类型。MP 导管可用于左、右冠状动脉造影以及心室造影（关于操作的描述见后文）。

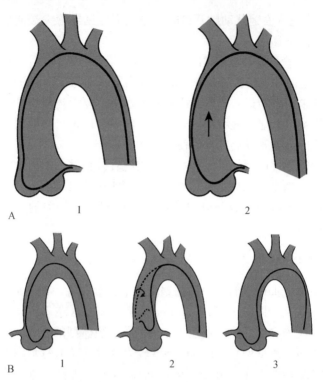

图 2-26 冠状动脉导管插入术（Amplatz 技术，LAO 位投照）。**A**：左冠状动脉的导管插入术。1. 推送左冠状动脉导管直到第二个弯曲停靠在无冠瓣后方，尖端指向左冠状动脉开口；2. 轻微推送或回撤导管直到导管进入左冠状动脉开口。**B**：右冠状动脉的导管插入术。1. 右冠状动脉导管起初可能会指向左冠状窦；2. 轻微边回撤边顺时针旋转直到尖端指向右冠状动脉，并且使第二个弯曲停靠在左主动脉瓣上；3. 随着推送和回撤，导管即进入右冠状动脉开口（摘自 Tilkian AG，Daily EK：*Cardiovascular procedures：diagnostic techniques and therapeutic procedures*，St Louis，1986，Mosby.）

特殊用途的股动脉造影导管

右冠状动脉移植静脉血管导管与右 Judkins 导管类似，但是第一个弯曲更大，使其可以通过垂直开口的冠状动脉移植静脉血管。左冠状动脉移植静脉血管导管与右 Judkins 导管类似但是第二个弯曲更小、角度更锐利。因为左冠状动脉移植静脉血管较右冠状动脉移植静脉血管更靠上、靠前，这种设计使得更易插入 LAD 和左旋支的移植静脉血管。

乳内动脉移植血管导管尖端呈一种特殊的钩形以利于进入，尤其对于乳内动脉垂直起源的患者更为有利。

预塑型导管经桡动脉路径

应用预塑型导管插入左冠状动脉较 MP 导管容易。左和右 Judkins 导管可很好地应用于通过左或右上肢。与股动脉技术相比，左 Judkins 导管弯曲较小，是左桡动脉技术不可缺少的。预塑型导管应在 J 型导丝的指引下推进。Amplatz 导管也可以应用于通过左或右上肢。导管操作方式与前文描述的股动脉路径相似。虽然预塑型导管移除不需导丝，但是猪尾心室造影导管的移除需要先插入导丝使尾部环状结构伸直，防止在经过锁骨下或腋下动脉时扭结或嵌顿。

通过上肢血管推进所有导管时，导管尾端在颈动脉起源处可能会改变方向。为使其顺利通过主动脉，术者推送导丝和导管时可嘱患者深呼吸。也可以使患者上肢伸直外展垂直于胸壁，再重复上述操作。

心室造影导管（猪尾导管、Halo 导管、MP 导管）

猪尾导管是最常用也最安全的一种预塑型心室造影导管，其尖端几乎是一个完整的圆圈，直径约 1cm。在其弯曲部位以上有 6~12 个侧孔。将导管推送至主动脉瓣以进入左室。在 RAO 位下导管环位于左侧（像数字 6），向主动脉瓣的方向推进导管使其呈 U 形，在患者吸气时进入左室。在心室内，导管可放置于二尖瓣前使导管环指向心尖部，在 RAO 位下离瓣环有一定距离。轻微旋转、推送或回撤寻找一个较为稳定的位置（不会导致频发室性期前收缩）（见图 2-27）。尤其对横位心的患者，成角（145°）猪尾导管可能会更好。

Halo 导管是一种新的 5F 导管，其尖端是一个垂直螺旋，指向内上方。侧孔仅存在于螺旋端，使左室造影均衡。由于造

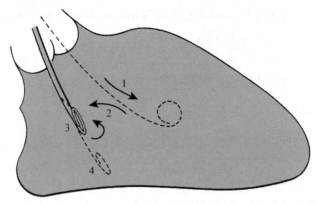

图 2-27　左室造影方法。1. 导管通过主动脉瓣后的位置；2. 将导管回撤 2～3cm，逆时针旋转 70°～90°；3. 环部在左室流入道；4. 如果导管移动过度至此位置，应待其稳定后再移动（摘自 Judkins MP，Judkins E：Coronary arteriography and left ventriculography：Judkins'technique. In King SB Ⅲ，Douglas JS Jr，editors：*Coronary arteriography and angioplasty*，New York，1985，McGraw-Hill.）

影剂注射时指向内侧而不是直接指向心肌，诱发的期前收缩也较少（见图 2-28）。在测量肥厚型心肌病远端左室腔压力方面，Halo 导管的表现也优于猪尾导管。因为猪尾导管杆部没有侧孔，会低估远端心室内压力。

　　MP 导管和其他末端开孔的导管也可以用于心室造影。MP 导管可以直接送入主动脉瓣或者通过轻旋导管形成一个向上的弯曲再落入心室。这种类型导管应该放在心腔中，以避免造影剂注射时发生室性心动过速、造影剂注射入心肌组织或者穿孔等并发症（见图 2-29）。与 MP 导管比较，猪尾导管（以及 Halo 导管）造成的室性期前收缩较少，并且很少发生心肌组织显影或者穿孔。

右位心介入导管

　　血流动力学检测　尖端带球囊的漂浮导管（见图 2-30），最初由 Swan 和 Ganz 研发，是最常用的检测右心血流动力学的导管。尖端的球囊可以让导管方便安全地从右心通过。球囊嵌顿在肺动脉远端来检测压力（反映左房和左室充盈压）。热稀释法心排血

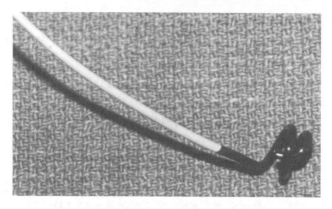

图 2-28　Halo 心室造影导管。侧孔只在螺旋部位并指向内侧，以减少室性期前收缩的发生

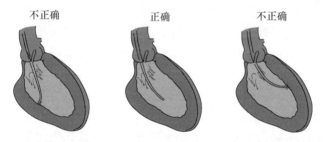

图 2-29　右前斜 35°心室造影。正确的造影导管尖端位置应该靠近乳头肌，并指向心尖部。若尖端接触到下侧壁下方（左图），则应该顺时针旋转；若尖端接触到前间隔（右图），则应该逆时针旋转导管（摘自 King SB, Douglas JS Jr：*Coronary arteriography and angioplasty*，NewYork，1985，McGraw-Hill.）

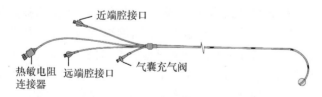

图 2-30　检测右心血流动力学的尖端带球囊的多腔肺动脉导管（摘自 Tilkian AG, Daily EK：*Cardiovascular procedures*：*diagnostic techniques and therapeutic procedures*，St Louis，1986，Mosby.）

量检测常规并且仅能应用于该型导管。尖端球囊导管可以通过任意静脉路径输送，充盈球囊用空气即可。如果需要送入动脉循环也可以用 CO_2 充盈。

通过右心的球囊导管技术 通过股动脉路径，有两种技术可以将球囊导管送入右心：

1. 球囊尖端直接穿过三尖瓣并且在靠近右室三尖瓣处充盈。然后轻轻回撤导管，顺时针旋转。将球囊尖端抽瘪后顺右室血流方向迅速通过肺动脉瓣送入肺动脉（见图 2-31）。

2. 导管放置于右房侧壁，尖端形成一个弯曲后穿过三尖瓣，当导管通过后，充盈球囊，向上通过右室进入肺动脉。

尖端球囊导管不能提供很好的扭矩操纵，所以患者存在右室或右房扩大、肺动脉高压或者三尖瓣反流的时候通过股动脉路径送入肺动脉时存在一定困难。有时利用 0.64mm（0.025 英寸）导丝并未增加球囊导管的操纵性，可以通过肘前静脉或者颈内静脉送入球囊导管（见表 2-7）。Mullins 型长鞘可以帮助术者将导管送至右房侧壁并形成一个环形弯曲以通过三尖瓣。当导管进入肺动脉后，尖端（包括膨胀的球囊）就可以到达指定位置并检测肺动脉楔压（见第三章）。

肺毛细血管楔压 肺毛细血管楔压可以从压力波形上分辨出来（见第三章）。可以通过检测血氧浓度判断嵌顿位置是否正确。当评价二尖瓣压力阶差时，需检测跨瓣膜左房压力。球囊膨胀后肺毛细血管血氧饱和度下降，当把充盈的球囊导管送得更深时，可以使血氧饱和度进一步下降。但最佳的导管位置并不确定。在实践中，以下四种部位都可以应用（左或右上叶以及左或右下叶）。右下叶是最常用的部位，当患者存在肺动脉高压时（>50mmHg），球囊充盈嵌顿的时间不能超过 10min，因为过长时间的充盈可以造成肺梗死或者其他肺部损伤。在非肺动脉高压患者，球囊可以相应充盈更长的时间。当球囊在肺动脉远端时，术者应小心充盈球囊，以防撕裂直径较小的肺动脉。相关并发症见表 2-8。

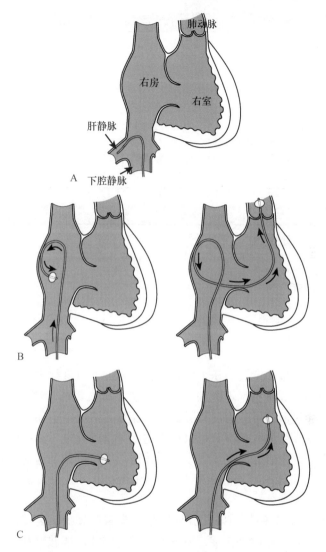

图 2-31 输送导管至右室的技术。**A**：将导管送至肝静脉形成弯曲后再继续输送，也可将导管尖端直接输送过三尖瓣。**B**：球囊充盈后将导管送至右房侧壁形成一个弯曲，并且导管尖端指向三尖瓣，球囊抽瘪后，将导管直接送过三尖瓣，通常可以毫不费力地将其送至肺动脉。**C**：当进入右室后，可以将导管顺时针旋转，形成一个大的弯曲，缓缓回撤导管以维持导管弯曲形状，当导管尖端指向右室流出道时，可以直接将导管送过肺动脉瓣（摘自 Uretzky BF：*Cardiac catheterization：concepts，techniques，and applications*，Walden，Mass，1997，Blackwell Science.）

表 2-7	适合上腔静脉路径进行右心导管检查的患者

1. 肺动脉高压
2. 右室高压
3. 三尖瓣狭窄或反流
4. 重度右房扩张
5. 重度右室扩张
6. 下腔静脉变异
7. 下腔静脉滤网（预防肺栓塞）
8. 可疑的股静脉或髂静脉血栓（可能导致肺栓塞）
9. 肾静脉血栓

表 2-8	肺动脉导管技术并发症

1. 血管穿刺处并发症
2. 肺梗死
3. 肺动脉破裂
4. 右室腱索损伤
5. 三尖瓣反流
6. 右束支传导阻滞
7. 起搏器电极脱落

其他可以检测右心压力或者能够迅速抽取血液标本进行血氧浓度检测的导管技术不能进行热稀释法心排血量的检测。MP 导管可以通过股静脉或者肘静脉置入，操作方法类似上述带球囊的导管。尾端带侧孔的导管可以在被送入肺动脉远端时测量肺毛细血管楔压。患者深吸气或者咳嗽时输送导管可以帮助这些导管到位。尖端球囊的盲端成像导管（Berman）也可使用，抽取血液标本也很方便。

右心造影导管 Berman 导管是一类管腔较大、尖端带球囊的造影导管，尾端是盲端，但球囊近端有侧孔，能够顺利进入右心，并可用来检测肺动脉压。球囊充盈后可以增加造影时导管稳定性。这类导管造影剂流速类似猪尾导管。常规猪尾导管或者Grollman 这类有特殊弯曲的导管也可以用来进行右室造影。

本手册并未展开讨论目前应用的所有导管种类及技术。初学者应首先争取熟练地掌握和应用一类或几类导管，并从中获得使用经验以更好地使用这些技术。

推荐阅读

Annala AP, Karjalainen PP, Porela P, et al: Safety of diagnostic coronary angiography during uninterrupted therapeutic warfarin treatment, *Am J Cardiol* 102:389–390, 2008.

Bertrand OF, De Larochellière R, Rodés-Cabau J, et al; for the Early Discharge After Transradial Stenting of Coronary Arteries (EASY) Study Investigators: a randomized study comparing same-day home discharge and abciximab bolus only to overnight hospitalization and abciximab bolus and infusion after transradial coronary stent implantation, *Circulation* 114:2636–2643, 2006.

Brueck M, Bandorski D, Kramer W, et al: A randomized comparison of transradial versus transfemoral approach for coronary angiography and angioplasty, *J Am Coll Cardiol Intv* 2:1047–1054, 2009.

Campeau L: Percutaneous radial artery approach for coronary angiography, *Cathet Cardiovasc Diagn* 16:3–7, 1989.

Carey D, Martin JR, Moore CA, et al: Complications of femoral artery closure devices, *Cathet Cardiovasc Intervent* 52:3–7, 2001.

Dauerman HL, Applegate RJ, Cohen DJ: Vascular closure devices: the second decade, *J Am Coll Cardiol* 50:1617–1626, 2007.

Hildick-Smith D: Use of the Allen's test and transradial catheterization, *J Am Coll Cardiol* 48:1287, 2006.

Jolly SS, Amlani S, Harman M, et al: Radial versus femoral access for coronary angiography or intervention and the impact on major bleeding and ischemic events: a systematic review and meta-analysis of randomized trials, *Am Heart J* 157:132–140, 2009.

Kern MJ: Cardiac catheterization on the road less traveled: navigating the radial versus femoral debate, *J Am Coll Cardiol Intv* 2:1055–1056, 2009.

Kiemeneij F, Laarman GJ, Odekerken D, et al: A randomized comparison of percutaneous transluminal coronary angioplasty by the radial, brachial and femoral approaches: the access study, *J Am Coll Cardiol* 29:1269–1275, 1997.

Kim D, Orron DE, Skillman JJ, et al: Role of superficial femoral artery puncture in the development of pseudoaneurysm and arteriovenous fistula complicating percutaneous transfemoral cardiac catheterization, *Cathet Cardiovasc Diagn* 25:91–97, 1992.

Lesnefsky EJ, Carrea FP, Groves BM: Safety of cardiac catheterization via peripheral vascular grafts, *Cathet Cardiovasc Diagn* 29:113–116, 1993.

Mac Donald LA, Meyers S, Bennett CL, et al: Post-cardiac catheterization access site complications and low-molecular-weight heparin following cardiac catheterization, *J Invasive Cardiol* 15:60–62, 2003.

Nguyen N, Hasan S, Caufield L, et al: Randomized controlled trial of topical hemostasis pad use for achieving vascular hemostasis following percutaneous coronary intervention, *Cathet Cardiovasc Intervent* 69:801–807, 2007.

Rao SV, et al: Trends in the prevalence and outcomes of radial and femoral approaches to percutaneous coronary intervention: a report From the National Cardiovascular Data Registry, *JACC Intervent* 1:379–386, 2008.

Sharieff W, Chisholm RJ, Kutryk MJB, et al: Mechanism and predictors of failed transradial approach for percutaneous coronary interventions, *J Am Coll Cardiol Intv* 2:1057–1064, 2009.

Uretsky B, editor: *Cardiac catheterization: concepts, techniques, and applications*, Walden, Mass, 1997, Blackwell Science.

Wang H-J, Lee K-W, Hsieh D-J: Brachial loop: transradial technique to overcome this rare anatomic variation, *Cathet Cardiovasc Intervent* 68:260–262, 2006.

第三章 血流动力学和基本心电图监测

MORTON J. KERN

（方丕华　侯　煜　译）

第一部分　血流动力学数据

心导管插入术能够通过绘制造影影像而提供解剖信息，此外，它还能够通过记录血流动力学数据，例如血压、心排血量（CO）以及血氧等提供同样重要的生理信息。

心内的压力波

心脏或血管内的血液能够产生压力。压力波是由心肌收缩产生的，它能够沿着一个密闭并充满液体的管腔（导管）从血管或心房内传递到压力传感器处，然后由压力感受器将机械压力转换为电信号并显示在视频监视器上。心脏的压力波形是周期性的，压力呈周期性重复变化，前次心脏收缩开始（心缩期）到下一次收缩开始为一个周期。完整描述心脏功能的生理模式不在本书讨论的范围，但是在导管室内，心动周期图以及相应的压力值（见图 3-1 和图 3-2）能够帮助理解基本的血流动力学知识。

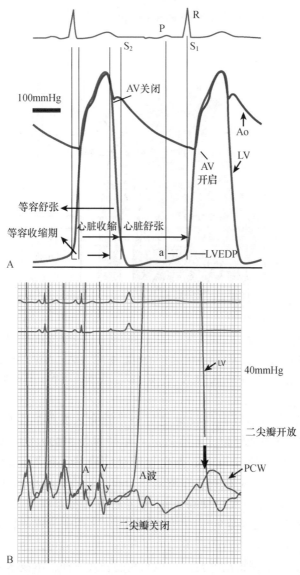

图 3-1（见书后彩图） **A**：正常左室（LV）和主动脉（Ao）压力及心电图。P：P 波；R：R 波；S_1、S_2：第一和第二心音；LVEDP：LV 舒张末期压；AV：主动脉瓣；a：a 波；标尺表示 100mmHg。**B**：在 0～40mmHg 范围内的 LV 和肺毛细血管楔（PCW）压。A：A 波；V：对应于二尖瓣开放和关闭的 V 波；x：X 下降；y：Y 下降

正常压力和血氧饱和度

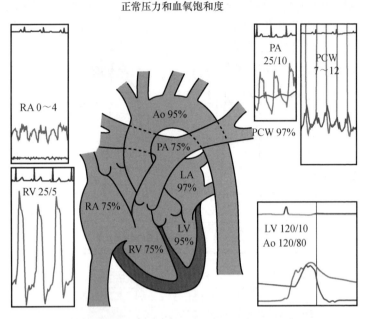

图 3-2（见书后彩图） 心房室腔、大血管内的正常血氧饱和度、氧容积百分率和压力范围，以及压力随心电图的跟踪变化。RA：右房；RV：右室；Ao：主动脉；PA：肺动脉；LA：左房；LV：左室；PCW：肺毛细血管楔

　　血流动力学数据的收集是每个导管介入操作的主要部分。如果导管室内能够建立起有效且可以持续使用的方法，那么即使很复杂的血流动力学数据也能够被精确并迅速地记录下来。我们导管室使用的检查次序就是一个有代表性的方法（见表 3-1 至表 3-3）。这一次序使得同时测定心脏各处，特别是主动脉（Ao）瓣和二尖瓣处的压力更加方便，而这两个位置最容易受到疾病的影响。在所有的血流动力学问题中，90% 可以通过本方法中所收集的数据得出答案。与最简明的公式一样，本技术并不能够回答所有问题。在特殊的临床情况下有必要采用不同的血流动力学测定方法。特殊的例子详见案例研究。

　　从心脏的右侧和左侧常规收集血流动力学数据，同时采集适当的血液样本进行血氧饱和度和 CO 测定，可在 30min 内完成。

CO 常规用热稀释法进行测定。瓣膜病变通常采用 Fick CO 法，这是一种利用测定的或假设的耗氧量进行计算的方法。贯穿心脏右侧至左侧常规收集动脉、下腔静脉、右房（RA）和肺动脉（PA）的血氧饱和度，以检查是否存在心内分流。

表 3-1　右心导管插入术操作方法

右房（RA）
　　从下腔静脉内推进导管
　　采集血氧饱和度样本（1ml 肝素* 注射器）。推进导管至 RA
　　记录相位压力（0~40mmHg 范围内，扫描速度 25mm/s）
　　检查平均压力（扫描速度 10mm/s），用力吸气
右室（RV）
　　推进导管至 RV
　　记录相位压力（0~40mmHg 范围内，扫描速度 25mm/s）
肺毛细血管楔（PCW）
　　推进导管至 PCW
　　记录相位/平均/相位压力（扫描速度 25/10/25mm/s）
肺动脉（PA）
　　从 PCW 处释放球囊，回撤导管测定 PA 压
　　记录相位/平均/相位压力（扫描速度 25/10/25mm/s）
　　采集血氧饱和度样本、PA 和动脉压

* 1~3ml 的肝素化注射器只需吸入并推出 1~2 滴肝素

表 3-2　左心导管插入术操作方法*

匹配周围到中心大动脉压
　　通过动脉鞘管伸入猪尾导管（鞘管应比导管大 1F）
　　应用肝素（40U/kg 或按导管室常规），将导管送入主动脉瓣
　　推进导管至主动脉瓣
　　零位猪尾导管压力（0~200mmHg 刻度值）
　　零位鞘管压力（0~200mmHg 刻度值）
　　记录股动脉（鞘管）和中心大动脉压（相位/平均/相位扫描速度 25/10/25mm/s）
主动脉瓣评估
　　将猪尾导管送入左室
　　记录左室和股动脉压（速度 25mm/s，0~200mmHg 刻度值）相位/平均股动脉压/相位压力†

* 右心血流动力学研究经常领先于左心。左侧和右侧心脏的同时刻压力能够提供最精细和准确的信息

† 如果有主动脉瓣跨瓣压力阶差，扫描速度为 100mm/s

表 3-3　左侧和右侧心脏的联合血流动力学测量

在右心导管插入术完成、肺毛细血管楔（PCW）得到监控以及左室
　（LV）操作完成且未撤回的猪尾导管位于左室内之后，开始研究。
主动脉瓣评估——在左侧心脏操作之后（见表 3-2）
二尖瓣评估——零位 PCW、股动脉以及 LV 压力
　　记录 LV 及 PCW（速度 50mm/s，0～40mmHg 刻度值）相位/平均/相
　　　位 PCW 压力
　　放置球囊或者由 PCW 拉回到肺动脉（PA）（速度 25mm/s，
　　　40mmHg 刻度值）并记录相位/平均/相位 PA 压力。注意：如果
　　　有二尖瓣跨瓣压力阶差，扫描速度为 100mm/s
　　测定心排血量——热稀释法×3 次
　　获取动脉和 PA 血氧饱和度样本
右侧回撤
　　记录 PCW 到 PA 的相位/平均/相位压力（扫描速度 25mm/s，
　　　40mmHg 刻度值）
　　记录 PA 到右室（RV）压力
　　持续记录 RV 并添加 LV 压力（为确定缩窄性/限制性生理特性的存
　　　在）（扫描速度 100mm/s，40mmHg 刻度值）
　　记录 RV 到右房（相位/平均/相位，扫描速度 25/10/25mm/s，
　　　40mmHg 刻度值，零位调整）
　　注意：通常在此位点进行左室造影术
心室造影术后的血流动力学
　　记录心室造影术后的 LV 舒张末期压力（速度 100mm/s，40mmHg
　　　刻度值）
　　从 LV 回退到主动脉，并显示股动脉压（扫描速度 25mm/s，
　　　200mmHg 刻度值）

右侧和左侧心导管插入术

　　右心导管插入术方法见表 3-1 总结。右心导管插入术的使用
存在特殊指征，适用于有呼吸困难、心脏瓣膜疾病或者心内分流
病史的患者。而在上次住院期间出现肺水肿的患者经常仅出现呼
吸困难，但不存在左室（LV）功能异常的客观证据（例如胸片
和超声心动图）。这种由肺源性疾病引起的呼吸困难无法与因肺
动脉高压或左室功能障碍所导致的同种症状相鉴别。

右心导管插入术的并发症

右心导管插入术中最常见的问题是由右室（RV）流出道受到刺激引起的心律失常，包括室性心动过速（VT）、房室（AV）传导阻滞以及极少见的右束支传导阻滞（见表 3-4）。30％～60％的右心导管插入术患者会出现明显的一过性的室性心律失常，但具有自限性，无需治疗。导管重新调整后心律失常消失。但也有出现持续性室性心律失常的报道，特别是在不稳定患者或者伴有电解质紊乱、酸中毒以及并发心肌缺血的患者中。没有必要预防性使用利多卡因。在伴有左束支传导阻滞的患者中，如果在右心导管插入术中出现右束支传导阻滞，可能必须使用临时起搏器。

表 3-4　心脏分流位置

位置	最初递增位置（针对左向右分流而言）
房间隔缺损	
原发孔（低）	RA、RV
继发孔（中）	RA
静脉窦（高）	RA
部分肺静脉回流异常（肺静脉进入右房）	RA
室间隔缺损	
膜性（高）	RV
肌性（中）	RV
顶部（低）	RV
主动脉肺动脉窗（主动脉与肺动脉的连接部位）	PA
动脉导管未闭（出生时，正常情况下 Ao-PA 连接会关闭）	PA

Ao：主动脉；PA：肺动脉；RA：右房；RV：右室

肺动脉楔压的用途

肺毛细血管楔（PCW）压非常接近于左房（LA）压，而左房压反映了 LV 的充盈压。但是在患有急性呼吸衰竭、慢性阻塞性肺疾病伴肺动脉高压、肺静脉闭塞性疾病［如心房颤动（AF）消融后肺静脉狭窄］或者容量负荷过度性 LV 衰竭的患者中，PCW 压高于左房压。不同种类的导管在一定程度上导致了所报道的左房压和 PCW 压之间的差异。球囊漂浮导管质地较软、管腔较小，穿心间隔导管（例如 Brockenbrough 或 Mullins 型鞘管）质地较硬、管腔较大。在大多数患者中，PCW 压足以评估 LV 充盈压。在有二尖瓣病变或者人工二尖瓣的患者中，使用球囊漂浮导管评估 PCW 压有可能存在明显误差。这种情况下，可以考虑使用穿心间隔 LA 导管。

为获得与 LA 压力精确吻合的 PCW 压，需要遵守如下原则：

1. 术者应当正确放置导管并通过波形、血氧测定（血氧饱和度＞95%）和 X 光透视检查验证其位置。大于 95% 的血氧饱和度（球囊膨胀时，在不混入低饱和度的 PA 血的情况下测得这一饱和度是非常困难的）可以确认导管的位置（端孔楔型）。术者应当利用在时间上与心电图（ECG）或者 LV 压力精确对应的"a"和"v"波来确保 PCW 压并非衰减 PA 压力。尽管很少使用，但若把 1~2ml 的造影剂注入导管内，15s 后造影剂清除延缓则说明导管呈楔形位置。在使用机械辅助通气或患者快速深吸气，当血流动力学记录存在疑问时，在荧光屏上观察到造影剂的"fern"型可能会有所帮助。

2. 应当使用较硬的大孔径端孔导管。

3. 术者应当用硬且短的压力传送管将导管连接到压力三通。

4. 系统应当完全充盈且无气泡。

5. 应当考虑二尖瓣区测定的时间延迟。术者应当根据时间延迟进行校正（例如移动 PCW 压力 v 波的时相来匹配 LV 下行相）。

左心导管插入术

左心导管插入术的操作方法总结见表 3-2。左心导管插入术的指征总结见第一章。在导管室中，左侧和右侧心脏装置的联合使用可以精确完整地解决常见的血流动力学问题（见表 3-3）。

血流动力学测定的计量

获得血流动力学数据后，需要进行计量以量化心功能。在本部分中仅提供最常见的计量法和标准公式。这些计量法可进行对心脏作功、血流阻力、瓣膜面积和分流的测量。这些公式的特殊推导和应用见他处。

1. CO 用 Fick 原理（耗氧量）计算如下：

$$CO = \frac{耗氧量（ml/min）}{AV_{O_2}差异（ml\ O_2/100ml\ 血液）\times 10}$$

使用代谢"hood"测量的耗氧量是最精确的（这一设备不再广泛使用）。通常情况下会估定为 3ml/kg 或 125ml/(min·m²)。动静脉氧（AV_{O_2}）差用动静脉混合（PA）血氧含量计算，氧含量＝饱和度×1.36×血红蛋白。

例如，如果动脉血氧饱和度是 95%，那么氧含量＝0.95×1.36×13.0g＝16.7ml，PA 血氧饱和度是 65%，耗氧量是 210ml/min（70kg×3ml/kg）或者测定值，而 CO 可以按下面的方法进行测定：

$$\frac{210}{(0.95-0.65)\times 1.36\times 13.0\times 10} = \frac{210}{53} = 3.96L/min$$

2. 心脏指数 [CI，L/(min·m²)]

$$CI = \frac{CO（毫升/搏）}{BSA（m^2）}$$

CO＝心排血量；BSA＝体表面积。

3. 每搏量（SV，毫升/搏）：

$$SV = \frac{CO（ml/min）}{HR（次/分）}$$

HR＝心率。

4. 心搏指数 [SI，毫升/(搏·平方米)]：

$$SI = \frac{SV（毫升/搏）}{BSA（m^2）}$$

5. 每搏作功（SW，g·m）：

SW＝（平均 LV 收缩压－平均 LV 舒张压）×SV×0.0144

6. 肺动脉阻力（PAR，Wood 单位）：

$$PAR=\frac{平均 PA 压力－平均 LA 压力（或者平均 PCW 压）}{CO}$$

7. 总肺动脉阻力（TPR，Wood 单位）：

$$TPR=\frac{平均肺动脉压}{CO}$$

8. 体循环血管阻力（SVR，Wood 单位）：

$$SVR=\frac{平均系统压－平均右房压}{CO}$$

阻力计算按照欧姆定律的方式进行，其中

$$R=\Delta p\sqrt{Q}$$

R＝阻力；Δp＝血管床内的平均压力差；Q＝血流。阻力单位 [mmHg/（L·min）] 也叫做桥接阻力单位或者 Wood 单位。Wood 单位转换为公制阻力单位（dyne·s/cm^5）需乘以 80。

由压力阶差和心排血量计算瓣膜面积

压力阶差是指瓣膜或血管阻塞区域的压力差，例如狭窄、闭塞或者瓣膜狭窄。图 3-3 是一个冠状动脉狭窄的示意图，图中狭窄附近压力较高而狭窄前方压力较低。同样的原理也可应用于心脏瓣膜，接近狭窄瓣膜的部位压力较高而远离狭窄的部位压力较低。测定跨瓣膜压力阶差的方法有很多。

测量 LV-Ao 压力阶差的方法按照精确程度从低到高排列包括：

1. 单导管 LV-Ao 回撤

2. LV 和股动脉鞘管

3. LV 和长 Ao 鞘管

4. 双侧股动脉路径

5. 双腔猪尾导管

6. 穿心间隔的 LV 路径伴升 Ao

7. 压力导丝伴升 Ao

8. 多传感器微压计导管

所有的压力阶差都会受很多生理、解剖以及人为因素的影响。其中，生理因素包括：①血流速度（例如 CO、冠状动脉血流）；②血流阻力；③近端腔室的压力和顺应性。解剖因素包括：①瓣膜孔的形状和长度；②血管弯曲（动脉狭窄），导丝造成的冠状动脉弯折（即假性狭窄）；③多发或连续病灶（由于心脏瓣膜和动脉狭窄）。

人为因素包括：

1. 压力感受器计算错误

2. 三通管或连接管的压力渗漏

3. 压力导管的类型、长度以及连接管

4. 系统中的空气

5. 导管大小（特别是小直径）

6. 流体黏滞性（黏性造影剂容易阻滞压力波）

7. 穿过 Ao 瓣膜的导管侧孔的位置（见图 3-18）

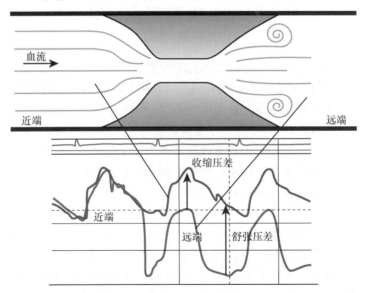

图 3-3（见书后彩图） 狭窄或缩窄中的压力阶差示例图。压力阶差是指近端和远端的压力差。狭窄远端的压力呈收缩性和舒张性压力阶差

瓣膜面积计算：

$$面积（cm^2）=\frac{流速值（ml/s）}{K\times C\times\sqrt{MVG}}$$

其中 MVG 是指平均瓣膜压力阶差（mmHg）；K（44.3）是 Gorlin 推导的一个常数；C 是一个经验常数，其中半月形瓣膜是 1，而二尖瓣是 0.85；瓣膜流速的单位是 ml/s，在舒张期或收缩期流动阶段测定。

对于二尖瓣血流来说：

$$\frac{CO（ml/s）}{（舒张充盈期）（HR）}$$

对于主动脉瓣血流来说：

$$\frac{CO（ml/s）}{（收缩射血期）（HR）}$$

其中收缩射血期（s/min）=收缩期（秒/搏）×HR。

主动脉瓣和二尖瓣面积计算举例

大多数现代的生理记录系统都使用计算机产生的波形和压力阶差自动计算瓣膜面积。当利用股动脉和 LV 压力时，从股动脉回到相应左室抬升的时间差会低估真实的 Ao 瓣膜压力阶差（见图 3-4）。当用公式计算时，CO 应当换算为 ml/min，而不是 L/min。当计算血流时，射血期和充盈期转换为按 s 表示该期的长短。

从 Ao 狭窄的导管插入术中获得的数据（见图 3-5）：

1. CO=4L/min=4000ml/min

2. HR=60 次/分

3. LV-Ao 压力的压力波按扫描速度 100cm/s 显示。如果利用股动脉压力，判断是否将 Ao 抬升转换为 LV 抬升。

步骤 1：获取 LV-Ao 压力阶差面积（若存在心房颤动，则平均 10 次心搏）。

压力阶差面积=12.20cm²

步骤 2：测定收缩射血期（SEP）。

SEP＝4.1cm（下面转换为时间）＝4.1×1s/10cm＝0.41s

步骤 3：计算平均收缩压力阶差（MVGsys）。（比例因子是 19.6mmHg≠1cm。）

$$MVG=12.2cm^2 \times \frac{19.6mmHg/1cm}{4.1cm}=\frac{239}{4.1}=58mmHg$$

步骤 4：计算 Ao 瓣膜流速。

$$流速=\frac{CO}{SEP \times HR}=\frac{4000ml/min}{0.41秒/搏 \times 60次/分}=126.6ml/min$$

（注意：SEP 现在是秒/搏。）

步骤 5：计算 Ao 瓣膜面积（AVA）。

$$AVA=\frac{主动脉瓣膜流速}{1.0 \times 44.3\sqrt{MVG}}=\frac{162.6}{44.3 \times \sqrt{58}}$$

$$=\frac{162.6}{44.3 \times 7.6}=\frac{162.6}{336.6}=0.48cm^2$$

Ao 瓣膜压力阶差的注意事项

平均压力阶差是 Ao 和 LV 压力描记的叠加部分。峰到峰压力阶差容易观察并经常用于估计狭窄的严重程度。峰到峰压力阶差不等于轻到中度狭窄的平均压力阶差，但常接近重度狭窄的平均压力阶差。

从近端主动脉到股动脉的压力传导和压力波反射的延迟人为增加了平均压力阶差。如果与左室抬升相匹配，股动脉压力过增（放大）减小了真实的压力阶差。在低压力阶差（即＜35mmHg）的患者中，用非位移 LV-Ao 压力描记会获得更精确的瓣膜面积（见图 3-4，Folland 等）。最好在 Ao 瓣的正上方放置第二个导管来减少传导延迟和股动脉压力放大。可以使用一个长（＞30cm）动脉鞘管。还可以采用穿心间隔的心导管插入术来测得直接的 LV 压（图 3-5 示用中心 Ao 导管测得的不包括 Ao 压力抬升延迟的 LV-Ao 压力）。

简化公式实现了导管室内 Ao 瓣膜面积的快速测定。Ao 瓣

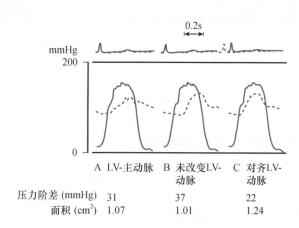

图 3-4 按位移和非位移股动脉压计算的主动脉瓣区域与中心主动脉压的比较。非位移压力阶差面积大于高估了瓣膜区域严重性的中心面积。位移面积小于低估了瓣膜区域的中心面积（摘自 Folland ED，Parisi AF，Carbone C：*J Am Coll Cardiol* 4：1207-1212，1984.）

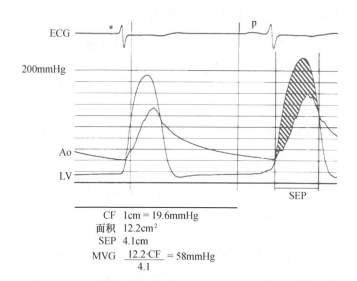

图 3-5 穿心间隔技术测定的左室和中心主动脉压。注意，与股动脉压力一样，即时主动脉压力抬升在主动脉瓣上方直接测量，没有延迟。计算主动脉瓣面积的数据显示在搏动一下方。Ao：主动脉；LV：左室；CF：比例因子；SEP：收缩射血期；MVG：平均压力阶差

膜面积通过 CO 除以 LV-Ao 峰到峰压力阶差的平方根进行精确估算。

$$峰到峰压力阶差 = 65mmHg$$
$$CO = 5L/min$$

$$快速瓣膜面积（Hakke 公式）= \frac{5L/min}{\sqrt{65}} = \frac{5L/min}{8} = 0.63cm^2$$

注意：在心动过缓（<65 次/分）或者心动过速（>100 次/分）的患者中，计算瓣膜面积的快捷公式与 Gorlin 公式有 18%±13% 的误差。在低流速的状态下，Gorlin 公式高估了瓣膜狭窄的严重性。在低流速（CO<2.5L/min）的状态下，应当对 Gorlin 公式进行修正，在使用平均经瓣膜压力阶差时采用经验性常数。

在主动脉瓣狭窄中考虑瓣膜抵抗

瓣膜抵抗是一种对瓣膜阻力的测定，尽管不经常计算，但是已证实具有一定的临床价值。没有使用瓣膜抵抗的原因是 $dyne \cdot s/cm^5$ 与临床预后无密切关联。

尽管意义显著，瓣膜面积测定仍然具有很多实践和理论上的局限性，如对血流的三维（3D）几何影响、将血液作为非黏滞流体、忽略湍流和血流黏滞度以及假定动脉系统中的血流是重力驱动的而不是搏动性的。

小于 $0.7cm^2$ 的瓣膜面积几乎总是伴随重要的临床综合征，而面积大于 $1.1cm^2$ 的瓣膜通常不伴随明显症状，但是两个测定值之间的面积处于一个意义不明的灰色区域。瓣膜面积为 $0.9\sim1.0cm^2$ 的患者出现低跨瓣压力阶差、低 CO 以及 LV 功能障碍，在临床上非常常见。瓣膜置换的预后不明确，且若手术后心室功能没有得到改善，反而会增加死亡率。

瓣膜抵抗可以使用与瓣膜面积测定相同的变量进行计算。相对于瓣膜面积，更趋向于认为平均压力阶差是一种线性变量而不应取平方根。压力阶差在瓣膜抵抗程度中的权重更大。在改变 CO 的条件下也已经证实抵抗比瓣膜面积更加稳定。图 3-6 示球囊 Ao 瓣扩张前后，在一组患者中计算的抵抗和面积。瓣膜面积为 0.7cm² 时抵抗迅速增加。这一曲线的拐点位于 0.7～1.1cm² 处，这也是 Gorlin Ao 瓣膜面积常见的意义不确定区。这一灰色区域中的某些患者的瓣膜抵抗易高于他人。已经证实，在这一设定下，抵抗大于 250dyne·s/cm⁵ 的患者比抵抗小于 200dyne·s/cm⁵ 的患者更容易出现明显的阻塞。采用这一指数时也有一个灰色区域，尽管平面瓣膜面积是 0.7～0.8cm²，某些患者的抵抗值可能小于 250dyne·s/cm⁵。

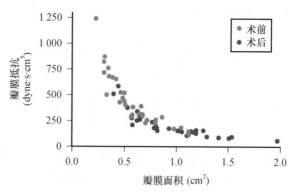

图 3-6（见书后彩图） 在主动脉瓣膜成形术前后比较用 Gorlin 公式计算的瓣膜面积和瓣膜抵抗。小于 200dyne·s/cm⁵ 的瓣膜抵抗与微小阻塞有关；大于 250dyne·s/cm⁵ 者与明显阻塞有关。这一测量补充并完善了利用瓣膜面积的判定（摘自 Feldman T，Ford L，Chiu YC，et al：*J Heart Valve Dis* 1：55-64，1992.）

抵抗值是一个补充性指数，不能替代瓣膜面积。瓣膜抵抗不是恒定不变的。与外周抵抗一样，瓣膜抵抗必须在测定时的相应临床背景下进行解释。1000dyne·s/cm⁵ 的外周抵抗对于有潜在败血症的患者的意义不同于对 LV 衰竭的患者。同样，可以像预期 CO 变化那样，预期瓣膜抵抗的改变。

主动脉瓣狭窄的导管选择

初次导管的选择取决于术者及其经验。在大多数情况下，首选猪尾心室造影导管。术者用一根 0.97mm（0.038 英寸）直头安全导丝穿过 Ao 瓣，伸出导丝并将有轻微弯曲的猪尾顺直。术者应当借助导丝上的喷射嵌入装置确定湍流最大的部位，把导丝送入该处，并通过观察 X 光透视监控器注意导丝的移动。通过导丝和导管的操作使得导丝可以从各种需要的方向穿过瓣膜。推进猪尾到导丝上方，在大多数情况下，迅速放置导管进行心室造影和血流动力学研究操作较为简单。当这一方法成功后，它就是一种一步操作。出于这个原因，猪尾导管理所当然是首选。其他可供选择的穿 Ao 瓣的导管包括左 Amplatz 导管以及不常用的右 Amplatz 导管、右 Judkins 导管、多用途导管以及特殊设计的导管。当术者必须选择一种其他的导管时，左和右 Judkins 导管可以在导管切换之间完成冠状动脉造影。除猪尾导管以外的其他导管普遍不适于 LV 血管造影。穿过狭窄的 Ao 瓣不应该超过 15min，如果遇到较大困难，在操作的早期应当考虑穿心间隔的方法。

导丝穿过主动脉瓣的要点

1. 应当给予足够剂量的肝素（40～50U/kg 推注），保证能作用 10min。在移除导丝时频繁地冲洗导管（约每 2～3min）。

2. 在回撤导丝、擦拭并冲洗导管前，每次横穿操作最长不应超过 3min。

3. 0.89mm（0.035 英寸）导丝的硬度可能不足以支撑导管穿过严重变形钙化的 Ao 瓣。这时替换为 0.97mm（0.038 英寸）的导丝。5F 或更大的导管可以容纳这一尺寸的导丝。

4. 定位导管及导丝时不应使其指向冠状动脉开口，以免剥离冠状动脉，除非有良好的技巧，否则会使操作更加复杂。

5. 操作导丝手法应该轻柔，避免损伤瓣膜、抬举粥样硬化斑块以及造成顶端或者 Ao 根部穿孔。

6. 在导丝穿过后及导管交换期间，应当观察导丝远端在心室内的位置并避免戳出。一旦导管位于心室内，可以折弯交换导丝的顶端以避免戳出。

何时穿过主动脉瓣进行血流动力学评估?

Ⅰ类指征（专家共识）如下：

1. Ao 狭窄的患者有患冠状动脉疾病的风险，建议在这些患者行 Ao 瓣膜置换术前首先进行冠状动脉造影（证据等级：B）。

2. 对于无创性检查无法确定而又具有 Ao 狭窄的症状，或者当无创性检查和临床症状对于 Ao 狭窄严重程度的判断不一致时，建议利用心导管插入术行血流动力学检查来评估 Ao 狭窄的严重程度（证据等级：C）。

3. 在预计进行自体肺动脉瓣移植（Ross 术）的 Ao 狭窄患者行 Ao 瓣膜置换术前，如果冠状动脉的起始部位无法通过无创性检查确定，建议行冠状动脉造影（证据等级：C）。

行心导管插入术时不穿过 Ao 瓣的Ⅲ类指征（专家认为操作无益而且可能有害）如下：

1. 当无创性检查适用且符合临床表现时，不建议在 Ao 瓣膜置换术前利用心导管插入术测定血流动力学来评估 Ao 狭窄的严重程度（证据等级：C）。

2. 不建议利用心导管插入术测定血流动力学来评估无症状患者的左室功能和 Ao 狭窄的严重程度（证据等级：C）。

我的观点是，如果超声心动图可以提供精准、确切、可重复、高质量且高可信度的信息，那么穿过 Ao 瓣是相对多余的。这也适用于其他常规导管插入术，因为左室功能很容易通过超声进行评估，左室舒张末期压力（LVEDP）对于多数患者的方案确定没有太大影响。但是，对于不确定无创性检查是否恰当的 Ao 狭窄患者来说，Ao 瓣的逆行导管插入术十分重要，而且对所有结果不一致的患者来说，真实的跨瓣膜压力阶差将作为治疗的标准。仅依据超声心动图便作出置换 Ao 瓣膜的决定遭到许多质疑，因为超声心动图显示的二尖瓣反流容易与 Ao 狭窄相混淆。因此，对于一位患者是否应当接受跨瓣膜检查，最后应当是依据患者的特点、超声心动图的特殊表现以及血流动力学术者的经验来决定。一份好的超声心动图可以使患者免于接受穿过狭窄的 Ao 瓣的检查。

来自导管室的用于计算二尖瓣面积的数据

图 3-7 是一个计算二尖瓣面积的血流动力学记录：

1. 心排血量＝3.5L/min＝3500ml/min

2. 心率＝80 次/分

3. 比例因子＝1cm＝3.9mmHg（满刻度 40mmHg）

4. 100mm/s 走纸速度时的 LVPCW 压力描记图＝（走纸速度 10cm/s）（PCW v 波与 LV 压力下冲相对准）

步骤 1：面积计 5 LVPCW 面积（若出现心房颤动，则为 10）。

面积＝9.46cm²

步骤 2：测量舒张充盈期（DFP）。

DFP＝3.4cm（然后转换成时间）

3.4cm×1s/10cm＝0.34s

步骤 3：将面积计测得的面积转换为平均舒张压力阶差。

$$MVG = 9.46cm^2 \times \frac{3.9mmHg/1cm}{3.4cm} = 10.85mmHg$$

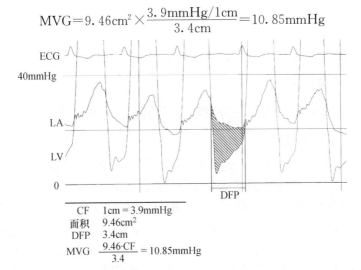

图 3-7 用于计算二尖瓣面积的血流动力学记录。图示阴影区域为处于舒张充盈期（DFP）的舒张期二尖瓣跨瓣压力阶差。CF：校正因子或比例因子；LA：左房压力；LV：左室压力（记录 0～40mmHg）；MVG：平均压力阶差。详见正文

步骤 4：计算二尖瓣流速。

计算二尖瓣跨瓣压力阶差，与 Ao 瓣膜面积类似，因为有比例因子，该点的 DFP 用 cm 表示。

$$流速 = \frac{CO}{DFP \times HR} = \frac{3500ml/min}{0.34 \,秒/搏 \times 80\,次/分}$$

$$= \frac{3500}{0.34 \times 80} = \frac{3500}{27.2} = 128.7ml/min$$

步骤 5：计算二尖瓣面积（MVA）。

$$MVA = \frac{二尖瓣流速}{0.85 \times 44.3 \sqrt{10.85}} = \frac{128.7}{0.85 \times 44.3 \times 3.3} = \frac{128.7}{124.3} = 1.0cm^2$$

二尖瓣跨瓣压力阶差的注意事项

关键是测得准确的 PCW 压力。在装有人工二尖瓣的患者中 PCW 压力高估了 LA 压力。高估的原因一部分是由于时相延迟和较差的压力传导，使得压力描记图难以校正和调整。

使用穿心间隔方法直接测量 LA 压力是最准确的方法。应当使用穿心间隔的导管插入术来证实压力阶差，特别是在怀疑有人工二尖瓣狭窄的情况下。但是，如果 PCW 压力-LV 压力描记图没有出现明显的压力阶差，穿心间隔导管插入术就是不必要的。图 3-8 示瓣膜面积计算的表格。

Cui 等简化的二尖瓣跨瓣压力阶差计算方法

由于 Cui 简化了二尖瓣跨瓣压力阶差（MVG）的估算，因此血流动力学描记图中二尖瓣面积的计算也同样得到了简化。因为平均 MGV 是舒张期平均左房压力（MLAP）和平均左室压力（MLVP）的压力差（即 MVG＝MLAP－MLVP），平均 MVG 的计算简单地说就是获得 MLVP。MLAP 很容易从血流动力学记录仪上的电子平均 LA 信号中获得。舒张期 LV 压力下方的区域大致呈三角形，经过舒张充盈期（DFP）起始和结束点（二尖瓣关闭和开启）的垂直线与 LV 压力线交叉（在收缩期呈对角线上升，见图 3-9），其交叉点构成该三角形的顶点。这一三角形的面积可以通过矩形面积 LVEDP×DFP/2 得到。因此 MLVP 等于 LVEDP/2。

从这步关键计算进一步演进，平均瓣膜压力阶差可以简化为

$$MVG=MLAP-LVEDP/2$$

按 Gorlin 和 Hakki 公式计算的二尖瓣面积高度相关，二尖瓣球囊瓣膜成形术前后的估计误差是 1.6mmHg。Cui MVG 略微高估了术前而非术后的 MVG。Hakki 明显低估了术后的 MVG。与 Hakki 不同，Cui MVG 不受二尖瓣反流、Ao 关闭不全、心房颤动或心率的影响。

尽管非常简单，但是 Cui MVG 也存在潜在问题。心率变化会改变 LV 压力曲线下方的三角形的形状，因此心动过速可能导致高估瓣膜狭窄严重程度。然而这一简化方法有一个非常瞩目的优势。MVG 可以通过左室回撤到左房的压力进行简便的估计，而没有必要同时进行两房室的描记。计算二尖瓣面积可以不进入左室。

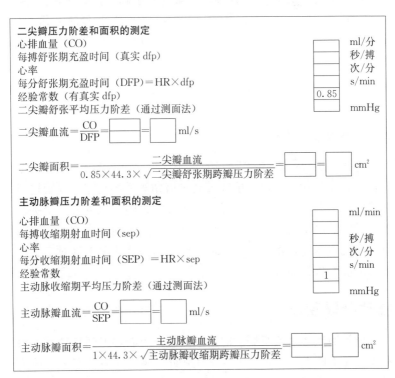

图 3-8　瓣膜面积测定工作表（摘自 Grossman W：*Cardiac catheterization and angiography*，ed 3，Philadelphia，1986，Lea & Febiger.）

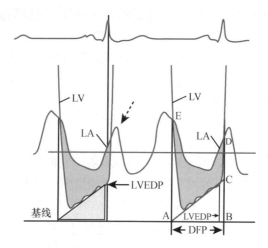

图 3-9 从血流动力学描记图计算平均瓣膜压力阶差的 Cui 方法。左室（LV）和左房（LA）压力是重叠的。LV-LA 压力阶差呈三角形，代表了由 A-B（舒张充盈期，DFP）和 C［左室舒张末期压力（LVEDP）］组成的矩形的一半。D：二尖瓣关闭；E：二尖瓣开启（摘自 Cui W, Dai W, Zhang G：*Cathet Cardiovasc Intervent* 70：754-757, 2007.）

三尖瓣压力阶差

因为三尖瓣跨瓣压力阶差的较小改变（5mmHg）即可引起明显的临床症状，所以可能需要通过借助两个大腔室的导管进行精确的血流动力学测定。两导管（若放置正确，也可是一个尖端球囊导管的两个管腔）的压力应当在导管放置到右房和右室之前进行匹配以避免技术误差。Gorlin 瓣膜面积公式并未针对三尖瓣或肺动脉瓣进行验证。

肺动脉瓣狭窄

导管回撤经过狭窄瓣膜时持续测量压力能够得到肺动脉瓣狭窄跨瓣压力阶差（见图 3-10）。使用两个导管、多腔室尖端球囊导管或双腔室 Cournand 导管更加精确，而且可以按 Ao 瓣狭窄的方法同时记录 PA 和 RV 的压力。计算肺动脉瓣膜面积还没有

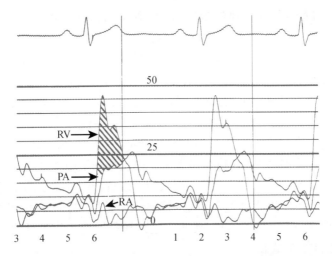

图 3-10　一个肺动脉狭窄患者的血流动力学描记图。阴影区域是肺动脉狭窄的压力阶差（记录 0~50mmHg，时间线是 1s）。PA：肺动脉压力；RA：右房压力；RV：右室压力

经过验证的公式。预测的数据都是基于 RV 压力和跨瓣压力阶差的。

心排血量测定

在导管室中，CO 通过以下两个技术之一测定：①测量耗氧量（Fick 技术）；②指示剂稀释技术（利用一个 PA 导管的热稀释法）。

测定心排血量的 Fick 原理

Fick 原理认为一个器官摄取或者释放某种物质是由该种物质动静脉浓度的差异以及该器官的血流导致的。肺动脉血流（在没有心内分流的情况下等于系统血流量）是由经过肺的动静脉血中氧的差异以及肺从外界空气中摄取氧共同决定的。CO 是通过耗氧量除以动静脉血氧浓度差异得来的。动静脉耗氧量差异是通过

LV 氧含量（1.36×血红蛋白×LV 血氧饱和度×10）减去 PA（混合静脉血）氧含量（1.36×血红蛋白×PA 血氧饱和度×10）得来的。在导管室中耗氧量是通过极谱池法测定的，它利用一种氧传感池来测定呼出空气中的氧含量。室内空气通过一个盖在患者头上的塑料罩以恒速抽出。代谢率仪按 L/min 的单位读出耗氧量。

由于能得到精确测量的耗氧量，Fick 技术是评估 CO 最精确的方法，特别是在低 CO 的患者中。耗氧量测定需要患者在稳态下顺畅呼吸。若患者在焦虑、呼吸困难或者任何导致氧测定值虚假升高的条件下无法达到稳态，则会得到异常的高 CO。相反，浅呼吸（肺泡换气不足）（常见于过度镇静）会得出过低的耗氧量和低 CO 测定值。

在诊断性心导管插入术中经常给患者补充供氧。补充氧与室内空气的混合使得所吸入的空气中氧含量很难计算（即使不是不可能）。在利用 Fick 技术测定 CO 前至少 10～15min 应该停止补充供氧治疗。如果氧气不能安全停止，那么应该采用 Fick 技术以外的替代方法。不幸的是，大多数导管室中极谱池法既没有广泛运用，也没有定期使用。

指示剂稀释测心排血量

指示剂稀释技术基于以下原理：当单次注射已知量的指示剂（即热稀释技术中的冷生理盐水）到中心循环中时，它与血流完全混合，并随着流动到远处部位而逐渐改变浓度。将指示剂浓度（或温度）的改变与时间作图，曲线下方的区域用来计算 CO。

热稀释法

对于心导管插入术，导管室中最常用的指示剂稀释技术是热稀释法。热稀释指示剂法需使用一个尖端装有热敏电阻的 PA 漂浮球囊导管（SwanGanz），并使用冰预冷或常温生理盐水作为指示剂介质。冰预冷（4℃）或室温（20℃）的生理盐水相对于正常体温（37℃）的血液是冷的。基本 SwanGanz 导管是一个三腔管的设计。近端开口距离尖端 30cm，用于 RA 压力测定以及 CO 测定期间快速注入生理盐水，远端尾孔用于压力测定，管腔用于膨胀球囊。远端顶部的热敏电阻用于测量血液温度。

　　球囊有两个作用：①帮助定位；②辅助 PCW 压力的测定。膨胀的球囊连同导管一起，随着血流漂浮经右房室进入 PA，并可以进一步进入其远端，揳入更细小的分支。球囊可以隔绝导管尖端与肺动脉血流，测量 LA 压。当导管近端到达右房时，热敏电阻会到达 PA。

CO 的测量

　　CO 的测量需要 10ml 生理盐水（预冷或者室温），经 PA 导管近端口快速注射进入右房。体外的热敏电阻测量生理盐水的温度。当生理盐水与血液完全混合后，血液温度会下降，并通过导管远端的热敏电阻测量。电脑通过分析指示剂温度随时间的变化计算每分钟的 CO。为确保获得准确可靠的结果，需要医师和团队熟练掌握操作技术。按照以下步骤操作，有助于热稀释法测量 CO 的准确性。

　　1. 导管必须准确送到 PA。导管在右房或右室内过度缠绕，会影响导管的定位。当右房或右室增大时容易出现这种情况。此时，应该使用 0.64mm（0.025 英寸）的导丝，提高导管的硬度。楔形的导管不能准确标记温度变化。

　　2. 大多数热稀释法测量系统需要不同的计算常数。根据不同系统，计算机设定不同的计算常数。有的计算机提供计算常数表，而这些常数是根据注射量、指示剂温度以及导管的型号选择的。

　　3. 保证准确的注射液用量。一般成人 10ml，儿童 5ml。对于有严格体液限制的成人，需要较小剂量的指示剂。这种情况下，应该根据指示剂的剂量调整计算常数。

4. 开始键的点击必须和推注相协调。必须在注射指示剂数秒后点击开始键。松开开始键后再注射是常见的错误，此种情况下，计算机只能记录到注射总量的一部分。

5. 必须保证快速而持续流量的注射。双手注射。

6. 导管必须和计算机准确连接。保证连接电线无菌，切勿污染导管。

7. 如果使用的是室温生理盐水，应该保证生理盐水温度与体温有至少 10℃温度差。大多数计算机有内置的传感器可以在术前检测这些参数。

8. CO 应该测量 3～5 次。错误值应该被记录，但是最后计算平均值时应该剔除。

9. 当患者有三尖瓣反流或是低 CO 时，热稀释法会不准确。这两种情况会影响含有指示剂的血流流过热敏电阻的状态。心内分流可以进一步降低热稀释法的准确性。对低 CO 的患者，Hillis 等发现 Fick 法和热稀释法的百分比差值平均为 $10\%\pm10\%$。有主动脉瓣反流或二尖瓣反流的患者，该差值平均为 $7\%\pm7\%$。

造影法

造影法测量的 CO 是根据每搏量（舒张末容积－收缩末容积）乘以心率计算的，当任何不同程度的反流存在时，该方法可以有效地评估流经狭窄瓣口的 CO。当心室扩大尤其应用单平面法测量每搏量时，误差增大。造影法测量 CO 时，不能同步测量跨瓣压力阶差，而同步测量跨瓣压力阶差时误差增加。标准化的心室造影图描绘是有必要的。

心内分流

心内分流是左右心腔间的异常连通。分流方向有左向右、右向左或者双向分流。没有心内分流时，肺循环血量（右心系统）与体循环血量相当。表 3-4 列出心内分流部位。左向右分流时，增加右心容量和肺动脉血流量，即体循环总量加上分流的血流量。右向左分流时，分流的血流会加入体循环，使得体循环血量较肺循环血量大（见图 3-11）。心内分流可以通过血氧定量法、放射性核素显像和超声多普勒技术测量。在导管室中血氧定量法最常用。

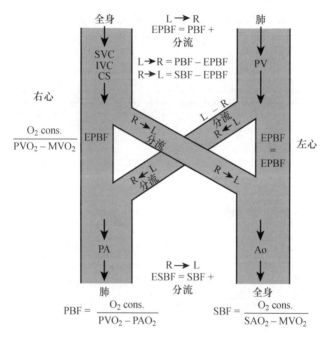

图 3-11 心脏右向左和左向右分流示意图。Ao：主动脉；CS：冠状窦；EPBF：有效肺血流量；ESBF：有效全身血流量；IVC：下腔静脉；MVO_2：混合静脉血氧饱和度；O_2 Cons：耗氧量；PA：肺动脉；PV：肺静脉；PAO_2：肺动脉血氧饱和度；PBF：肺血流量；PVO_2：肺静脉血氧饱和度；SAO_2：全身动脉血氧饱和度；SBF：全身血流量；SVC：上腔静脉；L：左；R：右

血氧定量法：诊断性血氧饱和度测量

血氧定量法是用来评估心内分流的最常用的方法。诊断性血氧饱和度测量过程所用的血液每次约 1～3ml，置于肝素化的注射器内，分别取自上腔静脉（SVC）、下腔静脉（IVC）、右房、右室和肺动脉，操作过程快速并分步骤进行。此过程需要标准化的带漂浮球囊的 SwanGanz 导管，另外，根据不同情况例如为快速取样时，大口径的尾口或侧口（多用途）导管是有必要的。用于放置样本的注射器需要肝素化，但肝素的用量少于 0.5ml。提前准备对应不同取样部位的标签（见表 3-5 和表 3-6）。

表 3-5　比较心腔内左向右分流的几种检测方法

检测方法	定位	定量	最小 Qp/Qs
血氧检测	可以	可以	1.5～1.9 心房
			1.3～1.5 心室
			3 大血管
吲哚菁绿（Indo-cyanine green)*	不可以	可以	1.35
伽玛变量（Gamma variate)	不可以	可以	1.15
氢（Hydrogen)	不可以	不可以	1.01
血管造影术	可以	不可以	不清楚
放射性核素	不可以	可以	1.15
超声心动图	可以	可以	不清楚

* 摘自 Boehrer JD，Lange RA，Willard JE，et al：*Am Heart J* 124：448-455，1992.

血氧饱和度分析的时机应当选在诊断性血流动力学分析和 CO 测量完成后，以及导管从右心系统撤回前。导管位于左肺动脉或右肺动脉时，可以测量耗氧量（Fick 法）。导管撤回的过程中，一人通过监视器和压力监测操作导管的同时，助手在不同部位采集血样。当导管离开前一个部位后，应该抽出数毫升血液并丢弃，以保证此后取到是新的血样。由于心室异位而不能采集到某个特定部位的血样时，应该重新将导管送到指定部位并完成采样。整个诊断性过程需要约 5～7min。

表 3-6 导致血氧饱和度下降的常见心脏血液分流部位

右心
　左肺动脉
　右肺动脉
　肺动脉主干
　PA_{PV}（肺动脉瓣以上）
　右室，肺动脉瓣以下（RV_{PV}）
　右室间隔
　右室心尖
　RV_{TV}（三尖瓣）
　右房三尖瓣处（RA_{TV}）
　右房中部
　上腔静脉（SVC），高位
　SVC，低位
　高位右房
　低位右房
　高位下腔静脉（心腔以下，肝静脉以上）
　低位下腔静脉（肾静脉以上，肝静脉以下）
左心
　主动脉
　（如果可以穿过房间隔缺损，肺静脉）
　未闭的卵圆孔或左房

氧含量梯度

某腔室或血管氧含量较邻近腔室升高，提示左向右分流。PA 血氧饱和度较 RA 高 7% 以上，提示动脉水平左向右分流（见表 3-7）。左心或主动脉血氧饱和度下降提示右向左分流。按左房、左室、主动脉的顺序取样分析血氧饱和度，有助于分析右向左分流的部位。

表 3-7 血氧饱和度用于分流检测

分流水平	血氧饱和度明显差异（%）*
心房（上/下腔静脉向右主动脉）	≥7
心室	≥5
大血管	≥5

* 心腔近远端血氧饱和度差异。例如，对于房间隔缺损，$MV_{O_2} = (3\ SVC + 1\ IVC)/4$，并且与 PA 的差异应 ≤7%。$MV_{O_2}$：混合静脉血氧饱和度

混合静脉血指混合完全的肺动脉血。若存在左向右分流，则

混合静脉血可以在血氧饱和度升高的邻近腔室检测。房间隔缺损患者，混合静脉血一般取自腔静脉血（即三份上腔静脉血氧含量加一份下腔静脉血氧含量再除以 4）。如果肺静脉血样不能采集，肺静脉（PV）血氧饱和度可假定为 95%。

分流量

Fick 法或左心指示剂稀释法测量体循环 CO（见图 3-11）。Fick 法计算公式如下：

1. 体循环血流量

$$Q_s（L/min）= \frac{耗氧量（ml/min）}{动脉血氧含量－混合静脉血氧含量}$$

2. 肺循环血流量

$$Q_p（L/min）= \frac{耗氧量（ml/min）}{肺静脉血氧含量－肺动脉血氧含量}$$

有效肺循环血流量（EPB）

$$Q_{EPB}（L/min）= \frac{耗氧量（ml/min）}{肺静脉血氧含量－混合静脉血氧含量}$$

正常情况下，有效肺循环血流量等于体循环血流量。左向右分流时（图 3-11）有效肺循环血流量增加，如下：

有效肺循环血流量＝体循环血流量＋分流量（左向右）

公式 1

右向左分流时，有效肺循环血流量降低：

有效肺循环血流量＝体循环血流量－分流量（右向左）

公式 2

分流量可以用公式 1 和公式 2 计算。

对于左向右分流，肺循环与体循环血量比（简写为 Q_p/Q_s，Q 代表血流量，p 代表肺循环，s 代表体循环）称为分流指数。Q_p/Q_s 增加且超过 1.5 的患者需要治疗。

以左向右分流的房间隔缺损患者为例

导管测量的数据：

血红蛋白＝13g

耗氧量＝210ml/min

部位	血氧饱和度（%）	部位	血氧饱和度（%）
主动脉	92	肺动脉	81
SVC	71	肺静脉	98
右房中部	85	IVC	70
右房下部	68		

a. 耗氧量的计算。

主动脉耗氧量 $=0.98 \times 1.36 \mathrm{mlO_2/g} \times 14.1 \mathrm{g/dl} \times 10$

$\qquad = 188 \mathrm{mlO_2/L}$

混合静脉血耗氧量（估测的混合静脉血氧饱和度，$\dfrac{3\mathrm{SVC}+1\mathrm{IVC}}{4}$）：

$$\frac{0.71+0.71+0.71+0.70}{4}=0.71$$

$71 \times 1.36 \mathrm{ml\ O_2/g} \times 14.1 \mathrm{g/dl} \times 10 = 136 \mathrm{ml\ O_2/L}$

肺动脉耗氧量 $= 0.81 \times 1.36 \mathrm{ml\ O_2/g} \times 14.1 \mathrm{g/dl} \times 10$

$\qquad = 155 \mathrm{ml\ O_2/L}$

肺静脉耗氧量 $= 0.98 \times 1.36 \mathrm{ml\ O_2/g} \times 14.1 \mathrm{g/dl} \times 10$

$\qquad = 188 \mathrm{ml\ O_2/L}$

b. 体循环血流量（公式1）。

$$\frac{225 \mathrm{ml\ O_2/min}}{(188-136)\ \mathrm{ml\ O_2/L}} = \frac{225}{52} = \mathrm{Qs} = 4.3 \mathrm{L/min}$$

c. 肺循环血流量（公式2）。

$$\frac{225 \mathrm{ml\ O_2/min}}{(188-155)\ \mathrm{ml\ O_2/L}} = \frac{225}{33} = \mathrm{Qp} = 6.8 \mathrm{L/min}$$

d. 计算。

$$\frac{\mathrm{Q_p}}{\mathrm{Q_s}} = \frac{6.8}{4.3} = 1.6$$

左向右分流量表示为（6.8L/min−4.3L/min）或 2.5L/min。

如果血流量不能直接计算，Qp/Qs 可以通过以下公式计算：

$$\frac{\mathrm{Q_p}}{\mathrm{Q_s}} = \frac{\mathrm{SA_{O_2}}-\mathrm{MV_{O_2}}}{\mathrm{PV_{O_2}}-\mathrm{PA_{O_2}}}$$

SA_{O_2} 代表体动脉血氧饱和度，PV_{O_2} 代表肺静脉血氧饱和度，MV_{O_2} 代表混合静脉血氧饱和度，PA_{O_2} 代表肺动脉血氧饱和度。

根据血氧饱和度技术左向右分流量：

$$\frac{Q_p}{Q_s}=\frac{98-71}{98-81}=\frac{27}{17}=1.6$$

举例右向左分流量的测量

导管测量的数据：

$$血红蛋白=15g$$

$$耗氧量=195ml/min$$

部位	血氧饱和度（%）	部位	血氧饱和度（%）
主动脉	89	肺动脉	82
SVC	81	肺静脉	96
右房中部	83	IVC	70
右房下部	82	左房	88

a. 耗氧量的计算。

主动脉耗氧量 $=0.89\times15g/100ml\times1.36mlO_2/g\times10$

$\qquad =182mlO_2/L$

混合静脉血耗氧量

$$=\frac{0.81+0.81+0.81+0.70}{4}=0.78$$

混合静脉耗氧量 $=0.78\times1.36ml\ O_2/g\times15g/dl\times10$

$\qquad =159ml\ O_2/L$

肺动脉耗氧量 $=0.82\times1.36ml\ O_2/g\times15g/dl\times10$

$\qquad =167ml\ O_2/L$

肺静脉耗氧量 $=0.96\times1.36ml\ O_2/g\times15g/dl\times10$

$\qquad =196ml\ O_2/L$

b. 体循环血流量（公式1）。

$$\frac{耗氧量}{动脉血氧含量-混合静脉血氧含量}$$

$$= \frac{195ml\ O_2/min}{(182-159)\ ml\ O_2/L} = 8.5L/min$$

c. 肺循环血流量（公式 2）。

$$\frac{耗氧量}{肺静脉血氧含量-肺动脉血氧含量}$$

$$= \frac{195ml\ O_2/min}{(196-167)\ ml\ O_2/L} = 6.7L/min$$

d. 计算 Q_{EPB}。

$$\frac{耗氧量}{肺静脉血氧含量-混合静脉血氧含量}$$

$$= \frac{195ml\ O_2/min}{(196-159)\ ml\ O_2/L} = 5.3L/min$$

左向右分流量 $= Q_p - Q_{EPB} = 6.7-5.3 = 1.4L/min$

右向左分流量 $= Q_s - Q_{EPB} = 8.5-5.3 = 3.2L/min$

血氧定量法的不足

1. 由于低敏感度，血氧定量法可能无法检测到微量的分流（<1）。

2. Fick 法测量 CO 时需要患者处于静息状态。（即在耗氧量和 CO 相对稳定时，及时采集血样。）

3. 该方法假定血液会很快完全混合，并且血样能够代表相应部位。

4. 体循环血流速度对于检测分流比较重要。高速血流会通过毛细血管床平衡动静脉氧分压差。高速血流的患者较正常人混合静脉血氧饱和度高，并且心室间血氧饱和度差异减小。相反，低速血流患者混合静脉血氧饱和度较低，当存在左向右分流时，分流部位与混合静脉血氧饱和度差值增大。

血管造影

血管造影术是一种诊断左向右分流或右向左分流的非定量方法。注射造影剂到邻近腔室，可以发现异常分流。左前斜位加头位可以很好地发现是否有造影剂通过房间隔和室间隔（见第四章，利于显示心内分流的心血管造影体位）。

放射性示踪物

核医学科室采用经静脉放射性示踪物检查心内分流，并且评估分流量。经静脉注射的放射性示踪物出现在脑或肾时，说明患者存在心内分流（右向左），示踪物在受到肺阻断后经由心内缺损通过。

血流动力学监测设备

压力集合管和设置

对于任何介入中心，最佳的换能器、配管和压力集合管配备都要求价格低廉、常见、准确和操作简单。多空压力管有不同的种类，有可重复利用的，也有一次性的（见图 3-12）。其中最适用的情况是换能器放置位置既不在多空压力管也不在介入操作台侧。对于科研工作，特殊的尖端带微压力表的导管和有压力传感器的导丝被用于高可靠性的压力记录。在常规临床工作中的血流动力学评估，不需要高可靠性的压力记录。预先给予操作系统合适的设置，可以获得准确的测量结果。一些塑料制的集合压力管主要由四个部分构成：①压力调零线；②盐水冲管；③造影剂连接孔；④一个关闭的废物管（最低程度减少医护人员污染）。通常一个三合一集合管配上一个盐水冲刷以及单向废物管。

为获得最好的压力波形，测压管应该较短且硬。理想情况是，换能器尽量靠近导管。连接于导管与换能器间的压力管应尽量短。压力管越长，则可靠性越低，会产生更多伪影（见图3-13 和图 3-14）。基线压力水平应当设定在平患者腋中线（患者平躺，胸部前后径的 1/2 处）。换能器放置低于压力零水平时，压力会偏高。当短暂的压力异常偏低，术者应该检查基线压力监测是否在正确的位置，同时检查是否存在气泡以及连线是否松动。

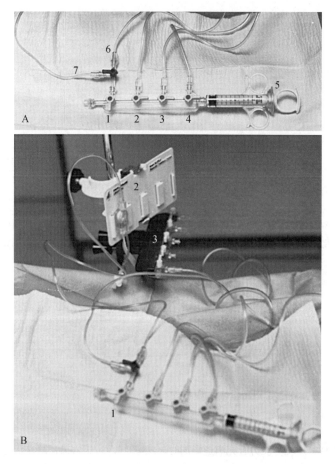

图 3-12 **A**：用于冠状动脉造影的压力管。1. 压力管远端的塑料旋钮连接患者的 6 和 7 压力调零管；2. 冲盐水管；3. 对照管；4. 废物管；5. 可控注射器。**B**：关闭压力管。1. 连接压力换能器和调零管；2. 固定换能器；3. 调零

生理记录器

　　记录器的发展使得来自换能器的数字血流动力学信号可以在显示器上很好显示。常用的显示器有多种功能，可以处理、显示和记录心电图信号，完成压力描绘并接受直流电信号输入（如热

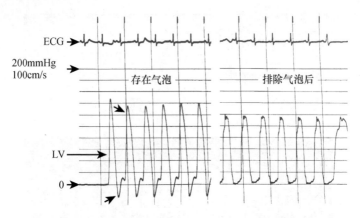

图 3-13　血流动力学显示压力管中有气泡的影响。注意排除气泡后血流压力波形变化。排空气泡后环状伪影（箭头所示）消失了，恢复了精确的压力图

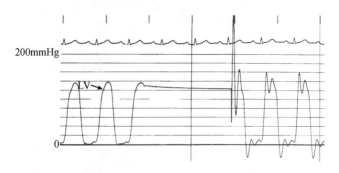

图 3-14　左侧为压力管充满造影剂时，左室（LV）压力描记图显示正常衰减；右侧为盐水冲管后衰减不足的左室压力图，表现为高尖的伪影

稀释法测量数据）。大多数记录器有多个信号输入通道（6～20个）。通道的个数决定同步输入和显示的信号的个数。常规工作中，一般有 1 个心电图信号和 2～3 个压力信号同时记录。对于比较复杂的检查，例如电生理检查或复杂先天性心脏病的检查，一般会用到 4～18 个通道。

大多数记录器都有电子校准装置，允许术者输入相应的压力标准。该功能使得数字模拟压力信号可以便捷地进行标准化。每一种生理信息记录的最后都会有标准化标示，这样就可以使各种

信息得以存储。很少需要用到手动测量压力以校准换能器。

血流动力学数据的输出设置

术者对于血流动力学数据的输出有多种选择。包括以下方面：

1. 时间标识。常规时间标识的设置是 1 秒线（即每条线代表 1s）。对于特殊研究或者走纸速度较高时，会采用高频时间标识。

2. 扫描速度。术者可以调节显示器扫描速度。常规是 25mm/s。当需要长时间研究血流动力学时，如呼吸对右室和左室压力比的影响，可选择较慢的扫描速度（10mm/s 和 5mm/s）。该功能与打印机的走纸速度相对应。

3. 压力范围。对于不同患者或者不同的检查，以及不同部位的检查，都需要设置不同的压力范围。右心：0～50mmHg；左心：0～200mmHg。

血流动力学记录技术

良好的血流动力学数据记录需要技师与术者相互配合。以下建议有助于获得一致且可靠的数据：

1. 每次检查开始前，输入患者的病案号、一般资料以及其他重要资料。校准换能器。

2. 换能器置于平患者腋中线水平并调零。可以使用尺子测量准确位置并标记，以便后期参考。

3. 记录技师应该能够识别随着导管位置变化而发生变化的血流动力学信号，并及时调整压力范围和扫描速度。

例如：监测肺动脉高压患者右房压，压力范围选择 0～50mmHg。导管通过三尖瓣后，RV 压可能高于 50mmHg。技师应该发现压力的变化，并及时调整范围（如 0～100mmHg）。

血流动力学数据的收集——困惑和难点

对于导管室的护士和技师，要将换能器的各种连线连接好、将未插电的血流动力学记录器插电并将其在手术台上备好是一件很不容易的工作，可能随时需要躺在地上才能完成。这也许仅仅是个开始，因为清洁人员往往在所有检查结束后来到导管室以清洁各种管线。对各种连线用不同颜色或数字标记可以大大减轻工作量。除了明确的标记，将连线连于操作台一侧并使用尼龙条或线绑住，便于有条理地工作并节约时间。同样，在无菌的介入操作台一侧用不同颜色和数字标记换能器是非常有必要的，这样操作起来会相当顺畅。例如，"请将 1 号换能器调零，1 号换能器压力偏高"，对于明确分辨股动脉压和右房压很重要。

血流动力学记录举例以及人为干扰

血流动力学监测的人为干扰因素

血压信号衰减

我们通过传感器记录血压变化从而产生一个与心脏跳动相近的波形。如果传感器过于敏感，小的压力波动也会产生很大的信号偏转。这种现象叫做信号衰减不足。而如果传感器不够敏感，那么小的压力波动将不能产生信号偏转，表现为圆钝的波形，这种现象称为信号衰减过度。

由液体传导信号系统检测得出的正常血压波形是尖锐而非圆钝的。频率恰当的系统能够在低压时检测出高频率的振幅，在高压时保持波形迅速上升而非超出振幅上限。两心室压力波形呈窄峰或者过大的超射意味着信号衰减不足（即系统过于敏感）。宽大而圆钝的波形意味着信号衰减过度（即系统不够敏感）。这通常是因为连接传感器的液体传导路径存在问题，或传感器没有正确校准。

气泡

左室压力传导路径中存在气泡会导致收缩期和舒张期过大超射（见图 3-13），即信号衰减不足。排除气泡后，心室压力波形由陡升变为正常升高。在心室压力峰值和舒张期存在的短的回波干扰依旧存在而且发生频率增加，表明液体传导路径内的气泡已经排除，监测所得波形更加准确。图 3-14 为左室压力的正常波形（略微有些圆钝），很明显气泡排除前后信号由衰减不足变为正常衰减。当信号衰减不足时，压力波形的舒张早期和收缩期部分表现为波峰超射信号而且波形过于"毛糙"（见图 3-15）。表 3-8 列举了血流动力学记录时常遇到的问题及其解决方法。我们可以通过向导管滴注造影剂纠正信号衰减不足，产生清晰可辨的波形（见图 3-16）。

表 3-8 记录血流动力学时通常遇到的问题

问题	可能的原因	解决方法
衰减过大[*]	压力管中有气泡或血凝块	反复冲洗
	管腔过小	更换内径大的压力管
	压力管太软	更换硬的压力管
	压力管连接处松弛	拧紧连接处
	导管打结	松开导管结
衰减过小[†]	压力管系统过硬	更换软的压力管
	压力管系统过长	缩短压力管
	肌紧张	增加滤波
		推注少量气泡或造影剂
	导管尖端血液湍流	调整导管尖端位置
信号消失	换能器失灵	更换换能器
	电缆断裂	更换电缆
	放大器失灵	重启放大器
	导管未连接	检查导管连接处
	导管阻塞	冲洗导管
压力没有归零	同上	重新检查调零

摘自 Tilkian AG，Daily EK：Cardiovascular procedures：diagnostic techniques and therapeutic procedures，St Louis，1986，Mosby.

[*] 衰减过大系统不够灵敏，输出平直或呈环形描记
[†] 衰减过小系统过于灵敏，描记过多的环线或描记超调

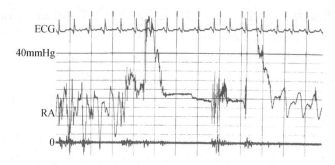

图 3-15　右房压力描记图显示缺乏衰减时环状伪影，而压力管中滴注造影剂后出现良好的波形

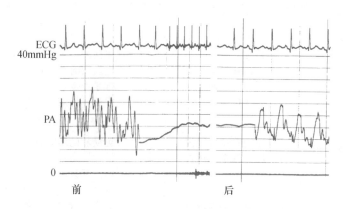

前　　　　　　　　后

图 3-16　压力管中滴注造影剂后产生一定的衰减，肺动脉描记图与之前相比显示良好的波形。详见文中

导管位置不正或移位

图 3-17 所示为假性主动脉狭窄压力阶差。当测量左室和主动脉内压力时，猪尾导管的所有侧孔必须全部置于主动脉瓣以下，图 3-17B 所示为部分猪尾导管未在左室内的情况。左室压力测量中受主动脉内压力干扰，导致左室-主动脉压力阶差减小。在异常的舒张期波形这种干扰很明显，整个心动周期随舒张期压力变化而持续性下降（左室舒张压在舒张期早期最低，随之升

高）。图 3-17A 所示为当猪尾导管位置正常时的真正压力阶差。这种干扰需要注意，如果处理不恰当可能导致得出主动脉瓣轻微病变的错误结论（见图 3-18）。

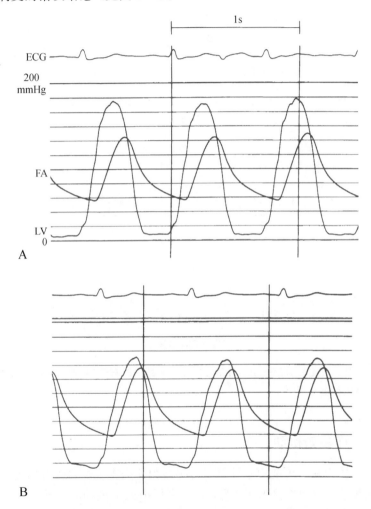

图 3-17　**A**：当猪尾导管完全跨过主动脉瓣时真实的压力阶差。FA：股动脉压；LV：左室压。**B**：猪尾导管侧孔在主动脉内产生错误的主动脉瓣狭窄压力阶差

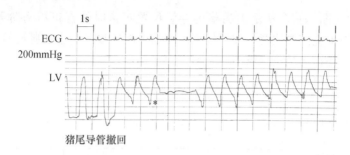

图 3-18 由于猪尾导管没有完全退出左室，前段图显示了错误增宽的主动脉压力（*）图。调整导管位置后主动脉压力变为正常

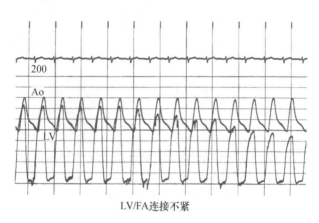

图 3-19 左室导管连接不紧导致左室压力衰减（图右侧），少数波形出现主动脉压超过左室压

连接处松动

压力减小可能由于导管、传感器和其他连接松动或者出现歧路等造成（见图 3-19）。例如，左室压力低于主动脉内压力（除非存在导致主动脉内压力升高的因素，如异位移植物）。

正常右室和右房压力波形

图 3-20 和图 3-21 所示为呼吸对右房压力的影响。图 3-22 所

示为同步右室和右房压力（0～40mmHg）。心房充盈波 a 和心室充盈波 v 与右室压力变化相符合。a 波后为 X 方向衰减，v 波后为正常的 Y 方向衰减。这些特征会因疾病存在而改变，或者在房性心律失常患者中减弱。右室检测波形顶端的切迹为导管的"回波振动"。这种反弹或者回波振动在压力波形的舒张早期很明显。

图 3-23 所示为一主动脉狭窄患者，在通过房间隔由左房向

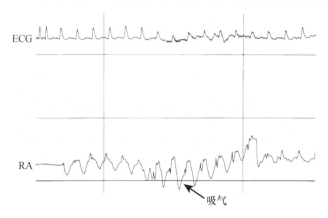

图 3-20　吸气时右房压力下降（约 0～40mmHg）。注意吸气增加时压力下降（箭头）

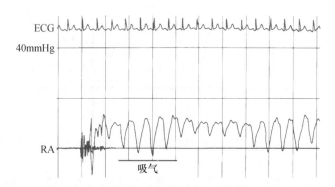

图 3-21　缩窄性生理状态或心力衰竭患者吸气时右房压力变化异常。虽然 Y 方向下降明显，但是 a 波和 v 波并未出现相应下降

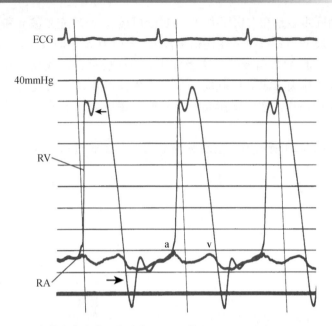

图 3-22 正常的右房和右室压力描记图。箭头（上）：升支切迹提示右室压力升高；箭头（下）：显示右室舒张早期压力图；a：心房波；v：心室波

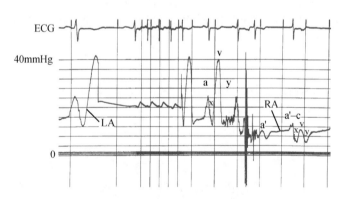

图 3-23 导管由左房经过房间隔回撤至右房的血流动力学压力描记图

右房撤导管过程中的连续压力监测，显示左、右房的 a 波和 v 波的差别。左房的 v 波很明显，伴随相应的 X 和 Y 方向的衰减。右房也存在 a 波和 v 波，但振幅不够显著，总体来说，右房 a 波比 v 波振幅大，而左房 v 波比 a 波更加明显。

三尖瓣反流时右房压力

与正常状态相比，当三尖瓣反流将血液压回右房时，右房压随着右室的收缩而升高。

在该患者体内，右房压在心脏舒张过程中与右室压相吻合，这表明患者无三尖瓣狭窄。三尖瓣反流现象在图 3-24 中很明显。右房与右室血压均升高（右室收缩压 70mmHg，右房压 17mmHg）。右房压显示在心脏收缩过程中反流所造成的波动。在心脏舒张过程中，由于微弱的三尖瓣狭窄（三尖瓣有一狭小开口），在右房（较高的曲线）与右室（较低的曲线）之间出现了一个小坡度。

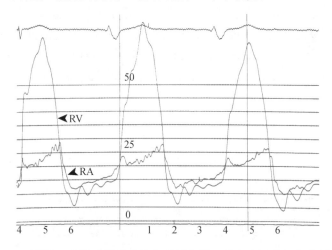

图 3-24　严重三尖瓣反流患者的右房压力图。当右房压力与右室压力同步匹配时，三尖瓣关闭不全伴狭窄可以观察到舒张期右房和右室压力曲线分离

房室分离患者的右房压

正常的右房压力波形代表心房收缩，血液顺利流入心室。房室传导阻滞情况下心房相对于心室没有在适当的时间进行收缩（见图 3-25）。QRS 波后紧接着心室收缩、三尖瓣和二尖瓣闭合。如果 P 波（心房收缩）在三尖瓣闭合后出现，我们就可以观察到

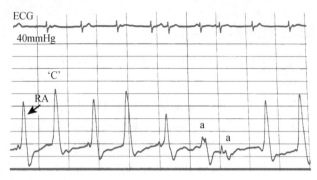

图 3-25 房室分离时右房压力曲线。a：房室同步时 a 波；C：大炮波

一个巨型波。在第六、第七个心搏，房室同期时，该波就会在心房收缩时恢复到适当幅度，并在心室收缩（QRS 波）之前排空血液。在起搏器引起的房室分离中也可以看到相同的表现，起搏时可看到巨型波（见图 3-26）。心房收缩对于体循环血压的贡献见图 3-27。

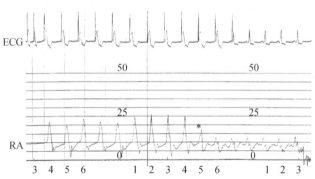

图 3-26 临时右室起搏条件下右房压力曲线。心电图显示高尖的钉刺状起搏信号对应高大的右房压力波。星号处为融合心搏开始。心房收缩的时机领先于心室激动，形成正常的 a 波波形

肺毛细血管楔压和右侧心导管跨间隔测量的左房压

肺毛细血管楔压用 7F 漂浮尖端球囊导管测量，左房压用 Brockenbrough 导管测量（见图 3-28）。在每次压力波中，LA 压

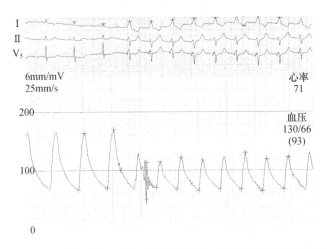

图 3-27 心律由窦性心律变为交接区心律时主动脉压力曲线变化

的升高会导致 PCW 压升高约 100～150ms。这两个血压协调较好就能在绝大部分标准血流动力学病例中对 PCW 压进行临床应用（a、a' 和 v、v' 分别是 LA 压与 PCW 压）。

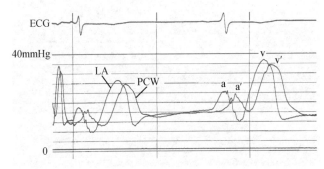

图 3-28 左房（LA）和肺毛细血管楔（PCW）压力图（患者患有主动脉瓣狭窄伴高心室充盈压）

正常股动脉和中心主动脉压

将经由股动脉鞘管（8F）侧壁测得的股动脉压与主动脉瓣膜上方的猪尾导管（7F）测得的相匹配，如图 3-29 所示。正常情

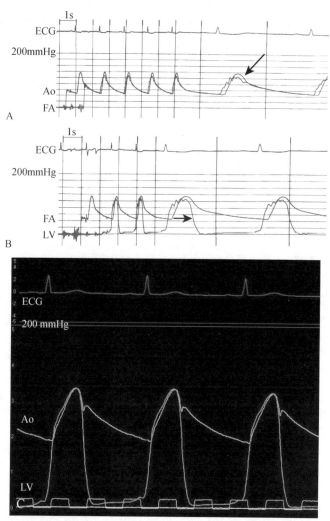

图 3-29（见书后彩图）　A：同步记录股动脉（箭头所指，8F 鞘管测量）及主动脉（7F 猪尾导管测量）血流动力学描记图。股动脉压力超射（箭头）及上升支滞后是股动脉描记的正常特点。**B：**股动脉及左室（箭头所指）压力图。**C：**微型流体压力计同步记录主动脉和左室压力图（双换能器导管）。注意正常的左室流出道的较小脉冲阶差

况下，这两者的数值紧密相关。较外层股动脉压可能出现轻微超射现象（见图 3-29A）。此外，通过观察各血压的上升时间，术

者可辨识出中央大动脉压（最先升高者）。两类血压的平均值是相等的（见图 3-29B）。图 3-29C 显示 LV 和 Ao 压同期描记图。

　　心房充盈对系统血压的功效可参见图 3-30。正常窦性节律（第一和第二个心搏）时 Ao 和 LV 压力描记图显示收缩压为 175mmHg（0～200mmHg），Ao 舒张压为 70mmHg。房室分离时心房对于血压的贡献消失（图 3-30 中箭头所示），心脏起搏器开始控制节律。收缩压显著下降到 118mmHg，并随着心房活动与 QRS 波的衔接而逐渐恢复到正常范围。

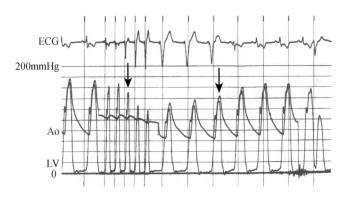

图 3-30　同步记录植入起搏器患者主动脉及左室血流动力学压力图。心室起搏时（箭头之间）失去心房收缩导致心室充盈减少，出现全身压力降低。箭头（左）：心室起搏开始心室充盈减少；箭头（右）：恢复房室同步和正常窦性心律，全身压力升高

肺毛细血管楔压描记图上的大 V 波

　　LV 压与 PCW 压在舒张过程中渐渐协调一致（0～400mmHg 范围内）（见图 3-31）。PCWa 波（a'）尾随 LV a 波 150ms（第一个心搏），V 波较大。期间未出现重要的 PCW-LV 舒张梯度。在第二个心搏，由于后期的心房活动，LV a 波的缺失可由 LV 压不同上升支的起始处看出。PCW 拥有较大且延迟的 a 波和 V 波。人们经常把 PCW 压轨迹图上的 V 波与二尖瓣反流相联系。但大 V 波对二尖瓣反流敏感性和特异性都不强。大 V

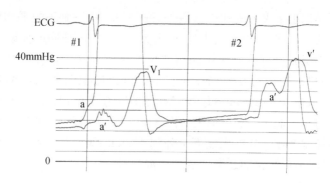

图 3-31 同步记录失去心房搏动（第二个心搏）患者的肺毛细血管楔压和左室压力。在第一个心搏中，a 为左室压力波形，a' 为肺毛细血管楔压波形；第二个心搏中，由于收缩对抗二尖瓣关闭，a' 波形幅度增高

波也可能伴随室间隔缺损出现，或见于 LA 容积（如室间隔缺损）或 LA 顺应性升高（如风湿性心脏病、心脏术后、浸润性心脏疾病）时。大 V 波也可见于某些因素及充血性心脏病引发的二尖瓣梗阻，此时二尖瓣反流尚未出现。如图 3-32 中显示的特大 V 波，很可能足够传送到 PA 压，形成舒张期降支切迹。

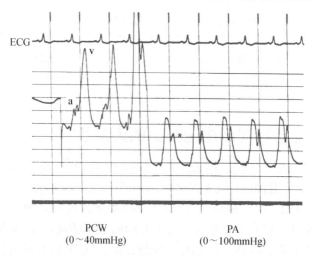

图 3-32 肺毛细血管楔压描记图的巨大 V 波折射肺动脉压，肺动脉压降支有切迹（＊）

主动脉瓣狭窄

患有轻度主动脉瓣狭窄（0～200mmHg 范围）的患者，其 LV 和 Ao 压同期图如图 3-33 所示。这两类血压可采用 Millar 高精确度压力导管测量，且该导管尖端还带有两个换能器（见第六章）。Ao-LV 压的峰值差仅为 10mmHg，平均压力阶差（舒张期 Ao 和 LV 之间的区域）为 15mmHg。Ao 压力的迅速升高反映出狭窄瓣膜的强力喷射振动导管而产生的影响。相对左室而言，Ao 压升高的时间没有拖延。在室性期前收缩之后我们可以看到一次更高的 LV 压，称作期前收缩后压力峰（见图 3-34）。

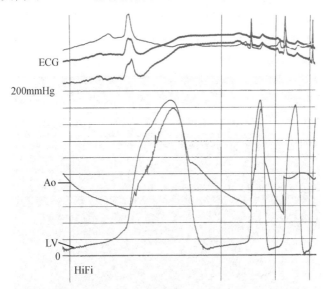

图 3-33　双端微型流体压力计［高精确度（HiFi）］导管同步记录一名主动脉瓣狭窄患者的主动脉（Ao）和左室（LV）压力图

心房收缩对主动脉瓣狭窄患者很重要（见图 3-35）。Ao-LV 同期压（经房间隔路径，0～200mmHg）显示，在第一个心搏时心房活动为零，交界性心搏（*）。若心房功能失效，Ao 舒张压为 132mmHg，LV 舒张压为 190mmHg。在随后的心搏中，第三个心房活动（P 波）引发了 QRS 波并使 Ao 压上升到 160mmHg，LV

压升高到 225mmHg，上升了近 25%。这项功效对 LV 功能衰竭的患者至关重要。这一图像还有两个特征值得注意：LV 压轨迹图上的 a 波（见图 3-34 箭头处），可在 LV 第二个心搏中看到。当观察到 50～60mmHg 以上宽的脉压时，Ao 反流就出现了。在心脏舒张后期，Ao 压已降到 50mmHg 或以下。心动过缓也可能导致宽的脉压出现。

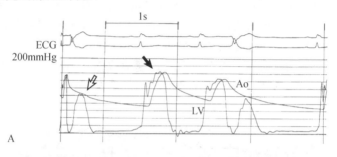

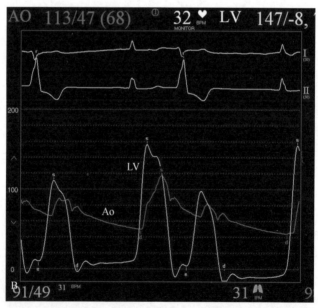

图 3-34（见书后彩图） A：室性期前收缩时（空心箭头）左室和主动脉压力图，该患者没有主动脉狭窄，室性期前收缩时没有产生足够的压力打开主动脉瓣。B：主动脉瓣狭窄患者室性期前收缩时增强血流动力学（A 图摘自 Kern MJ，Donohue T，Bach R，et al：*Cathet Cardiovasc Diagn* 27：223-227，1992.）

主动脉瓣下的左室压力阶差

在肥厚型心肌病中，特别是左室内，肥厚的心肌收缩过紧，导致心室内血液流动受阻，同时心室自身的收缩还会导致与正常动脉瓣产生压力阶差。图 3-36 是 LV 和 Ao 压力同步描记图，显示出了大的 Ao-LV 压力阶差（LV 压力为 220mmHg，Ao 压力为

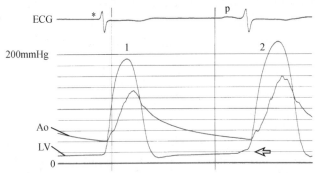

图 3-35　主动脉和左室血流动力学压力图，心房收缩（箭头）影响左室和全身压力（见第二个心搏）。* 缺乏 p 波；p：p 波（宽大的脉压提示主动脉瓣关闭不全）

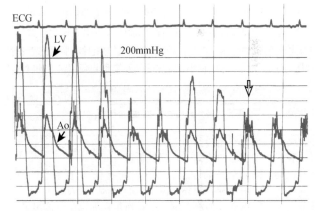

图 3-36　一位肥厚型梗阻性心肌病患者，当导管从其左室远端回撤时同步记录左室和主动脉压力。主动脉与左室间压力阶差消失。导管回撤前的主动脉及左室压力图（小箭头），未见真正的主动脉瓣压力阶差。主动脉及左室压力阶差出现在导管回撤至左室中间、主动脉瓣下时。空心箭头所指为近端心室中匹配的主动脉和左室（主动脉瓣下）收缩压。详见文中

120mmHg）。当左室（多用途）导管从左室远端回撤导管至主动脉瓣正下方时，Ao-LV 压力阶差消失（观察 LV 压力与 Ao 压力的匹配图，图 3-36 最右侧）。肥厚型梗阻性心肌病（HOCM）患者室性期前收缩（PVC）在 PVC 后压力波形里有独特变化。PVC 后的充盈时间越长，输出越多，期间遇到的阻力也越大。而造成 LV-Ao 压力阶差的增大却是由于输出阻力增大，Ao 脉搏压降低。Ao 波形显示的是早期流出受阻的尖顶和圆顶模式。与主动脉瓣狭窄相比，Ao 压的上升缓慢与 LV 压持平（见图 3-37）。表 3-9 列举的是导致肥厚型心肌病患者的流出道压力阶差增大的刺激因素。

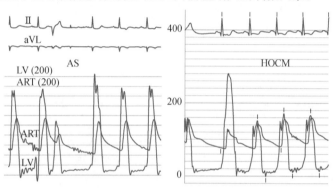

图 3-37 对照主动脉瓣狭窄（AS）和肥厚型梗阻性心肌病患者室性期前收缩后血流动力学变化。主动脉瓣狭窄患者室性期前收缩后出现压力阶差增大、升支缓慢、脉压较大的主动脉压力波形。相反，肥厚型梗阻性心肌病患者室性期前收缩后出现压力阶差增大、脉压较小、升支陡峭及尖顶和圆顶状主动脉压力波形

表 3-9　肥厚型心肌病激发试验*	
药物和措施	**增加主动脉-左室压力阶差的机制**
药物	
多巴酚丁胺	增强心肌收缩力
异丙肾上腺素	增强心肌收缩力，降低血压
亚硝酸异戊酯	降低全身动脉压（外周血管扩张），反射性增强交感兴奋，降低静脉回流，增加心肌收缩力
硝酸甘油	降低静脉回流，减少心排血量，加重左室流出道狭窄
措施	
室性期前收缩	室性期前收缩后增强心肌收缩力
Valsalva 动作	减少静脉回流，降低左室容积，加重左室流出道狭窄

* 在期外收缩后的心搏中，每搏量和全身动脉脉搏压力减小（Brockenbrough-Braunwald 征）。这是对比于主动脉瓣狭窄，期外收缩后心搏具有增加每搏量和收缩阶差以及增加全身动脉压的特点

主动脉反流

图 3-38 至图 3-40 描述的是几名患有不同程度主动脉反流患者的 Ao-LV 同步压力图（0～200mmHg 范围）。这种情况下的血液动力学典型特征为宽的脉压。Ao（股动脉）压力的迅速上升也显而易见。

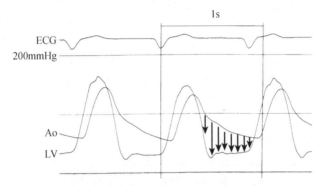

图 3-38　主动脉瓣轻度狭窄患者血流动力学描记图显示主动脉-左室舒张期压力阶差（箭头），有利于冠状动脉灌注（注意因为起搏的心律而漏掉的一个波）

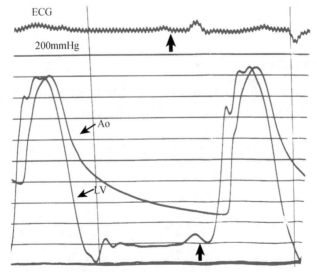

图 3-39　同步记录主动脉瓣轻度狭窄患者主动脉-左室压力，显示缺乏收缩期压力阶差，主动脉压力升支延迟表明应用股动脉鞘测压，延长的 PR 间期（上箭头）内出现一个早期、高大的 a 波波形（下箭头）

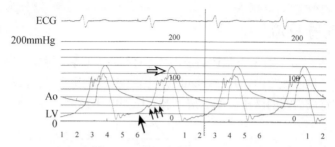

图3-40 严重主动脉瓣反流表现为左室舒张期压力迅速增加（大箭头），以及舒张末期左室和主动脉压力相对称（三个小箭头）。左室强有力的射血和动脉系统顺应性导致外周动脉压力增高或放大（空心箭头）（摘自 Kern MJ, Aguirre FV：*Cathet Cardiovasc Diagn* 26：232-240，1992.）

还会经常看到股动脉（FA）压明显的增高。在图3-38中，a波大且明显，显示一度房室传导阻滞（长 PR 间期，箭头）对 LV 压的影响。图3-38描绘的是舒张过程中 Ao-LV 压力阶差的生理现象，呈现出没有心房贡献下的左室压。图3-40显示的是在舒张末期，LV 舒张压迅速升高而 Ao 压增大，Ao-LV 压几乎持平，预示此 Ao 反流对血流动力学具有较大影响。注意 Ao 压力的超射。

二尖瓣反流

在图3-41中，PCW 描记的大 V 波代表经关闭不全的二尖瓣传送的 LV 压。V 波出现在 LV 压的下行过程。

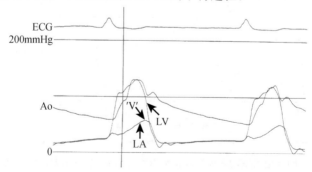

图3-41 二尖瓣反流患者的血流动力学描记图，以左房压力曲线巨大 V 波为特征。V 波振幅与反流的流速和流量呈正相关

图 3-42 显示的是二尖瓣反流伴狭窄患者的大 V 波和持续的 LV-PCW 压力阶差。由左室图我们可确认二尖瓣反流现象非常显著。二尖瓣反流伴狭窄患者的 V 波斜坡比单独二尖瓣反流 V 波斜坡平缓。

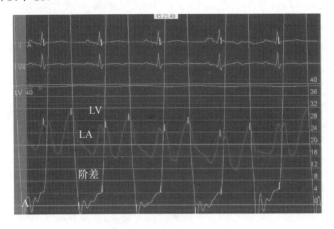

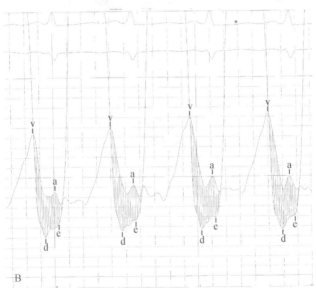

图 3-42 **A**：二尖瓣狭窄患者其左室和左房压力（0～40mmHg 范围）图显示分离的 a 波和 v 波伴舒张期巨大的压力阶差。**B**：左室和左房压力图中巨大 V 波表明二尖瓣狭窄伴二尖瓣反流

二尖瓣狭窄

在图 3-42 中，LV 与 PCW 同步压力描记图在整个舒张过程中呈现 MVG。将第一个心搏中的 a 波与正常 v 波相联系。在随后的心搏中，心房活动延时并跟随 QRS 波之后，促成巨大 V 波（36mmHg）。充盈期延长使 MVG 增加。在一些二尖瓣狭窄患者中，可采用球囊导管瓣膜成形术来扩开狭小的二尖瓣口。

MVG 受心率的影响。当心律不齐时（心房颤动），压力阶差的测量应取 10 个心搏的平均值。图 3-43 显示的是 RR 间期对二尖瓣狭窄压力阶差的影响。

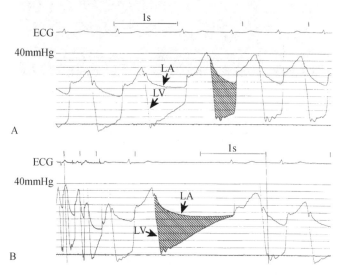

图 3-43 心率（舒张期）对二尖瓣压力阶差的影响。心率（RR 间期）影响二尖瓣狭窄压力阶差。**A**：短 RR 间期压力阶差为 22mmHg（阴影区域）。**B**：长 RR 间期平均压力阶差为 29mmHg。心房颤动时计算机平均 10 个心搏计算压力阶差（摘自 Kern MJ，Aguirre F：*Cathet Cardiovasc Diagn* 26：308-315，1992.）

二尖瓣狭窄患者左、右室压力的差异

正常左、右室压力在舒张早期和后期的差值均超过 5mmHg，且右室压力曲线常被包在左室压力曲线中（见图3-44）。左、右室压力的差异通常体现在下降支和舒张后期。由于左室顺应性差，a波的幅度亦有所差别。RV-LV压力关系图中的变化与室间隔的运动有关，这些变化经常出现在肺动脉高压、束支传导阻滞、心肌梗死、心脏容量负荷过大以及缩窄性心包炎等病理生理状况中。

左束支传导阻滞患者的左、右室压参见图3-45。在束支传导阻滞时，心室激动时间延迟。RV压下降导致RV压力曲线出现在LV压力曲线外。这一现象在临床上的意义尚不明确。

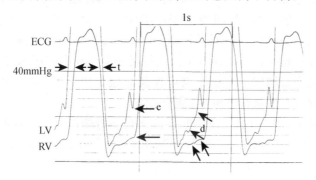

图3-44 同步记录轻度肺动脉高压患者右室和左室压力图。标记舒张期升支（e）和舒张末期（d）不同的压力曲线。右室压力描记图完全在左室压力图之内（t），为正常的模式（摘自 Kern MJ：*Hemodynamic rounds：interpretation of cardiac pathophysiology from pressure waveform analysis*，New York，1993，Wiley-Liss.）

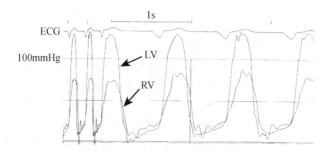

图3-45 左束支传导阻滞合并肺动脉高压患者的右室和左室压力图。显示延迟的右室压力降支在左室压力图之外（摘自 Kern MJ：*Hemodynamic rounds：interpretation of cardiac pathophysiology from pressure waveform analysis*，New York，1993，Wiley-Liss.）

缩窄性心包炎

　　缩窄性心包炎会使心包受阻，从而限制了心脏的充盈过程。右室充盈导致室间隔推向左室，从而使左室充盈受限更为明显（尤其是在吸气时）。典型血流动力学改变包括：库斯莫尔（Kussmaul）征（吸气时右室压增大），高 RA 压、描记图呈 M 或 W 形态，以及快速舒张充盈早期的下降和平台形，并在后期由于心包限制突然中断（见图 3-46）。相比之下，心脏压塞时RA 波形也上升，但 M 或 W 波形较钝，动脉压图显示的是奇脉（动脉压在吸气时减少超过 20mmHg）。由于这两种疾病在早期阶段非常相似，所以其 RA 压也可能相似。在心脏压塞患者中，二维超声心动图显示由于周期性高心包压作用于 RA/RV 充盈期，导致心包及右房和右室舒张期塌陷。

　　如图 3-47 所示，一个典型模式是在舒张过程中升高的舒张压压力曲线出现了一个前期下降图形之后平台形的压力图。通常

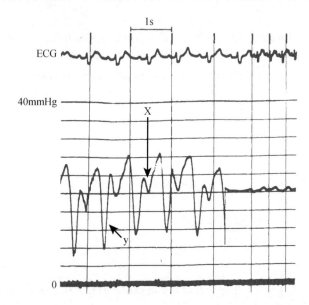

图 3-46　右房生理性收缩期压力图显示巨大的 Y 降支和小的 X 降支。平均右房压力为 20mmHg

情况下，经典下降平台图像只出现于心动过缓。心动过速及用力呼吸会使图像模糊，但在舒张期左、右室压的匹配仍然存在。辨别缩窄性和限制性生理状态最敏感的现象是左、右室收缩压随呼吸的动态变化。在限制性疾病中左、右室收缩压增大或减小的步调一致，反之，左、右室收缩压随呼吸不协调即为缩窄性疾病（见图 3-48）。图 3-49 显示的是缩窄性疾病的典型变化，右房压

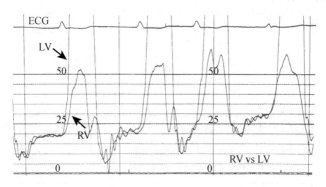

图 3-47 同步记录缩窄性心包炎患者右室和左室压力图。舒张期压力图形是该类患者的特征。然而收缩压随呼吸的动态变化更有诊断价值

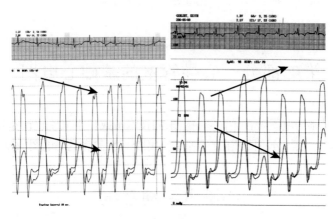

图 3-48 缩窄性和限制性心肌病压力图随呼吸的动态变化。左侧：右室/左室收缩压随呼吸一致，符合限制性心肌病；右侧：右室/左室收缩压随呼吸不一致，符合缩窄性心肌病和缩窄性心包炎特征

呈显著 Y 方向下降并伴有经典 M 或 W 图样。这些波形都是心室充盈受损状态下 X 和 Y 波谷的变化形式。限制性心肌病或心力衰竭也常会出现这种波形。将这类波形与因心脏压塞、高心包压导致所有波形变钝患者的右房压进行对比。图 3-50 显示的是心脏压塞患者接受心包穿刺术前后的房室压。

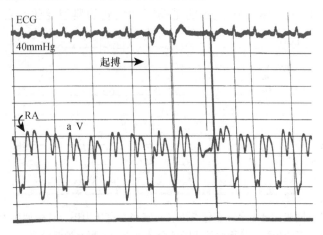

图 3-49　一位缩窄性心包炎患者右房压力图显示异常隆起的 M 型压力图。隆起的压力图伴随巨大的 Y 降支也见于心肌病患者

第二部分　心导管室的基础心电图

基础心电图对心导管室中新来的技术员或护士来说也许是比较陌生的。该部分将回顾在心导管室中用来监护患者的心电图的原理。

心脏电活动系统

生物电活动会引发心肌收缩。心电图上的每一个对应的搏动信号都是由心肌收缩产生。心脏的电活动系统由特殊的组织来调控和传导电脉冲。心脏电活动的正常顺序如图 3-51 所示，具体如下：窦

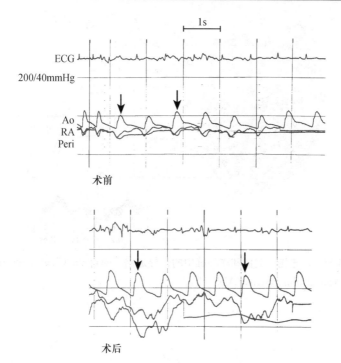

图 3-50 一位心脏压塞患者的右房、心包（Peri）和主动脉压力图。在心包穿刺术前，右房压力图显示钝圆的 X 和 Y 降支，动脉压表现为奇脉（收缩压在吸气末降低＞10mmHg，箭头）。心包穿刺术后，奇脉消失，右房压力波形更加阶段性（摘自 Kern MJ, Aguirre FV：*Cathet Cardiovasc Diagn* 26：152-158，1992.）

房结、心房组织、房室结、希氏束、束支、浦肯野纤维和心室肌。

心电图

心电图是一种由心肌去极化（收缩）和复极化（松弛）产生的电脉冲的图示记录。标准心电图包括 6 个肢体导联和 6 个胸导联。12 导联心电图正确的电极的位置如图 3-52 和图 3-53 所示。

心电图的 12 个导联显示心脏不同角度的去极化和复极化。一般来说，特定的导联与心肌特定部位产生的电活动有关。Ⅱ、Ⅲ 和 aVF 导联反映心脏下壁电活动；Ⅰ、aVL 导联和胸导联中的 V_5、V_6 导联反映心脏侧壁电活动；V_1 和 V_2 导联反映心脏的间

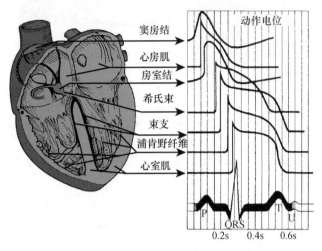

图 3-51　心电图的起源和在心脏中的传导通路（摘自 the CIBA Collection of Medical Illustrations，Vol. 5.）

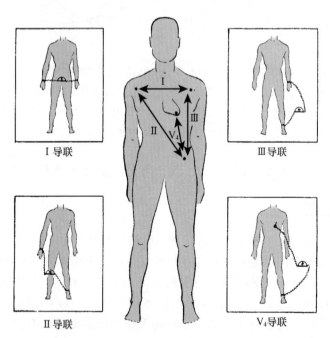

图 3-52　标准肢体导联和一个胸导联（摘自 Marriott HLJ：*Practical electrocardiography*，ed 7，Baltimore，1983，Williams and Wilkins.）

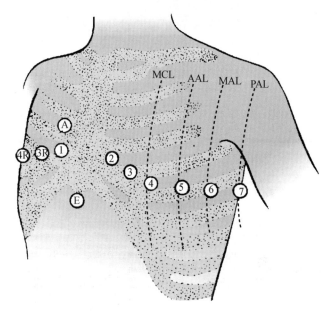

图 3-53　胸导联的位置。MCL：锁骨中线；AAL：腋前线；MAL：腋中线；PAL：腋后线（摘自 Marriott HLJ：*Practical electrocardiography*，ed 7，Baltimore，1983，Williams and Wilkins.）

壁区域；V_3 和 V_4 导联反映心脏前壁。心脏后壁的电活动不直接显示，心脏前壁的局部缺血、损伤和坏死会通过去极化和复极化的异常表现出来（通过 $V_1 \sim V_3$ 导联）。下后壁心肌梗死的 ST 段、T 波改变和 Q 波在变化方向上与前壁心肌梗死相反。局部缺血时 $V_1 \sim V_3$ 导联 ST 段抬高而非压低。在急性损伤期，ST 段压低；在梗死期，这些导联上会出现一种病理性的 R 波而非 Q 波。

心电图的组成部分（见图 3-54 和图 3-55）

P 波

由于窦房结细胞具有最高的自律性（能够发出冲动），所以它是心脏的起搏点。当电流传过心房时，体表心电图会记录一个代表心房电收缩（去极化）的 P 波。接下来心房开始机械性收

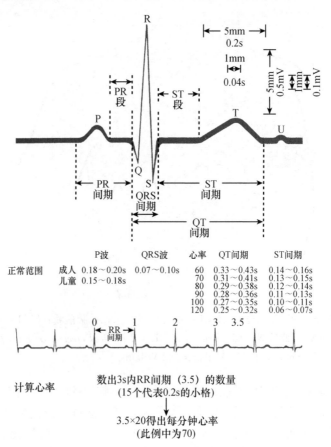

图 3-54 图示心电图各部分正常间期（摘自 the CIBA Collection of Medical Illustrations，Vol. 5.）

缩，使心室扩张。从心房开始，冲动沿着房室结和希氏束-浦肯野系统传导，最终激动心室。PR 间期是从 P 波开始到 QRS 波的起始，反映的是从窦房结通过心房内部、房室结和希氏束系统的电传导时间。

QRS 波群

P 波之后一般出现的是代表心室去极化的 QRS 波群。心室电活动会引发心肌收缩（心脏收缩）。

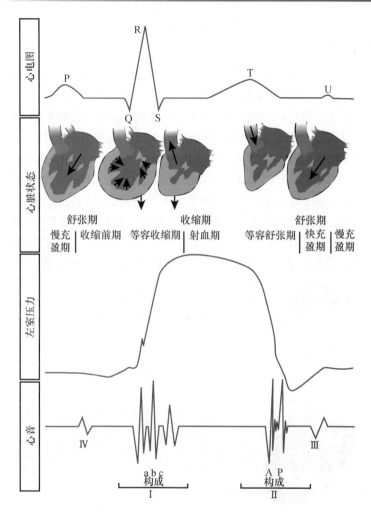

图 3-55 心脏的电-机械活动次序（摘自 the CIBA Collection of Medical Illustrations，Vol. 5.）

ST 段和 T 波

QRS 波群之后是代表心室复极化和对应心肌舒张（心脏舒张）的 ST 段和 T 波。从 QRS 波末端到 T 波起始称为 ST 段。心脏局部缺血或急性损伤可引起该段相对于基线水平的压低或抬高。

节律异常

窦性节律一般是伴随正常激动顺序的规律节律。期前收缩是出现在下一预期搏动之前的过早搏动。室性期前收缩（PVC）是由心室中异常电活动引起的。PVC 是一种形态宽大、畸形的 QRS 波（见图 3-56A）。由一个激动点引起的 PVC 即单形性 PVC。由心室不同位置引起的 PVC 有不同的形态，称多形性 PVC。连续出现 3 个或 3 个以上的 PVC 称为室性心动过速（见图 3-56B）。PVC 会因为心室激动顺序异常及心房和心室收缩不协调而使脉压降低。在持续性室性心动过速下，血压可能会急剧下降。心室颤动是最混乱的，也是引起血流动力学不稳定的心律失常（见图 3-56C）。心室颤动时心脏电活动是混乱而不协调的，心室因此而不能有效收缩。最终

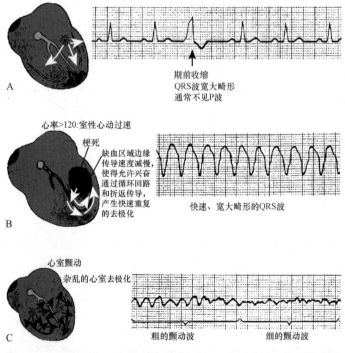

图 3-56 A：心电图示例—室性期前收缩。B：心电图示例—单形性室性心动过速。C：心电图示例心室颤动［摘自 Scheidt S：*Clinical Symposia* 35（2）：37，1983；36（6）：29，1984.］

导致无脉以及无 CO 出现，甚至导致临床死亡。

心导管室中典型的心电图改变

ST 段和 T 波的变化提示冠状动脉缺血。这种缺血会导致局部心肌缺血、缺氧。如果局部缺血持续，就有可能导致组织受损或坏死。坏死组织即在梗死区域。局部缺血和梗死的 ECG 变化如图 3-57 和图 3-58 所示。

1. 损伤＝ST 段抬高

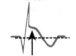

- 表示一个急性的 ST 段回落到等电位线过程。
- 如果 T 波也抬高超过等电位线提示心包炎。
- 损伤的部位预示了梗死的部位。
- ST 段下移提示洋地黄效应或心内膜下梗死。

2. 缺血＝T 波倒置

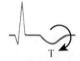

- 倒置的 T 波是对称的。
- 通常情况下在 Ⅰ、Ⅱ 和 $V_2 \sim V_6$ 导联 T 波是直立的，要检查以上导联 T 波是否倒置。

3. 梗死＝Q 波

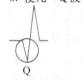

- 小的 Qs 波在 V_5、V_6 导联是正常的。
- 异常 Q 波的宽度必须超过 0.04s。
- Ⅲ 导联 Q 波深度超过 QRS 波高度的 1/3 也视为异常 Q 波。

前壁心肌梗死

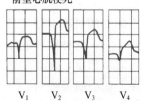

- ST 段抬高伴/不伴异常 Q 波。
- 通常提示是左冠状动脉的前降支闭塞。

V_1　　V_2　　V_3　　V_4

图 3-57　在心肌损伤、缺血和梗死情况下，心电图对应的改变（摘自 Genentech，Inc.，South San Francisco，Calif.）

下壁心肌梗死

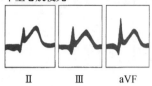

II   III   aVF

- ST 段抬高伴/不伴异常 Q 波。
- 通常提示是右冠状动脉闭塞。

侧壁心肌梗死

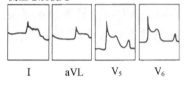

I   aVL V_5 V_6

- ST 段抬高伴/不伴异常 Q 波。
- 或许合并多部位梗死。
- 通常提示旋支闭塞。

后壁心肌梗死

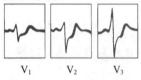

V_1 V_2 V_3

- V_1 和 V_2 导联高大的 R 波和 ST 段压低。
- 或许合并多部位梗死。
- 通常提示为右冠状动脉和（或）旋支闭塞。

图 3-58 图示下壁、侧壁和后壁心肌梗死心电图改变（摘自 Genentech, Inc.，South San Francisco，Calif.）

　　心肌缺血会导致心电图很多不同的变化。影响心肌全层（透壁）的局部缺血表现为深的对称性 T 波倒置。在一些非缺血性疾病（如颅内创伤、肺栓塞、心肌挫伤）也会发生 T 波倒置。心绞痛时发生的急性 T 波变化是心肌缺血的特征性改变。在很多情况下，ST 段水平压低或 ST 段下斜型下移是心内膜下缺血和梗死的标志。然而，可逆性压低也提示缺血。在无心绞痛患者的基线心电图中，非特异性的 ST-T 改变以及均一的 T 波变化也提示缺血。

　　急性心肌梗死的心电图表现为一个动态演变的过程。梗死最早期心电图出现高尖 T 波即所谓超急性期 T 波。这种短暂的 T 波改变之后即表现为心肌损伤区的 ST 段抬高。相反，在心脏对称面的导联也会出现交互 ST 段的压低。在下壁心肌梗死时，下壁导联（II、III 和 aVF）会出现 ST 段抬高。同时，在胸导联（I、aVL、V_1 和 V_2）也会出现 ST 段压低。在心肌梗死发生的最初数小时内，心肌全层受损产生 Q 波，进而导致透壁性或 Q

波心肌梗死。心肌坏死将导致该区域心电活动终止，在心肌去极时该部位心肌不再产生心电向量。梗死区域的导联会记录到背离该区域的负向 Q 波。心内膜下心肌梗死不会导致 Q 波形成，称为无 Q 波或非 ST 段抬高心肌梗死。

在进行心导管插入术之前，需要监测 12 导联 ECG。在心导管插入术过程中，如症状加重可用 ECG 进行对比。在导管插入期间，1～3 个 ECG 导联会持续监控节律（是否紊乱）以及 ST 段和 T 波的变化来预测心脏供血的变化。在冠状动脉成形术中，球囊膨胀会间断性地终止血管远端心肌供血。这样会导致发生可逆的局部缺血，以及暂时性的 T 波和 ST 段变化。持续性的 ST 段抬高或压低提示将会发生局部缺血或严重的心肌受损。在心导管插入术中会发现其他导致 ST 段和 T 波变化的情况，包括冠状动脉注射造影剂、导管阻塞动脉（伸入左主干口或右冠状动脉开口）、血管成形术中的不当或不完全的球囊导管放气、冠状动脉夹层、冠状动脉痉挛以及球囊导管或血栓阻塞分支血管。

节律紊乱一般发生在心导管插入过程中。当导管插入右室时，导管刺激会产生房性心律失常和室性期前收缩。在试图将导管插入右室流出道时可能会导致右束支损伤。尽管这种情况导致的右束支传导阻滞是短暂性的，但如果先前发生过左束支传导阻滞，则有可能引发完全性心脏传导阻滞。在这种情况下，术者必须做好准备起搏右室，直到右束支恢复传导功能。左室的导管刺激或造影剂注射会引发室性期前收缩和室性心动过速。冠状动脉（尤其右冠状动脉）的造影剂注射会导致心动过缓、窦性停搏、室性心动过速以及心室颤动。导管性的冠状动脉痉挛会导致冠状动脉血流减少从而引发心室颤动。导管性心律失常的治疗很简单，把导管从 LV 腔或冠状动脉口中移除即可终止心律失常。持续性室性心动过速或心室颤动需要及时复律。如果心律持续不正常，术者必须及时查出其他可能的原因，例如局部缺血或电解质异常。不建议预防性使用抗心律失常药来控制心导管插入术中可能发生的心律失常。在心导管插入术中，通过冠状动脉内注射硝酸甘油可以缓解冠状动脉痉挛。通过用力咳嗽或使用阿托品，可以缓解心动过缓和窦房结功能不全（见第四章）。心导管室中对于除颤器的知识和应用经验是极其重要的（见第八章）。

推荐阅读

Baim DS: *Grossman's cardiac catheterization, angiography, and intervention*, ed 7, Philadelphia, 2006, Lippincott Williams & Wilkins.

Bonow R, Carabello AC, Chatterjee K, et al: 2008 focused update incorporated into the ACC/AHA 2006 guidelines for the management of patients with valvular heart disease: a report of the American College of Cardiology/American Heart Association Task Force on Practice Guidelines (Writing Committee to Revise the 1998 Guidelines for the Management of Patients with Valvular Heart Disease): endorsed by the Society of Cardiovascular Anesthesiologists, Society for Cardiovascular Angiography and Interventions, and Society of Thoracic Surgeons, *Circulation* 118:e523–e661, 2008.

Bonow RO, Carabello BA, Chatterjee K, et al: ACC/AHA 2006 guidelines for the management of patients with valvular heart disease: a report of the American College of Cardiology/American Heart Association Task Force on Practice Guidelines (Writing Committee to Develop Guidelines for the Management of Patients With Valvular Heart Disease), *J Am Coll Cardiol* 48:e1–148, 2006.

Brogan WC, Lange RA, Hillis LD: Accuracy of various methods of measuring the transvalvular pressure gradient in aortic stenosis, *Am Heart J* 123:948–953, 1992.

Brown L, Kahl F, Link K, et al: Anatomic landmarks for use when measuring intracardiac pressure with fluid-filled catheters, *Am J Cardiol* 86:121–124, 2000.

Chatterjee K: The Swan-Ganz catheters: past, present, and future: a viewpoint, *Circulation* 119:147–152, 2009.

Cui W, Dai W, Zhang G: A new simplified method for calculating mean mitral pressure gradient, *Cathet Cardiovasc Intervent* 70:754–757, 2007.

Doorey AJ, Gakhal M, Pasquale MJ: Utilization of a pressure sensor guide wire to measure bileaflet mechanical valve gradients: hemodynamic and echocardiographic sequelae, *Cathet Cardiovasc Intervent* 67:535–540, 2006.

Feldman T, Ford L, Chiu YC, Carroll J: Changes in valvular resistance, power dissipation and myocardial reserve with aortic valvuloplasty, *J Heart Valve Dis* 1:55–64, 1992.

Folland ED, Parisi AF, Carbone C: Is peripheral arterial pressure a satisfactory substitute for ascending aortic pressure when measuring aortic valve gradients? *J Am Coll Cardiol* 4:1207–1212, 1984.

Ford LE, Feldman T, Chiu YC, Carroll JD: Hemodynamic resistance as a measure of functional impairment in aortic valvular stenosis, *Circ Res* 66:1–7, 1990.

Goldstein JA, Harada A, Yagi Y, et al: Hemodynamic importance of systolic ventricular interaction, augmented right atrial contractility and atrioventricular synchrony in acute right ventricular dysfunction, *J Am Coll Cardiol* 16:181–189, 1990.

Gorlin R, Gorlin SG: Hydraulic formula for calculation of stenotic mitral valve, other cardiac valves, and central circulatory shunts, *Am Heart J* 41:1–29, 1951.

Grayburn PA: Assessment of low-gradient aortic stenosis with dobutamine, *Circulation* 113:604–606, 2006.

Hakki AH, Iskandrian AS, Bemis CE, et al: A simplified valve formula for the calculation of stenotic cardiac valve areas, *Circulation* 63:1050, 1981.

Hurrell DG, Nishimura RA, Higano ST, et al: Value of dynamic respiratory changes in left and right ventricular pressures for the diagnosis of constrictive pericarditis, *Circulation* 93:2007–2013, 1996.

Kern MJ, editor: *Hemodynamic rounds: interpretation of cardiac pathophysiology from pressure waveform analysis*, ed 3, New York, 2009, Wiley-Liss.

Kern MJ, Aguirre FV: Hemodynamic rounds: Interpretation of cardiac pathophysiology from pressure waveform analysis: pericardial compressive hemodynamics, part I, II and III, *Cathet Cardiovasc Diagn* 25:336–342, 1992:26:34–40; 26:152–158.

Lange RA, Moore DM Jr, Cigarroa RG, Hillis LD: Use of pulmonary capillary wedge pressure to assess severity of mitral stenosis: is true left atrial pressure needed in this condition?

J Am Call Cardiol 13:825–831, 1989.

Nichols WW, O'Rourke MF, editors: Measuring principles of arterial waves. In *McDonald's blood flow in arteries: theoretical, experimental and clinical practices*, ed 3, Philadelphia, 1990, Lea & Febiger, pp 143–161.

Omran H, Schmidt H, Hackenbroch M, et al: Silent and apparent cerebral embolism after retrograde catheterisation of the aortic valve in valvular stenosis: a prospective, randomised study, *Lancet* 361:1241–1246, 2003.

Parham W, Shafei AE, Rajjoub H, et al: Retrograde left ventricular hemodynamic assessment across bileaflet prosthetic aortic valves: the use of a high-fidelity pressure sensor angioplasty guide wire, *Cathet Cardiovasc Intervent* 59:509–513, 2003.

Reddy PS, Curtiss EI, Uretsky BF: Spectrum of hemodynamic changes in cardiac tamponade, *Am J Cardiol* 66:1487–1491, 1990.

Sagrista-Sauleda J, Angel J, Sambola A, et al: Low-pressure cardiac tamponade: clinical and hemodynamic profile, *Circulation* 114:945–952, 2006.

第四章 心血管造影结果分析

MORTON J. KERN · PRANAV
M. PATEL

（谢洪智 译）

血管造影是心导管检查最重要的结果，通常也是心脏病患者需要进行的最重要的检查。血管造影的并发症很严重但却很少发生。尽管如此，术者必须对冠状动脉造影、心室造影以及外周动脉造影操作给予足够的重视。一个专业的血管造影操作人员必须做到慎重、随机应变并且经验丰富。造影的图像除了能够显示体内组织器官的血管结构外，还应体现血管的循环功能。有经验的术者可以在不增加患者及导管室操作人员放射线暴露剂量的同时获得高质量的影像。

采集最佳的造影图像是一个环环相扣的过程，任何一个环节的失误都可能导致部分甚至全部数据丢失。整个过程从护士为患者在检查床上摆正体位开始，包括置入导管、选择合适的显影范围、回放图像并进行确认，直到最后记录并存储数码影像。导致血管造影图像不佳的原因包括患者因素（体型、个体条件）、造影技术的熟练程度、造影设备相关问题以及光学成像和数字成像系统的问题（见表4-1）。

冠状动脉造影术

冠状动脉造影术的目的是清晰地显示出冠状动脉及其分支、侧支循环以及血管畸形，从而精确地诊断冠状动脉疾病并针对诊断制定治疗策略。在经皮冠状动脉介入治疗（PCI，例如放置支架）中，术者希望了解的不仅包括疾病的概况，也包括主要或次要血管的分支情况、血栓以及钙化病变的具体定位等。在 PCI 过程中，需要清晰地显示出血管分叉病变、分支血管的起源、重要斑块的近端血管以及病变血管的特征（如长度、偏心性、钙化程度）。在完全闭塞病变介入治疗中，病变远端管腔必须尽可能显示清楚，这需要使用造影剂并延长图像采集时间对冠状动脉及其侧支循环血管进行造影成像，从而清晰地显示侧支循环和闭塞管腔的长度。侧支循环的影像可以帮助术者制定血运重建策略。

常规的冠状动脉造影成像必须能在两个不同的体位显示三支主要血管的起源、走行和分支。由于冠状动脉的解剖千差万别，造影过程中应根据个体差异对体位进行适当的调整。

表 4-1 血管造影成像不佳的原因
患者因素
心脏大小
心脏的运动
植入器械［如：起搏器、哈里森（Harrison）棍、手术夹子、硅胶假体］
解剖学情况（如：脊柱侧弯、肺部瘢痕、心脏扩大）
血管造影者因素
导管放置的位置不佳（如：选择的导管形状或大小不合适、血管的开口异常、超选择性置入造影导管）
造影剂使用不当（如：推注力量太小、剂量过少、稀释过量）
设备因素
X 线生成器问题（如：温度过高、量子色斑、电压过高、脉冲宽度过短或过长）
X 线球管问题（如：电极腐蚀、聚焦点异常、射线折射、增强器位置过近、聚焦不良）
数码成像程序故障

造影剂注射技术——高压或手动推注

造影剂是一种能使冠状动脉显影的溶液，具有一定的黏滞度并且含碘，可以被手动推注进多瓣膜的复合管路。注射器的尖端必须指向下方（手掌抬起），从而保证不会有任何小气泡被注射入循环系统（见图 4-1）。注射速度通常为 2～4ml/s，右冠状动脉（RCA）总量为 2～6ml，左冠状动脉（LCA）总量为 7～10ml。手动推注已使用多年，推注用的一次性管路、注射器、输液管既经济又安全。

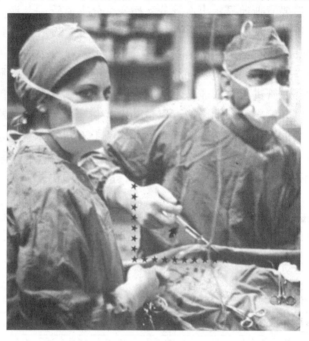

图 4-1 冠状动脉造影的先驱 Gensini 医生在进行冠状动脉造影，请注意其为避免气泡进入而抬起的注射器角度（30°）（摘自 Gensini GG：*Coronary angiography*，Mount Kisco，NY，1975，Futura.）

冠状动脉高压注射已经在许多造影室中广泛应用。它与手动推注一样安全。合适的高压注射器需要数次注射才能找到最佳的注射速度。高压注射器与手控调节装置结合，可以通过精准的触摸感应来调控不同的注射剂量（Acist，Bracco、Med-Rad 等），这种电脑触摸屏在设置造影剂剂量方面非常精确（见图 4-2）。这套系统可以在使用小直径导管（＜5F）时有效地使冠状动脉显影，同时还能作为十分经济的造影剂容器使用。标准的注射参数为：

右冠状动脉：总量 6ml，速度 3ml/s 时，最大为 32kg/cm² （450磅/平方英寸）。

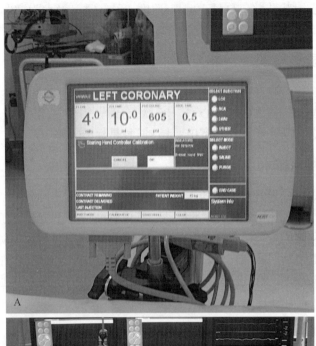

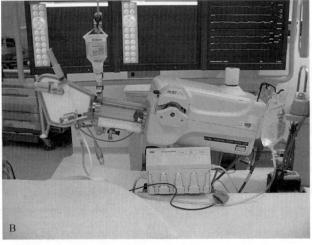

图 4-2 高压注射器（Bracco Diagnostics，Princeton NJ）。**A**：选择进行冠状动脉造影或者心室造影的触摸屏。**B**：要求使用的注射管道和手动控制器是无菌的并且对每个患者都进行更换，因此注射器上的大容量造影剂容器可以供多个患者使用。活塞式注射器有多个瓣膜和气泡探测器，可以防止污染及将气泡注射入患者体内

左冠状动脉：总量 10ml，速度 4ml/s 时，最大为 32kg/cm²（450 磅/平方英寸）。

显影帧率

图像可以在不同帧率时获得，通常使用的帧率是 30 帧/秒，在某些儿科病例中或当心率＞95 次/分时，需要使用 60 帧/秒的帧率。在某些成人导管室中，15 帧/秒是标准帧率。

移动技术

大部分导管室使用的 X 线成像显示器尺寸［例如≤17.78cm（7 英寸）］都可以做到在不移动心脏位置的情况下全程显示整个冠状动脉的走行以及延迟灌注的血管节段或分支。而对于初始体位未能包括的区域，则需要在操作中进行适度体位移动才能得到满意的图像。有些分支可能只在侧支血管充盈的晚期或其他异常的动脉灌注时才会显影。

造影视野的要点

"最好的移动方法就是不移动"，通常过度移动会导致过多照射和信息丢失。冠状动脉造影时要想获得精确清晰的图像并通过最少的移动获取最多的信息，关键在于荧光屏上导管的初始放置。图 4-3 显示的是进行左前斜（LAO）视角的垂直位（前后位）、头位、足位检查时，左主干导管放置要点。当患者处于正确体位并正确放置了导管，轻微的摇动就能获得满意的图像。在左前斜位时，术者摇床以使左前降支下降并向右侧转动，从而可以发现走向右冠状动脉的侧支循环；如果旋支闭塞，向左侧移动时可以发现走向旋支远端的侧支循环。在左前斜位行右冠状动脉造影时，术者可向下、向左移动以靠近左前降支，从而在充盈晚期发现右冠状动脉发向左冠状动脉的侧支循环。上述移动在图 4-3 中以图表形式显示。

在右前斜体位行左冠状动脉和右冠状动脉造影时，术者向下移动接近心尖时，于充盈晚期可以发现左向左和右向左的侧支循环。导管尖端放置位置的要点已总结在表 4-2 中，可以帮助术者在冠状动脉造影中收集所有的重要信息。

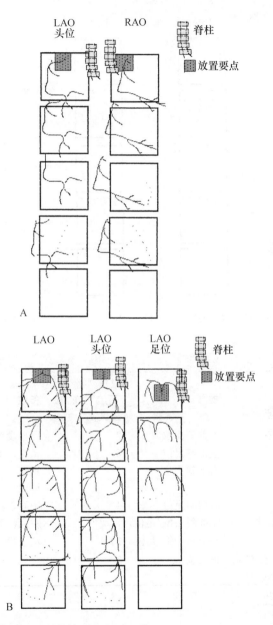

图 4-3　冠状动脉造影操作时的放置要点。**A**：右冠状动脉。LAO：左前斜位；RAO：右前斜位。**B**：左冠状动脉（待续）

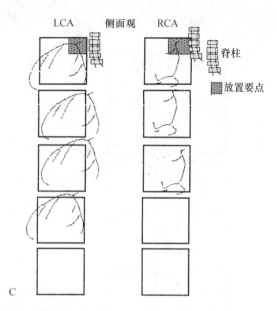

图 4-3（续） C：侧面观。LCA：左冠状动脉；RCA：右冠状动脉

表 4-2	血管造影时不同视野的放置位置		
动脉	视野	成角网格（见下）* 中的位置区域	备注
左前降支	左前斜头位	2	屏幕设置
	左前斜足位	5	顶端、中间线
	右前斜头位	1	顶端、左冠状动脉近段
	右前斜足位	4	中间、左侧
右冠状动脉	左前斜头位/足位	1、2	左冠状动脉近段
	左前斜位/足位	1、4	左冠状动脉近段
左前降支/右冠状动脉前后位	正头位	2	

* 荧光屏网格

1	2	3
4	5	6
7	8	9

造影图像术语

　　为了从冠状动脉造影中获取最优的信息，术者必须从不同角度投照以避免血管影像相互重叠。这些不同的视角或体位可以用来显示冠状动脉解剖上的特定节段以及潜在病理状态的不连续影像。理解不同放射显像视角（和术语）的作用是非常重要的。

　　在所有的导管室中，X线发射源都在操作台下，而图像增强器在患者上方。发射源和图像增强器（在全数字化导管室即为水平台式探测器）在以患者为中心的虚拟圆圈中反向运动，患者面向术者的身体平面决定了不同的视角。二者的关系在患者卧位、立位或旋转体位时均适用（见图 4-4）。

　　前后位（AP）：当患者水平躺在 X 线发射台上时，图像增强器正对患者，射线从患者背侧垂直射向正面（从后面到前面）。

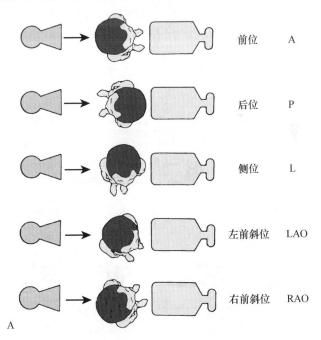

图 4-4　放射照相投射体位术语。图中小的黑色箭头指向为 X 射线方向。**A**：前位、后位、侧位和斜位（待续）

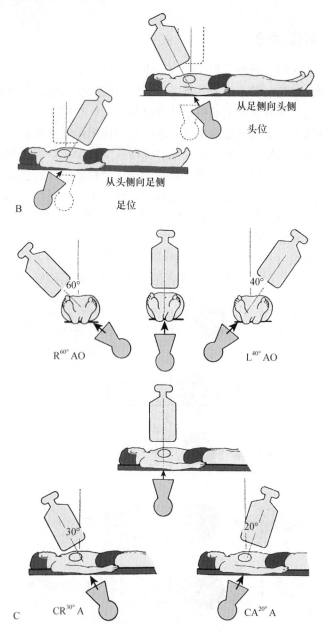

图 4-4（续） **B**：图像增强器斜向患者的足部即为足位，图像增强器斜向患者的头部则为头位。**C**：头位（CR）或足位（CA）斜向成像（摘自 Paulin S：*Cathet Cardiovasc Diagn* 7：341-344，1981.）

右前斜位（RAO）：图像增强器在患者右侧。A：前面；O：斜位。

左前斜位（LAO）：图像增强器在患者左侧。

注意：斜位想象为左或右侧肩位（前面）朝向相机（图像增强器）。

头位或足位：该体位与图像增强器和患者长轴之间的角度相关。

头位：图像增强器斜向患者头部。

足位：图像增强器斜向患者足部。

头位和足位用来区分影像叠置的冠状动脉节段，这些节段在常规视角下显像较短或被遮挡。注意：头位是看清左前降支的最佳选择，足位是看清旋支的最佳选择。

这些常规造影视角的原理见下文。图 4-3 和图 4-4 给出了看清特定冠状动脉的最佳体位。

左冠状动脉

1. 正足位或轻微右前斜位可以清晰显示左主干（LMCA）的垂直长度（见图 4-5 至图 4-8）。在上述体位时，左前降支近段和左旋支也可以显示清楚，但主要分支相互重叠；显示了左侧主要血管后，轻微左前斜位或右前斜位对于区别降主动脉范围内的椎骨和导管形状是非常重要的。

2. 左前斜头位也可以显示左主干（轻微透视缩短）、左前降支及其对角支分支。间隔支（左侧走行）和对角支（右侧走行）也可以清晰显示。虽然在左优势型冠状动脉分布中，后侧支和后降支也可以清晰显示，但旋支及其钝缘支分支在透视下被缩短且相互重叠。患者深呼吸时横膈下移出视野范围有助于成像。左前斜位（＞30°）可以使左前降支的走行平行于脊柱，并处于脊柱内侧和横膈曲线之上的"发光边缘"内。头位可以使左主干倾斜以便看清左前降支和旋支的分叉处。由于左前斜头位角度过度或呼吸幅度过浅导致肝和横膈重叠，使成像画面质量欠佳。

3. 右前斜足位垂直于左前斜头位，可以显示左主干的分叉。旋支/钝缘支、中间支的分支、左前降支近段的起源和走行也可以清晰显示。这个体位是能够看清旋支的两个最佳体位之一。左前降支除了近段以外因为与对角支相互重叠而显影不清，但左前降支的心尖走行部分可以清晰显示。

4. 右前斜头位用来分辨发自左前降支近中段的对角支的起源。对角支的分叉也可以清晰显示，向上方投影。左前降支和旋支的近段相互重叠。边缘支分支相互重叠，旋支在透视下缩短，但后侧支分支可以清晰显示。

5. 左前斜足位（蜘蛛位）可以看清左主干（缩短）和左主干分叉发出左前降支和旋支。作为钝缘支的起源，回旋支的近中段也可以清晰显示。脊柱和横膈的重叠可能导致图像质量变差。在心脏处于垂位时，使血管分开显影是很困难的，例如慢性阻塞性肺疾病患者要想获得清晰的图像需要加大角度，左前降支在此体位的透视是缩短的。

6. 侧位（图像增强器旋转90°，平行于地面）是显示左前降支中远段的最佳体位。左前降支和旋支被很好地分开，对角支通常相互重叠，中间支分支可以很好显示。这个体位也是显示左前降支中段移植血管吻合口的最佳体位。通常情况下，轻微的足位或头位对清晰显示重点部位非常必要。

右冠状动脉

1. 左前斜头位可以清晰显示右冠状动脉的起源、整个右冠状动脉中段的长度以及后降支分叉（十字）（见图4-6和图4-8）。头位成角通过使后降支向下倾斜从而使血管轮廓显示清晰并减少了透视缩短。深呼吸对看清横膈非常重要。后降支和后侧支在此体位有轻微的透视缩短。

2. 右前斜位（没有任何的头位或足位成角）可以显示右冠状动脉中段以及后降支和后侧支分支的长度，通过侧支循环从后降支向上供应闭塞的左前降支的间隔支分支也可以清晰显示，而后侧支的分支因为相互重叠需要头位投照才能显示。

3. 头位可以显示右冠状动脉的起源，而右冠状动脉中段被透视缩短了。在右优势型冠状动脉中，这也是显示后降支和后侧支分支的最好体位，同时还是显示供应前降支的侧支循环的最佳体位。

4. 侧位也可以显示右冠状动脉的起源（尤其是开口在前面的患

者）和右冠状动脉的中段。后降支和后侧支的分支被透视缩短了。

技术要点：由于个体的解剖差异，在患者吸气时给予小剂量（1～2ml）试验性注射可以帮助术者获得确切的斜位和轴位（头-足位）角度以及移动设置参数。

表 4-3　特殊冠状动脉部位的推荐使用血管造影体位

冠状动脉部位	起源和分叉	体内走行
左主干	前后位 左前斜头位 左前斜足位*	前后位 左前斜头位
左前降支近段	左前斜头位 右前斜足位	左前斜头位 右前斜足位
左前降支中段	左前斜头位 右前斜头位 侧位	
左前降支远段	前后位 右前斜头位 侧位	
对角支	左前斜头位	右前斜头位、足位或平直
旋支近段	左前斜头位 右前斜足位 左前斜足位	左前斜足位
中间支	右前斜足位 左前斜足位	右前斜足位 侧位
钝缘支	右前斜足位 左前斜足位 右前斜头位（近段分支）	右前斜足位
右冠状动脉近段	左前斜位 侧位	
右冠状动脉中段	左前斜位 侧位 右前斜位	左前斜位 侧位 右前斜位
右冠状动脉远段	左前斜头位 侧位	左前斜头位 侧位
后降支（源自右冠状动脉）	左前斜头位	右前斜位
后侧支	左前斜头位 右前斜头位	右前斜位 右前斜头位

* 为心脏处于水平位置

大隐静脉移植血管造影体位

冠状动脉大隐静脉移植血管至少要在两个体位成像（左前斜位和右前斜位），尤其需要显示主动脉吻合口、移植血管体部和远端吻合口。而远端血流、延伸的血管和侧支循环通道的显示也十分重要。吻合口所在的原血管如果能显像清楚，那么吻合口也就能清晰显像。闭塞的大隐静脉残端也应当记录，以便作为下一步治疗的参考。移植血管所需体位总结如下：

1. 右冠状动脉移植血管——左前斜头位、右前斜位和正头位
2. 左前降支移植血管（乳内动脉）——侧位、右前斜头位、左前斜头位和前后位（侧位专用于显示左前降支吻合口）
3. 旋支（钝缘支）移植血管——左前斜足位和右前斜足位
4. 对角支移植血管——左前斜头位和右前斜头位

常用策略：在完成常规的左冠状动脉和右冠状动脉造影以及对不显影或逆向充盈血管的观察后，术者应继续行大隐静脉移植血管造影（见表 4-3 和表 4-4）。在这一过程中应先采用显示特定冠状动脉节段的关键体位，然后再进一步决定是否使用一些非常规的特殊体位。

表 4-4 常规冠状动脉体位*	
左冠状动脉	**对应的血管部位**
直接前后位或 5°~10°角右前斜加足位	左主干
30°~45°角左前斜加 20°~30°角头位	左前降支与旋支分叉
30°~40°角右前斜加 20°~30°角足位	旋支＋边缘支分支
5°~30°角右前斜加 20°~45°角头位	左前降支＋对角支
50°~60°角左前斜加 10°~20°角足位（蜘蛛位）	左前降支与旋支分叉、旋支、边缘支
侧位（随意角度）	旁路移植搭向左前降支的血管
右冠状动脉	**对应的血管部位**
30°~45°角左前斜加 15°~20°角头位	近段、中段、后降支
30°~45°角右前斜	近段、中段、后降支
侧位（随意角度）	

* 注意：侧位是显示两支冠状动脉非常有益的补充体位。显示左冠状动脉的常用的四种体位是左前斜头位、右前斜头位、左前斜足位和右前斜足位，分布在患者的四周；顺序应该是先看左前降支（头位），后看旋支（足位），除了少数特别情况外均不能省略

前后位投照

后前位投照可以清晰显示左主干。

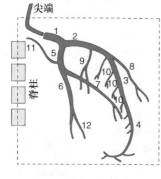

1. 左主干；
2. 左前降支近段；
3. 左前降支中段；
4. 左前降支远段；
5. 旋支近段；
6. 旋支远段；
7. 左侧钝缘支动脉；
8. 第一对角支；
9. 第一穿间隔支动脉；
10. 间隔动脉；
11. 旋支心耳分支；
12. 第二钝缘支。

A

右前斜位30°角投照

右前斜位30°角可以看清整个旋支系统，
以及前室间动脉的初始数厘米处。

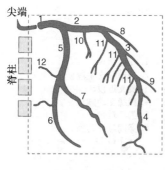

1. 左主干；
2. 左前降支近段；
3. 左前降支中段；
4. 左前降支远段；
5. 旋支近段；
6. 旋支远段；
7. 钝缘支动脉；
8. 第一对角支；
9. 第二对角支；
10. 第一穿间隔支动脉；
11. 间隔动脉；
12. 旋支心耳分支。

B

图 4-5 **A～E**：左冠状动脉。**F～I**：右冠状动脉。AP：前后位；LAD：左前降支；LAO：左前斜位；RAO：右前斜位（摘自 Bertrand ME, editor：*Coronary angiography*，Lille，France，1979，French Society of Cardiology. ）（待续）

左前斜位55°～60°角投照

左前斜55°～60°角投照主要显示对角支和左前降支的中远段，旋支系统显示欠佳。

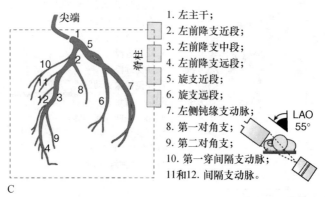

1. 左主干；
2. 左前降支近段；
3. 左前降支中段；
4. 左前降支远段；
5. 旋支近段；
6. 旋支远段；
7. 左侧钝缘支动脉；
8. 第一对角支；
9. 第二对角支；
10. 第一穿间隔支动脉；
11和12. 间隔支动脉。

C

左前斜位55°～60°角+头位20°角

左前斜位55°～60°角+头位20°角主要用来显示左主干。

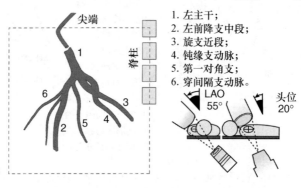

1. 左主干；
2. 左前降支中段；
3. 旋支近段；
4. 钝缘支动脉；
5. 第一对角支；
6. 穿间隔支动脉。

D

图 4-5（续）

左侧位

左侧位用于研究不同前室间动脉、第一对角支和左边缘动脉。

1. 左主干；
2. 左前降支近段；
3. 左前降支中段；
4. 左前降支远段；
5. 旋支近段；
6. 旋支远段；
7. 钝缘支动脉；
8. 第一对角支；
9. 第二对角支；
10. 间隔支动脉；
11. 第二钝缘支动脉。

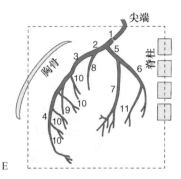

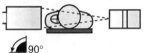

E

左前斜位45°角+足位15°角

这个投照体位用于研究整个右冠状动脉，可以清晰显示心尖。

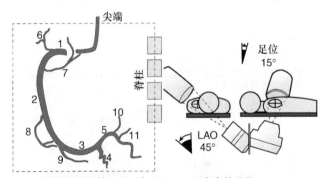

1. 右冠状动脉第一段（水平）；
2. 右冠状动脉第二段（垂直）；
3. 右冠状动脉第三段（水平）；
4. 后室间动脉；
5. 后室支动脉；
6. 圆锥支；
7. 窦房结动脉；
8. 右室支；
9. 右边缘动脉；
10. 房室结动脉；
11. 膈动脉。

F

图 4-5（续）

右前斜位45°角

右前斜位45°角可以用于研究右冠状动脉第二段（垂直段）、后室间支和侧支分支（右室支和右边缘动脉），而右冠状动脉第一段和第三段同后室支动脉不能清晰显示。这个体位也可以对近段闭塞的左前降支远段进行逆显影。

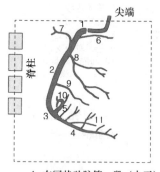

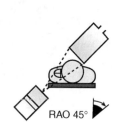

RAO 45°

1. 右冠状动脉第一段（水平）；　　7. 窦房结动脉；
2. 右冠状动脉第二段（垂直）；　　8. 右室支；
3. 右冠状动脉第三段（水平）；　　9. 右边缘动脉；
4. 后降支动脉；　　　　　　　　　10. 房室结动脉；
5. 后室支动脉；　　　　　　　　　11. 下间隔动脉。
6. 圆锥支；

G

右前斜位120°角+头位10°角

这个体位可以清晰显示右冠状动脉的第三水平段、心尖部位、后室支动脉及其分支。

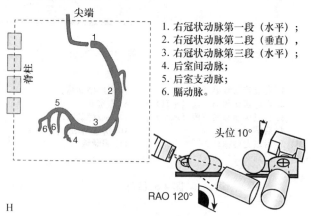

1. 右冠状动脉第一段（水平）；
2. 右冠状动脉第二段（垂直），
3. 右冠状动脉第三段（水平）；
4. 后室间动脉；
5. 后室支动脉；
6. 膈动脉。

头位 10°

RAO 120°

H

图 4-5（续）

左侧位

左侧位可以清晰显示右冠状动脉第二段（垂直段）和
侧支循环（圆锥支、右室支、右边缘动脉）。

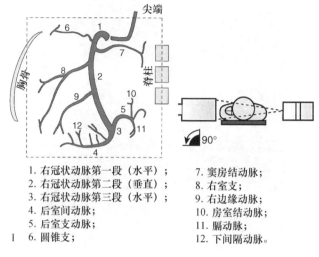

1. 右冠状动脉第一段（水平）；　　7. 窦房结动脉；
2. 右冠状动脉第二段（垂直）；　　8. 右室支；
3. 右冠状动脉第三段（水平）；　　9. 右边缘动脉；
4. 后室间动脉；　　　　　　　　　10. 房室结动脉；
5. 后室支动脉；　　　　　　　　　11. 膈动脉；
6. 圆锥支；　　　　　　　　　　　12. 下间隔动脉。

图 4-5（续）

冠状动脉双平面造影的实用性

同时进行两个平面的血管造影术并不常见，它的优点是在行
冠状动脉造影或左室造影时能同时从两个平面显示精确图像，从
而减少造影剂的使用和放射线暴露量。双平面血管造影有助于显
示复杂冠状动脉以及冠状动脉解剖结构（见表 4-5）。这一方法尤
其适用于儿童和肾衰竭的患者，同时也在部分成人的介入治疗中
推荐使用，如复杂电生理定位、结构性心脏病植入新型设备（如
室间隔缺损封堵器）。

在使用双平面造影时，必须考虑到花费和操作的复杂性。双
平面冠状动脉造影的常规设置需要使患者的心脏处于两个平面的
中心（等深点），此时前后位和侧位成像的两个平面垂直相交
（如左前斜头位和右前斜足位，见图 4-9）。这样的放置在解决部
分问题的同时反而可能带来更多新的问题。由于介入团队水平的

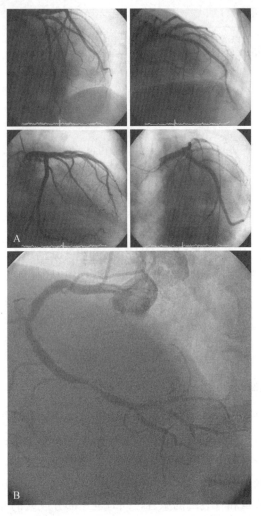

图 4-6 **A**：左冠状动脉造影。左上为左前斜头位；右上为右前斜头位；左下为右前斜足位，标记了对角支的起源；右下为左前斜足位，标记了旋支起源于左主干。**B**：右冠状动脉在左前斜头位时的图像

差异，一旦出现患者的心脏不在两平面中心而需要再次摆正体位并重复显像时，术者就会遇到很大的麻烦。此时，造影剂和放射暴露量较少的优势也就被抵消了。

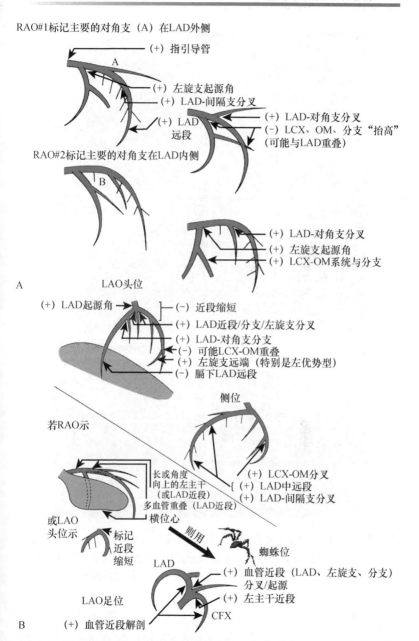

图 4-7 左冠状动脉分支的特殊体位。LAD：左前降支；LAO：左前斜位；LCX-OM：左旋支-钝缘支；RAO：右前斜位。具体叙述见文中（摘自 Boucher RA，et al：*Cathet Cardiovasc Diagn* 14：269-285，1988.）

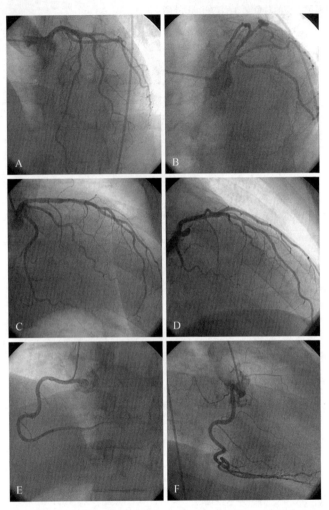

图 4-8 标准体位成像的冠状动脉造影。**A**：左冠状动脉在左前斜头位投照。**B**：左前斜足位投照。**C**：右前斜足位投照。**D**：右前斜头位投照。**E**：右冠状动脉在左前斜头位投照。**F**：右冠状动脉在右前斜直立体投照

　　一种新颖的体位放置方法可以使双平面造影变得简单、快捷、高效。这种方法使用一致的头位或足位的投射角度进行，即先使用设定头位角度的左前斜/右前斜位，再移动 C 型臂至设定足位的左前斜/右前斜位（见图 4-9）。使用这种方法时，由于心

脏在相似的方向而非相反方向移动（不是头位对足位），所以不会导致影像的丢失。在使用一致的双平面设定的情况下，造影剂和放射线剂量均可以减少，造影时间也会缩短。

表 4-5　双平面冠状动脉造影

优点
1. 限制了放射线暴露
2. 减少造影剂肾病
3. 加快操作进程
4. 行双平面左室造影、冠状动脉造影、股动脉造影时可以得到额外信息

缺点（依赖于经验）
1. 增加设置时间
2. 在 180°角使用常规的垂直体位时，导致移动信息丢失
3. 在导管室内使用额外的器械（如呼吸机、多个静脉注射泵、占用空间的血管内超声设备）时导致干扰

术者引起的主观性和限制性
1. 设置时间
2. 移动过程中难以获得全部图像
3. 患者接触机会少

解决方法
1. 对双平面设置熟练掌握
2. 让医护人员认同其优点
3. 使用简易设置步骤：①迅速将心脏置于双平面中心；②在左前斜头位-右前斜头位投照时同时移动两个成像平面；③在左前斜足位-右前斜足位投照时同时移动两个成像平面。

双平面冠状动脉造影并非必不可少，但如果导管室具备双平面造影能力，就应该考虑使用这种方法以减少操作时间和造影剂用量，并提高图像质量。一些初始体位对双平面造影非常重要，在开始之前应当通过以下两个简单的步骤找到真正的共同中心位置：①将心脏置于前后位球管的中心；②通过升降台面使心脏处于侧面球管的中心，然后术者应该先摆正左前斜/右前斜位的平面，再使两个球管向头侧成角移动，之后再将两球管向足位投照（足位和头位的角度保持一致）。

双平面造影相比单平面造影可以提供异常冠状动脉的真实走行。例如有研究者（*Cathet Cardiovasc Intervent* 42；73-78，1997）

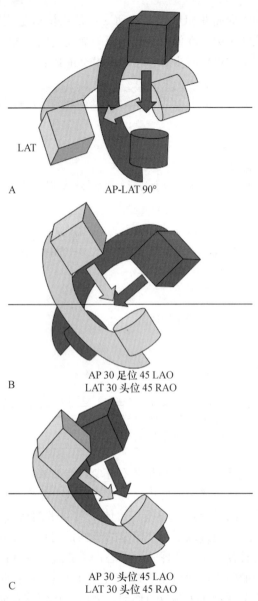

LAT

A AP-LAT 90°

AP 30 足位 45 LAO
LAT 30 头位 45 RAO

B

AP 30 头位 45 LAO
LAT 30 头位 45 RAO

C

图 4-9 双平面造影中 C 型臂的定位演示图。**A**：双平面 C 型臂在相垂直的前后位（AP）和侧位（LAT）。**B**：双平面 C 型臂在相对的头位/足位、左前斜位（LAO）/右前斜位（RAO）旋转，移动进一个平面，则会使心脏移出另一个平面。**C**：双平面 C 型臂在相一致的头位旋转，这种移动会使双平面都显影

通过使用双平面造影证实了数个异常左主干的走行（主动脉后方、主动脉间、前循环、心间隔内走行）。升主动脉的左转向段使主动脉后壁可以清晰显像，进一步帮助确定冠状动脉的走行。双平面造影还可以对起源于右 Valsalva 窦的异常左主干进行评估（见 Serota 等）。

冠状动脉狭窄的评价

狭窄程度的评价　血管造影中的管腔狭窄程度是在 X 线透视下通过与相邻正常冠状动脉比较、估测最狭窄部位的管腔狭窄百分比得来的。由于是目测评价，所以不可能做到精确评估。2 个或 2 个以上有经验的医师分别评估管腔狭窄程度时大约存在 20% 的差异。管腔狭窄程度有时并不完全与生理学异常（血流）或缺血相关。由于冠状动脉疾病是血管弥漫性改变，所以即使冠状动脉造影图像上微小的管腔不规则改变都可以导致非梗阻性冠状动脉疾病的表现。狭窄的管腔与邻近管腔相比即使没有狭窄，也可能有弥漫的动脉粥样硬化斑块（见图 4-10），这也就解释了为什么尸检和血管内超声显像（IVUS）比血管造影能够看到更多的斑块。管腔狭窄的百分比是与血管造影中相邻正常管腔相比估测的结果。由于冠状动脉向心尖走行过程中逐渐变细，近段管腔总是粗于远段管腔，这也通常能够解释不同观测者对管腔狭窄程度评价的巨大差异。假定管腔是圆的，所以面积的狭窄程度大于直径的狭窄程度，然而管腔通常是偏心的。通常评估管腔狭窄的程度分为四类：

1. 极微或轻度冠状动脉疾病，狭窄程度 <50%；
2. 中度，狭窄程度在 50%～75%；
3. 重度，狭窄程度在 75%～95%；
4. 完全闭塞。

技术要点：解剖上的狭窄不能与生理学异常和缺血相混淆，特别是当病变狭窄程度在 40%～70% 时。在非定量分析的报告中，狭窄的长度只被简单提及（如左前降支近段狭窄 25%，长病变或短病变）。关于冠状动脉病变性质更多的描述不能通过血管造影评价，而需要行 IVUS（见图 4-11）。

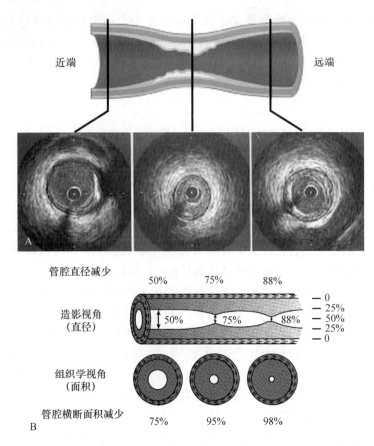

图 4-10　A：冠状动脉狭窄，对应的血管内超声显示了冠状动脉疾病的实质。**B**：冠状动脉造影显示正常时存在狭窄的程度，其实管腔并不正常

血管造影中血流分级（TIMI 分级）

血管造影中的血流速度是通过评价远端血流排空速度来评价的，共分为四级（TIMI 分级）。TIMI 分级是从八十年代末心肌梗死溶栓治疗研究中发展而来。

血流的四个级别描述如下：

TIMIⅢ级：血流速度等于非梗死血管

TIMIⅡ级：远端血流速度小于非梗死血管

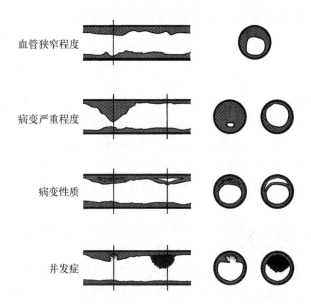

血管狭窄程度

病变严重程度

病变性质

并发症

图 4-11　血管造影无法识别但血管内超声能够评价的血管造影特征

TIMI Ⅰ 级：造影剂可以填充病变部位但没有前向血流

TIMI 0 级：完全闭塞导致无血流

在急性心肌梗死试验中，TIMI Ⅲ 级血流与较好的预后相关。在进行 TIMI 血流的定量分析时需要使用 6F 导管在 30 帧/秒的速度下进行造影。可以计算出从冠状动脉注入造影剂开始到远段标志点显影的帧数，所以每个主要血管到远段标志点的 TIMI 帧数也是有标准的。用来计算 TIMI 帧数的第一帧应该能够显示动脉的起源，同时显影的范围包括整个血管的边缘并有前向运动。最后一帧则是显影到达远段分支的标志点，但远段分支的完全显影不是必须的。常用于分析的远段标志点有：①对于左前降支，其远段的分叉处；②对于旋支，拥有最远走行分支的分叉处；③对于右冠状动脉，后侧支的第一分支。TIMI 帧数可以进一步定量分析，即根据左前降支相对于另外两支主要动脉的长度进行分析，这也被称为改良的 TIMI 帧数计算（CTFC）。根据 Gibson 等的计算，左前降支的平均长度为 14.7cm，右冠状动脉为 9.8cm，旋支为 9.3cm。CTFC 值代表了与另外两支血管相比，造影剂需要在左前降支中行进的距离。左前降支的 CTFC 值是由所有三支血管显影距离的标准化值除以 1.7 得出的，左前降支正常的 TIMI 帧数（TFC）为 36±3，而 CTFC 为 21±2；旋支的 TFC 为 22±4；而右冠状动脉的 TFC 为 20±3。不管是 TIMI 血流分级还是 CTFC，都与多普勒测定的血流速度不完全一致。较高的 TFC 值在管腔正常开放时意味着微血管功能失调，而 CTFC<20 则意味着心肌梗死后的负性事件风险较低。在手动推注造影剂时，注射速度每增加 1ml/s 则 TIMI 帧数减少 2 帧。TIMI 帧数计算的方法也为评价冠状动脉介入治疗后的临床效果提供了重要的信息。

Gibson 等也推荐了用于在血管造影中评价心肌组织灌注的灌注评分（见参考文献）。

侧支循环　在完全闭塞或次全闭塞（99%）血管中，由顺向或者逆向灌注引发的显影被定义为侧支灌注。侧支循环在血管造影中的分级见下：

分级	侧支表现
0	无侧支循环
I	非常弱（若隐若现）的再显影
II	充盈缓慢，密度低于正常的供养血管
III	快速充盈，与正常供养血管密度相同

确定受供血管的大小很有用处但却非常困难。术者需要确定侧支循环是来自同侧（同侧供血，如从右冠状动脉近段向远段）还是对侧（相反方向供血，如从左前降支向右冠状动脉远段供血）。术者还要确定侧支循环影响的范围，以及负责向侧支循环供血血管的狭窄病变。需要格外注意显影是向前（顺向血流）还是向后（逆向血流）的，这对于判断冠状动脉成形术中哪些血管会被保护以及哪些血管可能丢失非常重要。

冠状动脉造影解读的问题及解决方法

血管重叠

由于冠状动脉成形术中要求对于可能重叠的靶血管必须要有明确的成像，因此对之前没有被重视的病变部位要进行多角度成像。更大的角度以及正头位或正足位通常帮助很大。对那些仍旧不能明确的病变，应采用血管内超声、生理学测定（血流储备分数、冠状动脉血流储备）等检查。

显影不佳

造影剂显影不佳可能使血管造影上的明显病变被误判，或者将原本应显影好的地方认为是病变。造影剂混合不充分可以导致管腔显影不规则。要想使显影充分并正确成像，则要正确地弹丸式推注造影剂。换用更大直径的导管、在 Valsalva 动作Ⅲ期注射或使用高压注射器均可以加强造影剂的注射。

冠状动脉完全闭塞

当造影导管所处位置超选择或冠状动脉开口异常而没有被发现时，均可能误认为存在血管闭塞。左主干过短时，左前降支将被选择性成像，而旋支将被认为闭塞或开口异常。为了显示这些血管，应该在主动脉瓣周围进行造影。如果左主干太短而不能同时显示两支血管，则应对每支血管分别进行超选择性造影。同样，如果右冠状动脉造影时超选择进入到大的圆锥支分支时，右冠状动脉也不会显影。在靶血管显影不清时，术者应考虑冠状动脉起源异常，并再次检查主动脉造影和左室造影的图像（见随后冠状动脉异常起源章节）。

冠状动脉痉挛

自发或导管诱发的冠状动脉痉挛会表现为固定狭窄。导管性痉挛可以出现在左侧和右侧冠状动脉（包括左主干），所以在狭窄被确定为机体病变之前，血管痉挛必须被明确诊断或除外（通过冠状动脉内使用硝酸甘油）。硝酸甘油可以缓解冠状动脉痉挛，所以在怀疑有导管诱发痉挛时应使用硝酸甘油。导管诱发的痉挛不仅可以出现在与导管尖端接触的动脉段，还可以出现在动脉远端。重新放置导管或使用硝酸甘油（通过导管给予 $100\sim200\mu g$）可以明确狭窄是结构性的还是痉挛引起的。另外，换用较细的导管（4F 或 5F）或者放置位置浅的导管也可以帮助明确诊断。

特殊问题

左主干狭窄

左主干狭窄的患者具有很高的潜在风险，且通常需要面对的问题就是冠状动脉造影是否安全（见图 4-12）。左主干狭窄患者的血管造影是术者及其团队需要面对的少数几个直接影响患者生死的问题之一。左主干狭窄可以发生在开口、中间部分或左前降支和旋支远端分叉处，是进行冠状动脉旁路移植（CABG）手术或经皮冠状动脉介入治疗的适应证。

左主干狭窄通常与两种临床表现有关：

1. 患者在低负荷活动时即表现为心肌缺血，或平板运动试验时表现为低血压。左主干狭窄导致的不稳定型心绞痛占所有患者的 10%。

2. 患者为不典型心绞痛，病史和静息或运动时心电图对诊断帮助不大，通常为之前无运动负荷试验数据的静息痛或不典型胸痛。

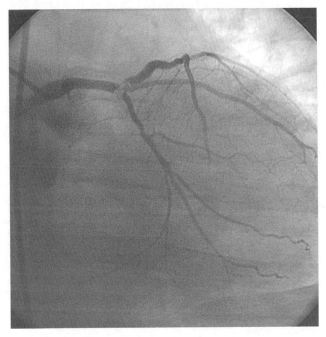

图 4-12　左主干远段分出左前降支、中间支和旋支的三分叉处狭窄的血管造影图像。严重的左主干狭窄，只有几幅图像就足够了。此病例中，在行急诊冠状动脉旁路移植术前只照了一幅图像

左主干狭窄时行血管造影的技术要点：

1. 从股动脉使用 Judkins 导管或桡动脉技术都是安全的，路径的选择应遵从术者的最佳工作方式。

2. 为了获得更多重要信息而推荐在左室造影前行冠状动脉造影，但可能导致并发症发生。

3. 在使用 Judkins 左冠状动脉造影导管时需要缓慢推送导管并逐步到位，防止导管突然弹进冠状动脉开口。这种技巧对于开口狭窄的病变非常重要，持续观察动脉导管的压力衰减亦非常重要。

4. 当导管位于开口下方时，在前后位和轻微右前斜位时，将造影剂注入主动脉窦，能够确定左主干开口狭窄。

5. 术者在使用造影导管后可以观察到主动脉波形的改变（衰减）。如果压力衰减发生，注射少量的造影剂（1～2ml）并快速撤出导管（"打了就跑"）可以让术者在血管造影过程中获得大概的印象（见图 4-13）。在少数情况下如果冠状动脉造影导管插入过深以至于超选择进左前降支时，也会在没有左主干狭窄的情况下发生压力衰减，此时逐步撤出并重新定位导管就可以消除压力衰减。冠状动脉造影时如果没有造影剂反流入主动脉根部则通常提示左主干开口狭窄。

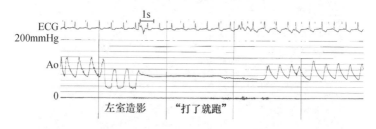

图 4-13 在对左室进行造影并快速撤出导管的过程中，冠状动脉左主干会由于主动脉压力的衰减而在造影剂注射时迅速恢复血流和灌注

6. 限制冠状动脉内注射的次数。通常需要数个体位（2～3个）来评价冠状动脉远段是否适合进行冠状动脉旁路移植术。应该将注射的次数控制在最少范围内。通常两个体位，即左前斜位（头位）和大角度的右前斜足位就足够了。对于开口狭窄病变，有时选择左前斜足位会合适。有时一幅图像就足够了。频繁对左主干进行操作和在病变部位喷射造影剂可能诱发冠状动脉痉挛或闭塞。在左主干狭窄为 40%～60% 的不甚严重的程度时，需要更多的投照体位。在某些情况下，需要进行血管内超声或生理学测定［如血流储备分数（FFR）］。

7. 目前已常规使用非离子型低渗造影剂。在历史上，使用离子型高渗造影剂（如泛影葡胺）常会发生致死性并发症，如低血压、心动过缓、冠状动脉内灌注减低。而使用非离子型低渗造影剂可以避免类似事件发生。

8. 在完成左冠状动脉造影后再进行右冠状动脉造影。在处理有右冠状动脉闭塞和严重左主干狭窄的典型症状患者时，则需要考虑进行腹主动脉造影、置入主动脉内反搏球囊、进入重症监护病房并尽早进行冠状动脉旁路移植术。

左主干狭窄患者的左室造影术

在左主干狭窄患者中，无创性影像技术（二维和多普勒心脏超声、放射性核素造影）也可以替代左室造影来判定左室功能和二尖瓣反流。在左室造影中使用低剂量（<30ml）的非离子型低渗造影剂，不但安全有效且这种"一站式"检查（冠状动脉和左室造影）有助于手术策略的制定。左室导管的精细使用，包括猪尾导管（特别是在左主干狭窄和不稳定型心绞痛患者），可以阻止良性、一过性的心律失常发展为恶性事件。左室造影必须在患者处于低风险获益比时再考虑使用。

左主干狭窄患者进行导管操作后的护理要点：

1. 预防低血压至关重要。假设左主干狭窄的压力阶差是40mmHg，动脉舒张压是80mmHg，左室舒张末压力是10mmHg，冠状动脉的灌注压则大概为 $80-(40+10)=30$mmHg；如果舒张压下降至 60mmHg，灌注压将减少到 10mmHg。不断恶化的心肌缺血和低血压将使患者陷入左室功能失调甚至死亡的恶性循环中。

2. 治疗和预防血管迷走反射。拔出鞘管的疼痛可以导致迷走反射的发生，应考虑使用血管闭合器。

3. 准备足量的静脉输注液体（4h 内准备至少 1000ml 的生理盐水）并监测患者的尿量。

4. 在导管操作结束前的时间段内对任何缺血的征象作出及时处理。

5. 更改患者的护理级别从普通至紧急，在重症监护病房进行监护。

6. 通知心胸外科医师及其团队，以便能够及时会诊以确定行冠状动脉旁路移植术的时机。当问题发生时，心内科医师和心外科医师是否能够及时沟通对进行紧急干预治疗时机的确定产生很大的影响。

7. 对不稳定型心绞痛或血流动力学不稳定患者置入主动脉内球囊反搏泵。

常见冠状动脉变异的造影

对于工作繁忙的血管造影术者来说，不能对开口异常的冠状动脉作出正确诊断是一个潜在的问题。血管的异常走行决定了有异常冠状动脉起源的患者的自然病程，因此术者的职责就是发现异常的冠状动脉开口和血管走行，不能因为造影中无法找到血管就认为其管腔本身是闭塞的。即使对于有经验的术者来说，勾画异常血管的真正走行也是一件有难度的工作。尽管计算机断层血管造影术（CTA）对于寻找异常起源的血管更有利，但最终的诊断仍然需要在导管室完成。

对于冠状动脉造影最困难的是左主干异常起源于右冠状窦，在右前斜位心室造影、右前斜位主动脉造影或选择性右前斜位注射中，可以通过"点到眼睛"的方法确定异常血管近段的走行。右前斜位是能够分清正常主动脉和肺动脉的最佳体位。不必将导管置入肺动脉注射造影剂，这样做通常会误导术者。

左主干异常起源于右 Valsalva 窦　当左主干异常起源于右 Valsalva 窦或右冠状动脉近段时，其走行路线有四条：

1. 室间隔走行。左主干沿室间隔在右室流出道底部的心室肌间走行（见图 4-14），在室间隔中部穿出心室肌，并在此分支出左前降支和旋支动脉。由于动脉在室间隔中部分开，所以旋支起始段的走行朝向主动脉（通常为左前降支近段的位置），左前降支相对较短（只有中远段可以看到）。在右前斜位进行心室造影、主动脉造影和冠状动脉造影时，左主干和旋支在主动脉左侧形成类似椭圆形的图像（类似眼睛形状）。左主干位于整体的下段而旋支位于顶段，穿间隔支动脉是左主干发出的分支动脉。

注意：这是良性变异，通常不伴有心肌缺血。

2. 前游离壁走行。左主干沿右室前游离壁走行，在室间隔中部分出左前降支和旋支（见图 4-15）。由于动脉在室间隔中部发出分支，旋支的起始段走行朝向主动脉（通常为左前降支近段的位置），左前降支相对较短（只有中远段可以看到）。在右前斜

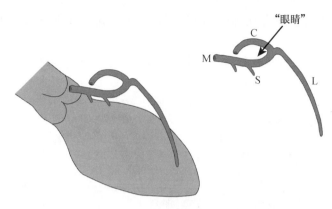

图 4-14 异常左冠状动脉的室间隔走行。C：旋支；L：左前降支；M：左主干；S：间隔支

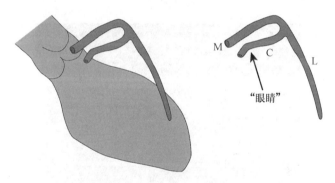

图 4-15 异常左冠状动脉的前壁走行。C：旋支；L：左前降支；M：左主干

位进行心室造影、主动脉造影和冠状动脉造影时，左主干和旋支在主动脉左侧形成椭圆形（"眼睛"），左主干位于整体的顶段而旋支位于下段。

注意：这种变异不伴有心肌缺血。

3. 主动脉后方走行。左主干沿主动脉根部后方走行至心脏前面的正常位置（见图 4-16），在正常位置处分出左前降支和旋支，两支动脉的走行和长度均正常。在右前斜位进行心室造影、主动脉造影和冠状动脉造影时，左主干是"连续的"、背向主动脉，表现为放射线无法透过的点状结构。这个主动脉后方的点状结构预示着异常动脉的背侧走行。（也见于旋支异常起源于右窦。）

注意：这种变异被认为是良性的，仅在少数个体发现心肌缺血的证据。

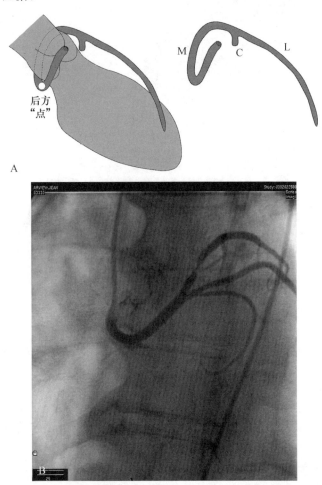

图 4-16 **A**：异常左冠状动脉的主动脉后方走行。C：旋支；L：左前降支；M：左主干。**B**：起源于右冠状窦的左主干的室间隔走行。左主干起源于右 Valsalva 窦或右冠状动脉近段时，将可能会向下在室间隔内走行、肺动脉上方走行或在大血管间蛇形走行（有猝死风险）

4. 动脉间走行。左主干在主动脉和肺动脉间走行至心脏前面的正常位置（见图 4-17），在正常位置处分出左前降支和旋支，两支动脉的走行和长度均正常。在右前斜位进行心室造影、主动脉造影和冠状动脉造影时，左主干是"连续的"、前

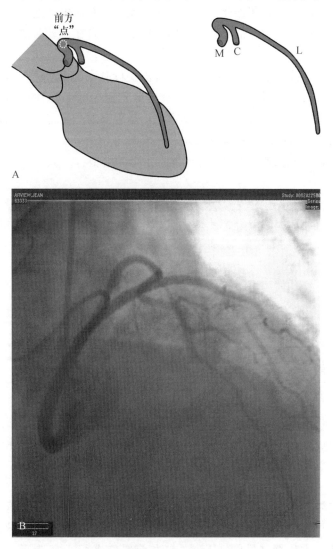

图 4-17 A：左主干从右窦发出并在动脉间走行。**B**：异常左主干的主动脉后方走行。**C**：旋支；**L**：左前降支；**M**：左主干

面朝向主动脉，在主动脉根部左侧表现为放射线无法透过的点状结构。

注意：这种变异被认为是恶性的。这些拥有起源于右 Valsalva 窦并走行于动脉间的左主干的患者在年轻时就会发生劳累性心绞痛、晕厥和猝死。造成心肌缺血的机制是由于左主干开口斜向走行于主动脉根部和肺动脉干根部，二者在运动时的强力挤压使得原本呈裂缝样的开口会更加狭窄。这种异常冠状动脉起源一旦确定且有心肌缺血症状的患者需要行血运重建治疗或血管移位手术治疗。对于年老患者行血运重建治疗的必要性不是很清楚，是否行血运重建治疗根据冠状动脉阻塞的严重程度和由此产生的心肌缺血的严重程度决定。

表 4-6 总结了四种左主干异常走行的类型。

表 4-6 起源于右 Valsalva 窦的异常左主干在血管造影中的特点

异常左主干走行	点	眼	左前降支长度	左主干发出间隔支分支
间隔	−	＋（旋支上方）（左主干下方）	短	是
前壁	−	＋（左主干上方）（旋支下方）	短	否
主动脉后方	＋（后方）	−	正常	否
动脉间	＋（前方）	−	正常	否

＋：存在；−：不存在。前方和后方均参照主动脉根部的位置

旋支开口异常　　最常见的旋支异常起源是开口位于右冠状动脉近段。其特点是当术者行左冠状动脉造影时发现左主干很长但旋支分支细小或微不足道。旋支动脉也许会被认为是闭塞的。（建议：当术者见到左主干较长时，自然而然想到，"我要确定旋支是否异常"。）当旋支起源于右冠瓣和右冠状动脉近段时，将不可避免地沿主动脉后部走行，从后面绕过主动脉根部到达正常位置（见图 4-18）。在右前斜位进行心室造影、主动脉造影和冠状动脉造影时，旋支是"连续的"，在主动脉后方

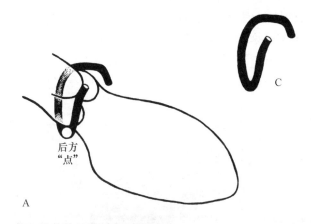

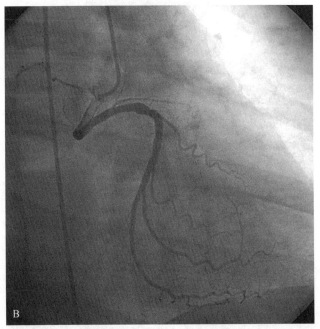

图 4-18 **A**：旋支（C）由左冠瓣发出并沿主动脉后方走行。**B**：异常旋支常起源于右 Valsalva 窦的单独开口或起源于右冠状动脉近段。这种良性变异路线常走行于主动脉后方并从侧面达到左室侧面。右前斜位显示异常旋支走行于主动脉后方的点。**C**：左前斜位的异常旋支

表现为放射线无法透过的点状结构。这种变异是良性的。

　　右冠状动脉异常起源于左 Valsalva 窦　当右冠状动脉起源于左冠瓣或左主干近段时，尽管有其他理论上可行的路线，但通常只走行一条路线（见图 4-19）。右冠状动脉在主动脉和肺动脉

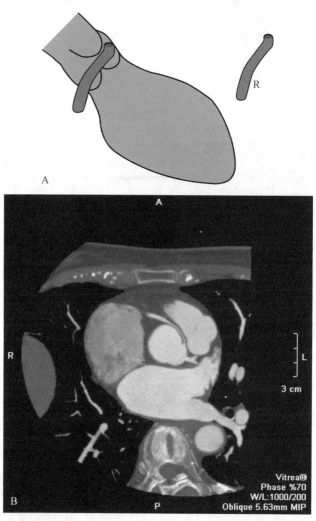

图 4-19　A：起源于左冠瓣的右冠状动脉（R）在前方的走行。**B**：CTA 横断面显示异常右冠状动脉起源于左窦。注意其起源的走行

之间走行至其正常位置。在右前斜位进行心室造影、主动脉造影和冠状动脉造影时，右冠状动脉是"连续的"，在主动脉前方表现为放射线无法透过的点状结构。这种异常被认为与心肌缺血症状相关，尤其是在右冠状动脉优势型患者中。当这种异常被认为与心肌缺血症状相关时，要考虑进行血运重建治疗。

异常右冠状动脉起源于主动脉前壁或 Valsalva 窦上方　右冠状动脉可能起源于 Valsalva 窦前面或其上方的某个位置，主动脉根部注射可以帮助确定真正的开口和选择超选择性的导管（如 Amplatz 左 2 导管或多用途导管）。这种变异是良性的。

异常左前降支起源于右 Valsalva 窦　当左前降支起源于右主动脉瓣或右冠状动脉近段时，虽然有多种走行可能性，但通常走行于以下两条路线中的一条：

1. 前游离壁走行。左前降支沿右室前游离壁走行，在室间隔中部转向心尖。在右前斜位进行心室造影、主动脉造影和冠状动脉造影时，左前降支在转向心尖前的走行方向是向左和向上。这种异常是良性的。

2. 室间隔走行。左前降支在右室流出道底部走行于室间隔的心室肌间，在室间隔中部走行到表面并转向心尖。在右前斜位进行心室造影、主动脉造影和冠状动脉造影时，左前降支在转向心尖前的走行方向是向左和向下。这种异常是良性的。

左前降支和旋支分别开口于左主动脉窦　当左前降支和旋支分别开口于左冠瓣时，二者的近段走行是正常的。同时，圆锥支也独立起源于右冠瓣。

心室造影

左室造影是冠状动脉血管研究中必不可少的部分，能够提供左室室壁运动和心脏功能的信息。图 4-20 显示了收缩期和舒张期时，左室在左前斜位和右前斜位的投照图像。异常室壁运动提示了冠状动脉缺血、心肌梗死、室壁瘤形成或室壁肥大。左室造影同样可以提供定量信息，如左室在舒张期和收缩期的心室容

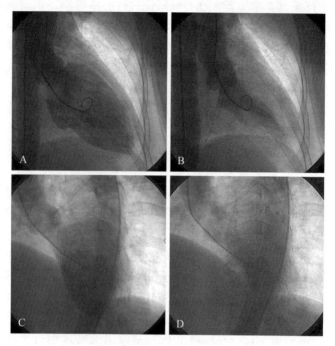

图 4-20 **A**：右前斜 30°角时的舒张期左室造影图像。**B**：收缩期图像。**C** 和 **D**：舒张期和收缩期的左室造影图像

积、射血分数、收缩幅度、心室肥大引起的高动力性收缩以及瓣膜反流。一般来说，心室功能和射血分数能够预测冠状动脉疾病患者的长期预后。

心室造影可以在冠状动脉造影之前或之后进行。因为左室功能通常可以通过无创性检查获得，为了避免左室造影出现并发症导致冠状动脉造影无法完成，一般都先进行冠状动脉造影。为了避免操作诱发低血压，对于左主干或主动脉瓣狭窄的患者，一般不进行左室造影。使用低剂量、非离子型低渗造影剂进行心室造影很少发生或不发生低血压。表 4-7 总结了心室造影的适应证、禁忌证和并发症。

表 4-7 左室造影的适应证和并发症

适应证

1. 冠状动脉疾病、心肌病、心脏瓣膜疾病患者确定左室功能
2. 确定室间隔缺损的存在
3. 二尖瓣反流程度的定量测定
4. 肥大或其他原因引起的退行性改变的心肌定量测定

右室造影的适应证

1. 记录三尖瓣反流
2. 右室发育不良致心律失常的评估
3. 肺动脉瓣狭窄的评估
4. 右室流出道异常的评估
5. 心室右向左分流的评估

并发症

1. 心律失常，尤其是不需要处理的非持续性室性心动过速。持续性室性心动过速和心室颤动需要立即电复律。注意：有端孔的导管比猪尾导管更容易导致心律失常
2. 高压注射时心肌造影剂"染色"（通常为一过性的且无临床意义，除非较深或穿孔造成心脏压塞）
3. 栓塞（血栓或空气）
4. 造影剂相关并发症
5. 使用离子型高渗造影剂时产生一过性低血压（<15～30s）

心室造影的技术要点

造影剂使用剂量

通常需要使用高压注射技术，即在短时间内（1～3s）注入大量 X 线透视造影剂（30～45ml）才能使心室腔充分显影。经典的高压注射参数是成年人以 10～15ml/s 速度注入 30～45ml 造影剂。最大压力升高速率也是在平稳注射造影剂中需要设置的参数，通常为 0.5s 升高。当导管位于心尖远端时，可以减少造影剂使用和降低注射速度（如以 10ml/s 注射 30～35ml）。通过术者控制的注射（如 Acist 系统）注入 20～30ml 造影剂也可以获得极佳的心室造影图像。一旦心室充分显影，应当立即停止注射造影剂。在心室造影中手动注射虽然方便，但常常不能达到显影的最佳效果从而导致误差。

高压注射造影剂的参数设置

由于造影剂是黏性液体，所以在狭小的导管中注射造影剂就需要很大的压力。高压注射器通常被用来实现在短时间内既定容量的注射。在左室造影中有三个关键步骤：①造影剂负荷；②从注射器中清除气泡并与高压注射导管相连；③修正注射器设置。

最关键的一步就是在注射前清除透明容器内的空气，这也是导管室所有医护人员的职责。左室造影时不应掺入任何空气。

心室造影中经典的注射压力设定如下：

1. 流速（10～15ml/s）
2. 总量（20～50ml）
3. 压力高限 [6206～8274kPa（900～1200psi）]
4. 上升时间（0.2～0.5s）

导管位置

左室造影时导管的最佳位置应该既避免与乳头肌接触又不靠近二尖瓣，以免人为造成二尖瓣反流。所以对于大部分导管来说，位于心室腔的中央应该是最好的位置，这样造影剂可以充满大部分的左室腔和心尖并且注射时也不会干扰二尖瓣的功能。猪尾导管的侧孔在此位置时也要位于主动脉瓣以下，以便于心室腔显影。成角度的猪尾导管（145°角）和螺旋尖端的导管（Halo管，见第二章）可以提高心室造影的质量并尽量减少异位搏动和二尖瓣反流的发生。

在右前斜体位投照时，导管的猪尾状结构在造影过程中会在二尖瓣前方向上或向下盘绕，但不会影响二尖瓣的状态或产生异位搏动。如果导管的猪尾状结构随心跳而不断地盘绕和打开，则提示其可能影响了二尖瓣。当怀疑导管位置有问题时，可以尝试注射5～8ml造影剂以确定导管位置（注意不要堕入瓣膜本身或肌小梁构成的凹陷中）。

当进行右室造影时，尖端有球囊的7F Berman导管（没有端孔，侧孔靠近球囊）可以非常好地显影。右室造影时并没有标准体位，前后位＋头位或侧位常用于看清室间隔和右室流出道（RVOT），注射速度为 8～10ml/s，总量为 20～30ml。

室性异位起搏

在加压注射造影剂时常产生室性异位起搏，并不需要抗心律失常药物。当把导管小心放置在乳头肌和左室下壁之间后，注射造影剂也能维持稳定的心律。室性异位起搏通常由使用带有端孔的导管诱发（如多用途导管），而猪尾导管是相对安全的。

左室功能障碍患者进行左室造影

左室功能障碍和左室舒张末压力增高（>25mmHg）的患者在进行左室造影前常需要降低左室舒张末压力。舌下含服、静脉使用或心室内注射硝酸甘油（100～200μg 的负荷剂量）可以既安全又快速地达到设定效果。通常而言，在注射造影剂前左室收缩压应小于 180mmHg，对于常规治疗无反应的心力衰竭患者（左室舒张末压力>35mmHg）需要格外谨慎。左室功能失调患者只能使用非离子型低渗造影剂。

何时可以省略进行左室造影

部分术者主张不管是常规还是急诊导管插入术，都可以省略左室造影。其列出的原因包括：①推崇超声评价；②担心使用额外的造影剂；③害怕心室造影产生低血压或其他并发症；④处理左室造影图像需要额外花费时间。这些担忧都源于过时的经验教训，主要是在使用离子型高渗造影剂时代，造影剂可引起充血性心力衰竭（CHF）、低血压、心律失常甚至死亡。当使用正常的低渗造影剂和非离子型低渗造影剂时，这些事件将不再发生。对于大部分患者来说获益大于风险。

因为超声心动图显像也是评价左室功能很好的方法，部分术者在面对有严重冠状动脉疾病（左主干或三支病变）或中度主动脉瓣狭窄的患者时省略了左室造影。但缺乏对左室功能的及时评价会延误主动脉球囊反搏或手术干预的时机。在导管操作中行心室造影，可以作出与其冠状动脉状态相符并关乎预后的精确预测。使用低剂量造影剂（20～25ml）进行左室造影时发生并发症的概率很小，而且也可以在有外科医师在导管室会诊时即刻提供一站式的影像资料回顾。

但是，左室造影在肾功能处于边缘状态的患者（特别是糖尿病或脱水患者）中应取消，因为额外的造影剂负荷可能导致造影剂肾病的发生。

术者技巧

在注射造影剂时，进行心室造影的操作医师应该使用右手握住导管、左手扶住鞘管以便必要时撤出导管，边观察生理监护仪边留心是否发生心肌染色、室性心动过速、突发低血压等问题。快速撤离导管是必要的。在移出左室前，导管将被回撤 10～15cm 至主动脉周围的松弛部分。使用小口径造影导管（如 4F 或 5F）时需要更高的注射压力，但注射速度不能超过 13ml/s。高压注射器与导管直接连接或使用其他方式连接必须要确定无误，以避免在连接导管和注射器时将造影剂喷撒到术者、患者身上或者导管室中。

术者在注射前应向患者说明在"给心脏照相"，这样能避免产生不必要的不适感，使操作过程更加顺利。同时还要向患者告知这种血管扩张引起的温暖感觉将持续 30～60s，并会逐步消退。

心室造影图像

标准的左室造影体位有：①右前斜位 30°角，可以看清左室高侧壁、前壁、心尖和下壁；②左前斜位 45°～60°角，头位 20°角，可以确定左室侧壁和间隔。左前斜合并头位是能够看清室间隔的体位，向边缘和向下倾斜投照可以看清室间隔缺损和室间隔运动。双平面心室造影也可以在有条件的导管室进行，虽然会增加放射剂量且需花费更多时间去调整设备位置，但可以在减少造影剂使用的同时获得更多信息，这一点在儿童和肾衰竭患者中尤其重要。如果没有双平面系统，累及侧壁的冠状动脉疾病患者应在左前斜位 60°角、头位 20°角的体位进行第二次左室成像。对于肾功能正常的此类患者，几乎都能承受额外的 30～40ml 造影剂。

血管造影成像的帧率在 30～60 帧/秒，具体数值根据患者心率调整（心率<95 次/分时为 30 帧/秒）。常规使用 23cm（9 英寸）图像。使用准直器遮挡板减少散在辐射。表 4-8 推荐了观察瓣膜反流的体位。表 4-9 为瓣膜反流在血管造影时的定量评价。

表 4-8　评价瓣膜反流及分流时推荐使用的注射部位和投照体位

	投照体位	注射部位
瓣膜反流类型		
主动脉瓣	左前斜位、右前斜位	主动脉根部
二尖瓣	右前斜位、左前斜头位（侧位）	左室
三尖瓣	右前斜位（轻微、侧位）	右室
肺动脉瓣	右前斜位、左前斜位、前后位	肺主动脉
分流类型		
房间隔缺损	左前斜头位	肺动脉
室间隔缺损	左前斜头位	左室
动脉导管未闭	前后位头位	主动脉

表 4-9　血管造影定量评价瓣膜反流

二尖瓣反流	主动脉瓣反流
＋轻度左房浑浊，快速清除，喷气机样	＋少量反流，喷射状，左室随收缩喷射造影剂
＋＋中度左房浑浊<左室	＋＋微弱的反流使左室浑浊化，不是每次收缩都能被清除
＋＋＋弥漫的造影剂反流，左房浑浊＝左室，左房明显增大*	＋＋＋左室持续浑浊化＝主动脉根部密度，左室增大*
＋＋＋＋左房浑浊>左室，持续性，收缩期可见肺静脉浑浊化，左室显著增大*	＋＋＋＋左室持续浑浊化>主动脉根部密度，左室显著增大*

＋：1；＋＋：2＋；＋＋＋：3＋；＋＋＋＋：4＋

* 慢性反流

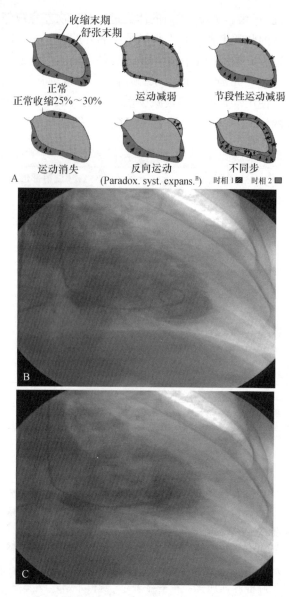

图 4-21 **A**：心室协同失调的类型。血管造影截图显示前壁室壁瘤患者在舒张期（B）和收缩期（C）的左室运动失调

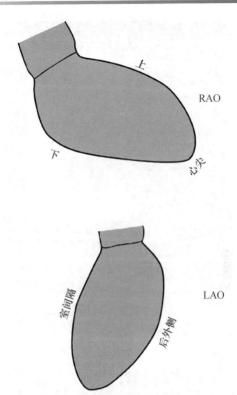

图 4-22 在左前斜位（LAO）和右前斜位（RAO）划分左室内壁不同区域的图解（摘自 Yang SS：*From cardiac catheterization data to hemodynamic parameters*，ed 3，Philadelphia，1987，FA Davis.）

左室室壁局部运动

心室内表面在收缩期进行的一致性、向心性内收运动为正常的心室收缩运动。室壁的一致性运动取决于心室肌能够协同顺序性收缩，这样可以在消耗最少的情况下达到最大工作量。这种可调节性的收缩被称为协同作用。左室壁不可调节性的收缩根据协同失调的严重程度而命名。左室壁异常运动在严重冠状动脉疾病或心肌病患者中是显而易见的，有数种方法可以评价左室壁运动。根据室壁异常运动的严重程度，可采用积分制度测出反映左室功能的评分，而这一评分源于冠状动脉手术研究。在左前斜位和右

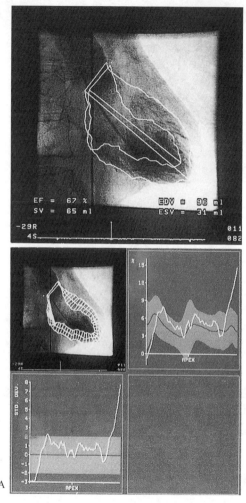

图 4-23 左室造影中室壁运动分析。**A**：正常左室壁运动显示左室各壁向心性内收运动，下图显示中线的弦和偏差（待续）

前斜位的心室造影图像被分为五个部分，异常室壁运动（见图 4-21 和图 4-22）被赋予如下分数：

　　1＝正常运动

　　2＝中度运动减低（确定存在的减弱，一部分心室壁的运动减弱或收缩不佳）

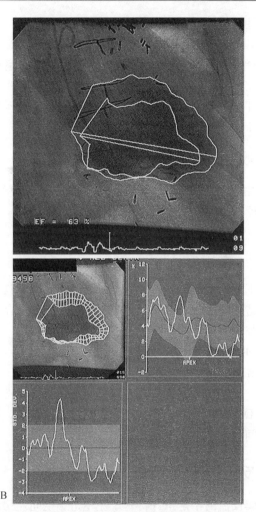

图 4-23（续） B：左室造影中下壁运动异常。注意左室下壁内向运动失败。底部显示高于平均值的异常弦。分析局部室壁运动的中心线弦法使用舒张末期和收缩末期左室心内膜轮廓。下图表示了计算机如何在两个边界线的中间创建中心线。通过沿着垂直这条中心线的方向创建的 100 个线弦可以测量室壁的运动。每一个线弦的运动通过舒张末期的周长标准化以避免引入短轴缩短率。每个线弦的运动被作为一个点画出（黑线）。正常室壁组的平均运动（细线）和均值之上及之下的标准差（虚线）被同样画上作为参考。同时也将室壁运动和正常均值之间的差异用标准差画成点图（右侧的图）。正常室壁组的均值被标示为通过 0 的那条直线

3＝重度运动减低

4＝无运动（左室壁的一部分没有运动，即无收缩）

5＝室壁瘤-反向运动（收缩期矛盾运动或心室壁一部分扩张，即收缩期异常的向外突出）

正常评分是 5 分，分数越高意味着室壁异常运动的严重程度越高，图 4-23 是室壁异常运动的定量分析。

左室收缩功能的测量

最常用于左室功能测量的是射血分数（EF）和每搏量（SV），EF（%）计算公式为：

$$EF = \frac{EDV - ESV}{EDV} \times 100$$

$$SV = EDV - ESV$$

其中 EDV 为舒张末期容积，ESV 为收缩末期容积，EF 可以在心室造影时通过目测估算，SV 需要校正心室容积后定量计算得出，临床实践中这种技术没有被采用。

另一种测量心室功能的方法是计算纤维周径缩短速率（VCF，cm/s）：

$$VCF = [(D_{ed} - D_{es})/D_{ed}]/LVET$$

其中 D_{ed} 是舒张末期直径，D_{es} 是收缩末期直径，LVET 是左室射血时间（ms）。

二尖瓣反流的测量

二尖瓣反流的半定量评价基于左室造影期间左房的造影剂显影情况（见图 4-24、图 4-25 和表 4-9），二尖瓣反流也可以使用反流分数（RF）定量评价。

用来计算瓣膜反流的反流分数公式如下：

$$RF = \frac{反流量}{总流量}$$

$$= \frac{（造影所得 CO - Fick 法或热稀释法所得 CO）}{造影所得 CO}$$

其中 CO 是心排血量。

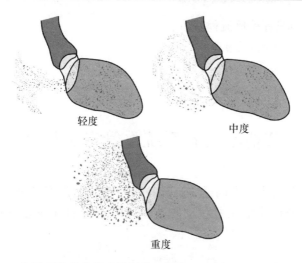

图 4-24 二尖瓣反流的血管造影评估（摘自 Pujadas G：*Coronary angiography in the medical and surgical treatment of ischemic heart disease*，New York，1980，McGraw-Hill.）

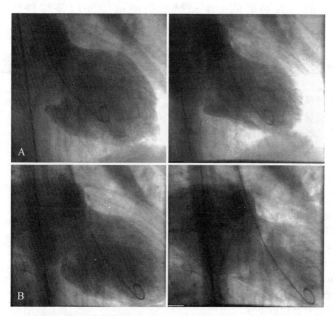

图 4-25 二尖瓣反流患者的左室造影。**A**：左房（LA）提早显影。**B**：左下图，左房的显影增强；右下图，数次心搏之后，左房较左室显影更强。为重度（4＋）二尖瓣反流

半定量评价反流程度如下：

RF＜40%，轻度

RF＝40%～60%，中度

RF＞60%，重度

其他心血管系统血管造影检查

外周血管造影的适应证和技术将在后面的章节进行讨论。这一部分讨论常在冠状动脉造影同时进行的其他心血管造影检查。

升主动脉造影术

在进行冠状动脉造影以及介入治疗的过程中，升主动脉造影术有可能是有必要的。主动脉造影的适应证以及禁忌证见表4-10。

表 4-10 * 主动脉造影的适应证和禁忌证

适应证

1. 主动脉瘤或主动脉夹层
2. 主动脉瓣关闭不全
3. 非选择性冠状动脉移植血管的造影
4. 主动脉瓣上狭窄
5. 头臂血管或主动脉弓血管疾病
6. 主动脉缩窄
7. 主-肺动脉分流或主动脉-右心分流疾病（如：主动脉窦瘘）
8. 主动脉或主动脉周围肿瘤性疾病
9. 动脉血栓栓塞性疾病
10. 动脉炎症性疾病

禁忌证

1. 造影剂过敏
2. 造影剂注射入主动脉夹层的假腔
3. 端孔导管位置不佳
4. 患者无法耐受额外的造影剂

* 注意：在现在的导管室中，怀疑主动脉夹层的患者是可以进行血管造影的

主动脉造影的技术

左前斜位或侧位投射

左前斜位非常适合用于发现累及颈部血管的升主动脉夹层，该体位同时能很好地展现主动脉弓，显示主动脉弓曲率以及无名动脉、颈总动脉和左锁骨下动脉。主动脉根部的冠状动脉通过半侧位投射来显示。

右前斜位投射

降主动脉胸段和升主动脉在 AP 或 LAO 投射时可能会与主动脉弓重叠。RAO 视角有助于显示胸主动脉下段的分叉、肋间动脉以及左冠状动脉系统移植血管的起源，或用于评价主动脉瓣关闭不全。

在观察主动脉时，加头位或足位倾斜并没有多大用处。在非选择性冠状动脉造影中，主动脉弓造影可能有助于确定移植静脉血管的起点，此时向头侧或足侧倾斜成角可能会提供更为详尽的信息。

注射速度

主动脉造影中造影剂最低流速 15～20ml/s，总量 40～60ml。需要高流量（≥5F）导管及标准加压注射装置。15 帧/秒的图像速度造影效果较为满意。

导管选择及定位

使用多侧孔导管（如：猪尾导管）可以减少由于造影剂注射时导致或加重的主动脉夹层的风险。导管的定位应恰好位于主动脉瓣之上，但不能距离过近以免干扰瓣膜的开启或关闭。对于降主动脉夹层，导管应放置于可疑近端撕裂处的上方。在导管放置时，使用导丝应格外小心。

在全量注射造影剂之前，需要通过造影剂的预注射来检查导管定位。图 4-26 至图 4-28 显示了主动脉造影以及主动脉瓣反流的例子。主动脉瓣反流的程度根据造影剂注射后第三次心脏搏动时心室显影程度来进行半定量评价，表示为＋1、＋2、＋3 和＋4。操作时应注意避免使导管进入可疑主动脉夹层的假腔。

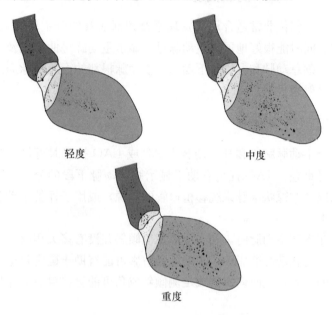

轻度　　　　　　　　　　中度

重度

图 4-26　主动脉瓣反流的血管造影评估，右前斜位视图。当使用左前斜位时，主动脉瓣反流的程度会被高估（摘自 Pujadas G：*Coronary angiography in the medical and surgical treatment of ischemic heart disease*，New York，1980，McGraw-Hill.）

腹主动脉造影

腹主动脉造影的适应证如下：

1. 非选择性评估肾动脉和肠系膜血管

2. 腹主动脉瘤或夹层

3. 腹主动脉粥样硬化性疾病

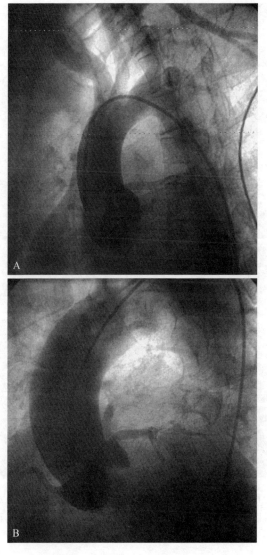

图 4-27 A：左前斜位投射下正常的主动脉造影照片。**B**：扩张的升主动脉

4. 主动脉内球囊反搏置入前的血管评估
5. 跛行的初始评估
6. 寻找冠状动脉造影时导管操作困难的原因

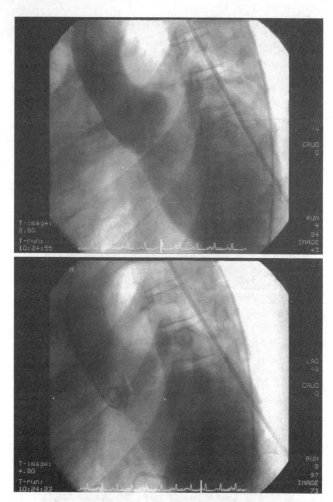

图 4-28 上图：左前降主动脉造影照片显示主动脉瓣反流。注意左室和主动脉显影程度相同。下图：数次心搏之后左室仍然显影，这是重度主动脉瓣反流

腹主动脉造影的禁忌证与升主动脉造影相同。图 4-29 显示了外周血管疾病患者腹主动脉造影的典型表现。

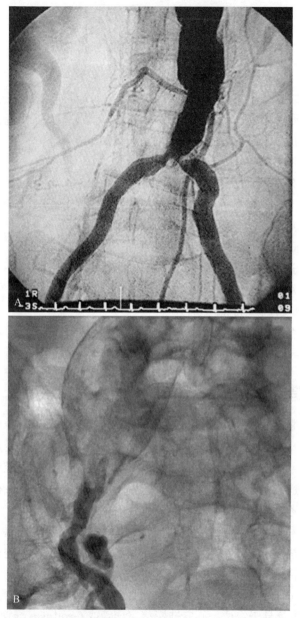

图 4-29 **A**：腹主动脉造影照片，前后位投射。腹主动脉下段造影显示双侧髂动脉狭窄，狭窄起源于腹主动脉最远端。**B**：在没有造影剂时，也可见钙化的髂动脉瘤

肺血管造影

肺血管造影可以显示肺血管异常（如：腔内缺损代表肺栓塞、分流、狭窄、动静脉畸形以及异常交通）。肺血管造影前先要测量右心压力。肺血管造影的适应证如下：

1. 肺栓塞
2. 外周肺动脉狭窄或肺内动静脉瘘
3. 异常肺静脉回流
4. 用于左房显影（怀疑心房黏液瘤，巨大血栓）

肺血管造影禁忌证和注意事项如下：

1. 造影剂过敏
2. 肺动脉收缩压＞60mmHg 的肺动脉高压需要格外小心（如：原发性肺动脉高压者）
3. 急性右室容量负荷过重（在注射造影剂之后，增加的容量可能导致右心衰竭、低心排血量状态、休克或者死亡）

血管造影技术

1. 静脉路径。可以使用股静脉、颈内静脉或者肱静脉（经皮技术），但不使用头静脉。操作前，术者应当考虑到经皮股静脉路径可能会导致髂股静脉血栓移位，因此首先应在下腔静脉注射少许造影剂。无创性超声检查也可以发现血栓。如果存在血栓，应考虑使用肱静脉或颈内静脉路径。

2. 体循环动脉血压监测。肺栓塞患者经常病情危重。在股动脉或桡动脉放置一个小的动脉导管监测动脉血压并不复杂，可以提供精准的监测，增加安全性。

3. 选择血管造影导管。大直径 7F 或 8F 的球囊漂浮（Berman）导管易于定位。心室造影猪尾导管或 Grollman 导管反折的可能性小于球囊导管。注意：对左束支传导阻滞（LBBB）的患者必须放置起搏导管。较硬的导管通过右心所诱发的右束支传导阻滞（RBBB）可导致这些患者出现心脏停搏或完全性心脏传导阻滞。

4. 右心血流动力学测量。在血管造影之前需要进行右房压、右室压和肺动脉压以及血氧饱和度的测量。心排血量也需要在造影前测量。

5. 血管造影影像。导管定位于右肺动脉近端（或者肺扫描提示缺损明显的部位）（见图 4-29）。注射速度取决于血液动力学：

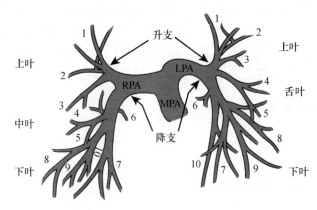

图 4-30 正常的肺血管树（前后位投射）。LPA：左肺动脉；MPA：肺主动脉；RPA：右肺动脉（摘自 Tilkian AG，Daily EK：*Cardiovascular procedures：diagnostic techniques and therapeutic procedures*，St Louis，1986，Mosby.）

a. 如果静息肺动脉压正常，采用的注射速度为 20ml/s，总量 30～40ml。肺主动脉注射在前后位投射条件下进行（30 帧/秒），可以与可疑的通气或灌注缺损（如：肺扫描）部位相对照。

b. 若存在肺动脉高压（肺动脉收缩压＞60mmHg）或右心衰竭（右室舒张压或右房平均压＞10mmHg），在进行选择性肺动脉分支造影时造影剂用量和注射速度均应减少，注射速度为 10ml/s，总量 15～20ml。

c. 使用手动注射器（10ml）进行选择性肺动脉造影可能会发现肺栓塞引起的充盈缺损。

d. 对于半选择性注射，导管应定位于有问题的肺叶动脉的近端。图 4-30 描绘了肺血管树的解剖。如果导管位于肺毛细血管楔嵌位时不能注射造影剂。压力波形不能出现衰减（不应使用端孔导管，以避免在肺毛细血管嵌顿时意外注射）。

e. 动脉造影时应该采用与成像动脉同侧的斜位（RAO 或 LAO）。观察肺动脉分叉及其狭窄的最佳体位为 $15°\sim20°$ 的左前斜位加上 $35°\sim40°$ 的头位。

6. 肺动脉血造影使用 15 帧/秒的帧率就可以了。（因为肺动脉运动并不快，因此较低的帧率是可以接受的。）造影时间需要持续足够长，以保证能观察到左房充盈。如果患者能够屏住呼吸，减影成像也有助于诊断。

肺血管造影的并发症

右心导管插入术的常见问题以及并发症（见第三章）包括心脏穿孔和心律失常。血管造影相关并发症包括支气管痉挛、过敏反应、低血压以及心源性休克。

数据的解释

血流动力学

出现急性肺栓塞时，原本正常的右室可以在肺动脉收缩压上升至 $40\sim60\text{mmHg}$ 时出现右心衰竭。肺栓塞的血流动力学后果可以总结如下：

肺循环血管阻塞	平均右房压
中度<25%	<10mmHg
重度 25%~50%	10mmHg
大块型>50%	>10mmHg

缺氧可以增加心排血量。仅在大块型肺栓塞以及右心衰竭时心排血量才会出现下降。体循环血压下降是肺栓塞晚期出现的一

种致死性事件。

血管造影表现

肺栓塞血管造影阳性标准如下：

1. 腔内充盈缺损——不能用周围结构重叠来解释（见图 4-31）

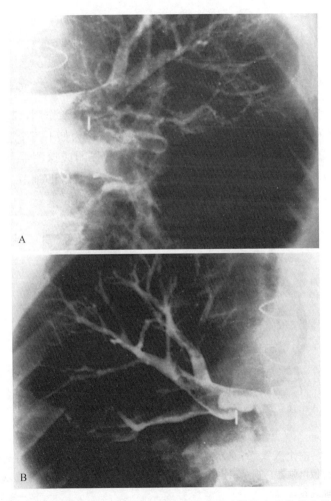

图 4-31　左上叶肺动脉栓塞导致肺动脉造影时肺动脉腔内多处较大的充盈缺损

2. 动脉的突然截断——栓子完全阻塞动脉

对肺栓塞具有提示意义，但不具确诊意义的表现（这两种表现在重度肺疾病患者中均常见）如下：

1. 血量减少——双肺出现灌注不足的区域
2. 不对称血流——双侧延迟充盈常见于慢性阻塞性肺疾病

X 线显像

X 线显像的产生

心脏血管造影应用了放射性 X 线元件的复杂作用，将能量转化为可视化图像。X 线图像生成链可以简化为如下三个主要成分：①X 线发生器；②X 线管；③影像增强器或探测器（见图4-32）。导管室的所有工作人员都应熟悉 X 线装置的细节（见图4-33）。图 4-32 描绘了一个心脏导管室中的 X 线系统。

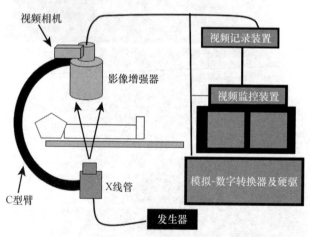

图 4-32 一个 X 线系统的示意图。操作台下面的 X 线管释放射线穿过患者达到影像增强器。视频相机将信号传递给视频记录装置、监控装置以及信号处理装置

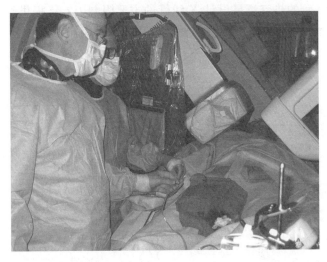

图 4-33　心脏导管室中，C 型臂位于患者之上。术者在观看荧光监视器上的图像

X 线发生器

X 线发生器提供了 X 线管加速电子必需的能量来源。X 线曝光时间与普通相机的快门速度相似。在心脏造影检查中，曝光时间应足够短，以避免心脏搏动导致的图像模糊。在选择性冠状动脉造影中，曝光时间越短，成像质量越好。曝光时间为 3～6ms 可以减少移动所导致的图像模糊。最新型的发生器能够传递合适的能量并提供精确的并且可以自动调节的曝光时间。这些发生器装备有多相（在开关间交替）或者短长脉冲宽度，可用于自动纠正曝光。术者可以选择的手动调节仅限于造影影像的帧率（如：15～60 帧/秒）。

X 线管

X 线管的作用是将发生器提供的电子能量转化为 X 线束。从旁热式灯丝（阴极）释放出的电子朝向快速旋转的圆盘（阳极）加速，接触后转化为 X 射线（见图 4-34）。这个过程产生大量的热。线管的热容量是设计 X 线管的主要限制因素。提供给线管的能量中仅仅 0.2%～0.6%最终转化为 X 线。

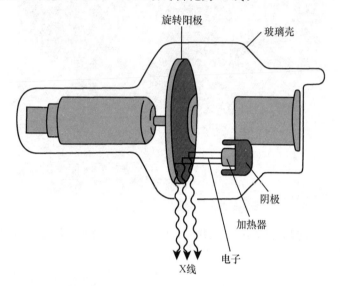

图 4-34 X 线管以及 X 线产生的图示。钨制的旋转阳极是阴极和加热器产生的高能电子的靶点。电子撞击靶点以 90°的角度产生 X 线（摘自 Baim DS, Grossman W: *Grossman's cardiac catheterization, angioplasty, and intervention*, ed 6, Philadelphia, 2000, Lippincott, Williams, and Wilkins.）

除了曝光时间（由发生器系统控制）和成像野的大小（由 X 线管控制）以外，还有其他两个因素决定适合成像的 X 线的质量：

1. 电流（mA）——单位时间内产生的光子（带电颗粒）数量。电流越大，光子数量越多，而光子越多图像分辨率就越好。如果光子数量少，则生成的图像可能是"杂色"或者斑点的。增加电流水平可以改善这种情况，但电流量的水平受限于 X 线管的热容量。并且，提高电流会显著增加患者以及导管室工作人员的射线暴露以及散射。

2. 电压（kV）——X 线束的能谱（波长）。电压越高，射线波长越短，X 线穿透靶组织的能力越强。对于肥胖患者而言，增加电压格外重要。为了透过更多的组织获得好的图像，需要更高的电压。然而，由于广泛的散射，电压越大，图像的分辨率越低，并且患者以及导管室工作人员的射线暴露越强。一种自动曝光控制系统可以根据电压和电流的改变来调节曝光时间，得以在最佳曝光条件下获得所需的图像（见图 4-35）。使用高电压的结果见表 4-11。

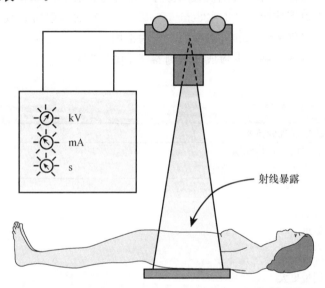

图 4-35 X 线束穿透人体。kV：千伏；mA：毫安；s：秒（摘自 King SB，Douglas JS Jr：*Coronary angiography and angioplasty*，New York，1985，McGraw-Hill.）

影像增强器和探测器

在 X 线穿透机体以后（见图 4-36），部分吸收的射线在影像增强器的输入屏或者平板探测器上投射为一个阴影式样。影像增强器将不可见的 X 线图像转化为可见的图像。每个 X 线光子击中影像增强器上覆盖了磷的平板后都会产生一个可以检测的光点，每一个光点的位置和强度都会被记录下来。所有事件的集合就会产生视频中的一个图像。影像增强器根据不同大小的成像野来装配，以改变图像的分辨率。一般来讲，成像野越小，分辨率越高，放射剂量也越大。较小的输入屏直径［13cm 或 18cm（5英寸或 7 英寸）屏幕］由于具有较高的分辨率适用于冠状动脉造影。对于更为细致的工作，例如经皮腔内冠状动脉成形术以及其他的冠状动脉介入，一些术者更常应用 13cm（5 英寸）照射野。相比较而言，对于面积较大的检查（如左室造影、主动脉造影或者外周血管造影），23～28cm（9～11 英寸）的照射野直径尽管会失去对细微结构的分辨率但却更为常用。

新近的发展是平板成像检测器（见图 4-37）。

表 4-11　高电压曝光的结果
最优的放射成像技术
最低电压形成有效穿透 最大电流产生最低线管热量
高电压照射野

患者低剂量
斑影更重
散射更强
对比度更强
术者剂量更大
记住：电压与电流的变化成反比
相对于电流，电压对对比度的影响更大
高电压技术产生的线管热量较少

例如

70kV				80kV
400mA	=	胶片密度设置相同	=	200mA
×5s＝140 热量单位				＝80 热量单位

电压对血管造影成像的影响

高电压，高能量，短波长，穿透能力相同——在高电压下所有图像都趋向于灰色
低电压，可区分不同密度，提供对比

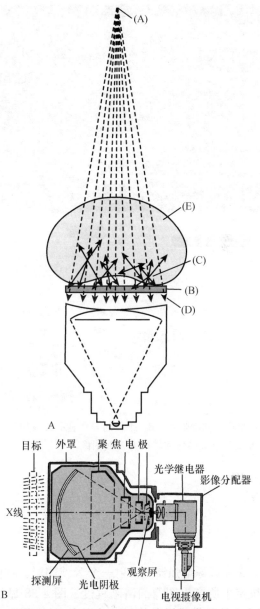

图 4-36 A：影像增强器中的栅极板使电子束呈直线排列。（A）：X线光子源；（B）：栅极板；（C）：X线散射；（D）：初级放射；（E）：患者。X线散射被影像增强器前的栅极板所减弱。**B**：影像增强器内部机制（A图摘自 King SB，Douglas JS Jr：*Coronary angiography and angioplasty*，New York，1985，McGraw-Hill.）

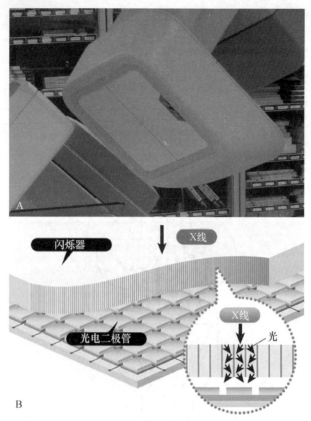

图 4-37 A： 平板影像增强器。**B：** 平板的屏幕显示 X 线如何诱导光电二极管产生数字信号，从而传输和转换为 X 线图像

图像变形

放大

X 线显像在影像增强器上投射一个 X 线阴影。物体与平板之间的距离决定了所产生图像的清晰程度。图 4-38 显示了物体与屏幕之间距离对图像质量的影响。当物体与投影平面距离较近时，图像较为锐利。物体与投射平面距离越远，图像变得越大也越不清晰。当影像增强器与胸壁和心脏距离最近时，图像最为锐

利。当心脏与影像增强器距离较远而与 X 线源距离较近时，图像被放大但不清晰。增加心脏与影像增强器的距离需要更大的电压来生成图像，进一步降低了图像的质量。增大放大倍数时由于需要增加产生图像的射线强度，所以会增加射线暴露。图 4-39 说明了增加图像大小对放射剂量的影响。图 4-40 说明了 X 线源与患者和影像增强器距离之间的变化对射线暴露的影响。在不移动影像增强器的情况下，患者与 X 线源的距离越近，光子束的速度越快，射线暴露越强。应尽可能使影像增强器靠近患者。减小 C 型臂的成角也可以减少 X 线的暴露（见图 4-41）。

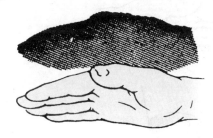

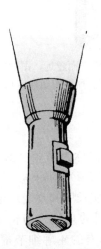

A

图 4-38　图像放大。A：当手与阴影投射表面距离近时，图像锐利（待续）

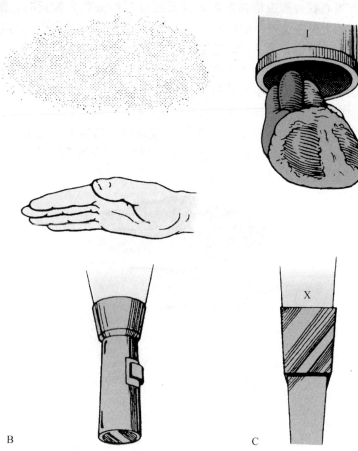

图 4-38（续） **B**：手距离表面越远，图像越大越模糊。**C**：当影像增强器（I）与胸壁和心脏靠近时，所获得图像锐利

缩短

物体透视图的扭曲称为缩短。图 4-42 显示了一个在中段有环形狭窄（类似动脉狭窄）的物体（如一支铅笔）的阴影投射效果。铅笔的缩短（真实长度的改变）导致图像改变，这种改变依赖于轴与 X 线束之间的角度。当铅笔纵轴与成像平板垂直时（与 X 线束平行），所有的轮廓细节都消失了，阴影看起来就像一个点；当两者呈一个斜角，阴影的长度被缩短；当纵轴与 X

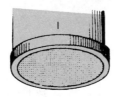

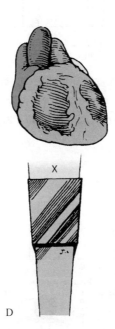

图 4-38（续）　D：当心脏距离影像增强器远、距离 X 线源（X）近时，图像被放大，但是边界模糊不清。增加 X 线源到图像的距离需要更高的电压，这也使图像质量下降（摘自 King SB, Douglas JS Jr: *Coronary angiography and angioplasty*, New York，1985，McGraw-Hill.）

线束垂直（与成像平板平行），得到反映长度以及轮廓细节的全面真实的影像。这种缩短会造成在一个投射方向上严重的动脉造影狭窄，在另一个投射方向上可能完全看不出来或者严重程度显著降低。由于这一原因，冠状动脉病变严重程度的评估使用多方位投射。

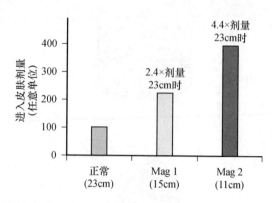

图4-39 图像放大对于进入皮肤剂量的影响。放射剂量的增加等于影像增强器直径增大比率的平方。Mag：放人（摘自 Mahesh M：Fluoroscopy：patient radiation exposure issues，*RadioGraphics* 21：1033-1045，2001.）

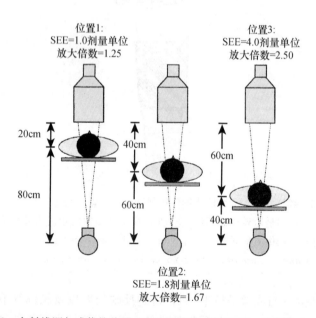

图4-40 在射线源与成像接收器之间距离固定的情况下，当患者移近 X 线源时，图像放大倍数和进入皮肤放射剂量（SEE）均呈几何倍数增加（摘自 Mahesh M：Fluoroscopy：patient radiation exposure issues，*RadioGraphics* 21：1033-1045，2001.）

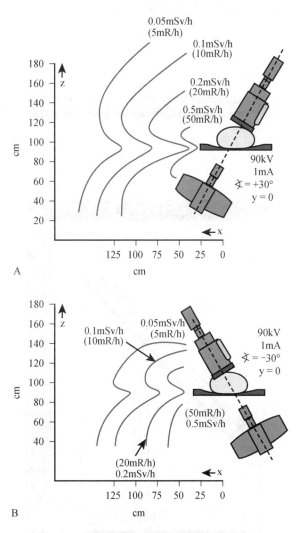

图 4-41 成角对放射线散射的影响

导管室护士、技术员以及助手应做好的 X 线系统准备

　　血管造影的准备过程包括从 X 线产生、CD 读取到图像存储

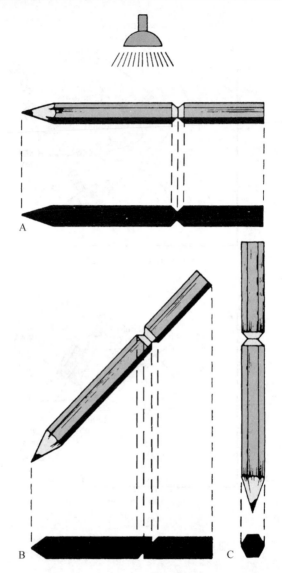

图 4-42　**A**、**B** 和 **C**：当物体与摄片平面不平行时会使影像出现投影缩减（待续）

的一系列功能步骤。一个工作人员每天早上需要首先检查 X 线设备，确保电源开启并且测试荧光显示器以及血管造影曝光。同

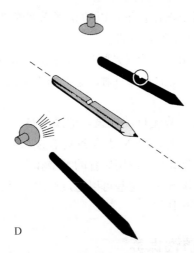

D

图 4-42（续）　D：为了精确评估裂隙样的损伤病变，术者必须采取垂直于血管纵轴但平行于病变最长径的视野来观察（摘自 Pujadas G：*Coronary angiography in the medical and surgical treatment of ischemic heart disease*，New York，1980，McGraw-Hill.）

时启动数字成像和存储系统。在开始操作前，需将患者的基本资料输入到进程记录中。

　　操作台与其下面的影像增强器之间需要有充足的空间以使 C 型臂可以从多个角度获取造影图像。某些导管室中由医生整理操作台，而也有一些导管室是放射技师从事这一工作。无论是谁，造影方案必须符合以下原则：

　　1. 影像增强器应当尽量靠近患者胸壁。这一位置优化图像细节，并减少 X 线散射（见图 4-40，线管高度及 X 线散射）。

　　2. 患者需进行深呼吸，并在进行电影血管造影前保持这一状态。这可以使膈肌下降并离开视野。视野中致密的膈肌影像会导致低质量的成像。在深吸气过程中，X 线曝光会自动调整（自动亮度控制）。在操作开始之前，由工作人员告知患者练习屏气是有益的。

　　3. 操作开始之前，所有的 ECG 电极、导联线、患者衣服上的金属物体和首饰都应位于视野之外。保证所有的静脉输液管路以及导线不垂落于操作台下，以防止当 X 线管缠绕患者而在转动时拉扯电极或者静脉留置管。

4. 强制性使用准直管（光闸）。术者应当精确聚焦需要成像的部位，避免不必要的肺野照射。这有助于优化设置自动亮度控制系统。

5. 在造影时，若无自动记录，记录人员需要登记造影的时间以及投射角度。大多数 X 线设备具有读取投照角度的装置。记录还应包括每个造影所使用导管的类型和大小，以及操作过程中使用的药物及其剂量。这些可以通过使用一个铅字母或者其他的标记记录于电影中。

成像设备预防性保养

X 线设备应该处于有计划的预防性保养程序中，这些保养应由有经验的技术人员进行。这种保养至少每半年进行一次，每季度检查一次更佳。保养以及清洁时间表应当由专人监管，以保证设备能够按计划得到保养。

数字影像记录

X 线图像被转化为定量的数字格式以用于计算机显示和存储。存储介质可以是磁带、光盘或者其他电子介质，并允许压缩存储、影像增强以及定量图像分析时的数据提取。

放射安全

导管室中的所有工作人员都应该配有放射保护设备。放射防护标准已经由心脏造影和介入协会以及美国心脏病学会和美国心脏协会（ACC/AHA）联合发布。以下四条射线防护原则是最基本的：

1. 暴露越少，射线吸收并发挥生物学效应的机会就越少。

2. 并没有一个特定的安全放射线水平。

3. 放射线暴露是累积的，不存在冲洗现象。

4. 尽管所有心脏导管室人员自愿接受一定剂量的放射线暴露，但他们对自己以及其他人员有义务尽量将暴露程度减至最小。

导管室的放射来源主要是经由位于桌下方的电子管向上及向外朝着图像增强器发放的 X 射线。这些射线束的散射（大多因为穿过患者所致）剂量和其与射线源头的距离呈几何反比。放射线散射会随着电子管的倾斜而增加，也就是说倾斜角度大时会增加放射散射量。应该使用丙烯酸铅屏蔽罩并安装铅裙以减低散射的剂量。

X 线透视的放射暴露剂量大约是造影的五分之一。对于复杂的导管操作，提高造影使用频率会增加导管室整体放射暴露的剂量，在 PCI、电生理检查或瓣膜成形术等心内科介入操作过程中需要注意。

个人防护

导管室工作人员的放射线防护应当包括眼睛、颈部以及身体的防护。医生应当在室内射线防护装置的保护下进行血管造影的操作。每周连续 25 次造影检查且穿着防护装置条件下的射线暴露剂量是国家放射防护委员会推荐的安全量。

PCI 比诊断性造影过程中的放射暴露剂量大。如果能够谨慎地使用保护性屏蔽，单支和双支病变血管成形术的放射暴露剂量与诊断性造影相当。而使用双平面成像进行诊断和血管成形术的放射暴露剂量要高于单平面成像。

研究显示在血管造影期间进入体内 90% 的 X 射线能量会被身体吸收。研究也显示单次暴露 200R 即会导致白内障的产生，而甲状腺癌以及其他肿瘤也和 X 射线相关。在术中常常使用一些方式提高影像的质量（如增强电流、电压以及采用左前斜位视野），这些做法也会导致暴露剂量的增加。心脏导管室的放射安全总结于表 4-12 和表 4-13（相关内容也曾在第一章讨论过）。

表 4-12　导管操作期间的放射

患者的放射

1. 主要来源于 X 射线
2. 影响甲状腺、眼、性腺、骨髓或胃肠道
3. 高暴露的任何诊断方式

导管室人员的放射

1. 来源于散射、导管渗漏的长期低剂量放射
2. 影响甲状腺以及眼
3. 职业暴露

减少剂量的手段

1. 仪器设备的安全维护保养
2. 予以合适的电流、电压
3. 尽量减少暴露时间
4. 利用防护屏蔽和技术将散射量最小化
5. 使用所有防护措施

表 4-13　经常涉及延长透视暴露时间的操作

心脏射频导管消融术

经皮腔内血管成形术（冠状动脉和其他血管）

血管栓塞术

支架以及滤器的置放

溶栓和纤溶过程

经皮经肝胆管造影术

内镜逆行胰胆管造影术

经颈内静脉肝内门体分流术

经皮肾造瘘术

胆汁引流或泌尿系、胆道取石术

血管造影的装备

注射器和造影剂

高压注射器使得术者能够以预设的流速快速精确推注定量的造影剂。心室造影和大血管造影必须使用高压注射器。高压注射

器利用一个大的注射器装置来注射造影剂，可选择各种设置，在接受电子信号后根据预设值经由连接导管向患者体内精确推注定量造影剂。造影剂的剂量、类型（浓缩或稀释）和注射速度由术者或医师来选择和调整。高压注射器的开关可由手或脚操纵。

高压注射器使用中护士以及技术员的职责

1. 对于非固定式的高压注射器，护士或技术员需要将造影剂灌注进注射器内。

2. 护士或技术员应根据医师指示进行容量、流速以及压力升高参数的设置。

3. 护士或技术员通过按击注射按钮触发推注，释放按钮停止推注。

导管室工作人员和医师必需对于后续高压注射器的安全操作进行了解。一些推注器系统（如 ACIST）具有供术者使用的触摸感应式的控制方式：

清除气泡。医师在连接导管时必须将注射器内造影剂中的所有气泡排出。一旦高压注射器内有空气存在，注射器的头端就不允许指向导管检查床或其他医生可以拿到的地方。

在连接导管和注射器时可使用许多方法来清除气泡。一种方式是在注射器与导管连接的过程中，用注射器持续推注少量造影剂。这样，在导管内的血液和正向流动的造影剂联合作用下，可避免大气泡的产生。在连接高压注射器后，术者需要用注射器多回抽些液体（常常是连接管路中的造影剂）以保证没有气泡存在。如仍有气泡，可重复上述清除步骤以确保将其排出。

术者回抽血液进入含有造影剂的注射器时需谨慎并且需注意到：①大量血液会稀释注射器中的造影剂；②严重的可能会发生一段时间后血液在注射器中形成血凝块，但这种情况比较少见。

固定在手术台上的高压注射器一般都有气泡检测器，在管路检测出气泡时自动停止推注过程。

心室推注测试

当明确系统中气泡已排空后，操作高压注射器的人员和术者应该确定管路内没有血液。术者应在 X 射线透视下自导管尖端推出少量造影剂。这样的造影剂推注测试可以帮助医师明确导管的位置是否合适。

确认高压注射器设置

医师应该口头确认造影剂的剂量以及流速的设置。操作人员也应该向医师重复高压注射器设置参数，这样可消除任何导致设置错误的可能。推注前工作人员必须确定所使用的导管能够承受造影剂的流速。

安全特性

当医师开始进行造影成像时，高压注射器的操作人员必须听从医师的命令。护士或技术人员应该根据医师指示或自行判断（如见到导管被拉回或心肌造影剂滞留）随时准备好停止注射（按击或释放触发钮）。

注意：所有人都应该注意高压注射器的设置以及注射器内的气泡或其他问题。观察导管室内可能发生的情况的人越多，越容易发现问题。高压注射器存在许多需要心脏导管室人员了解的安全特性。为了保障患者血管造影期间的安全，导管室内的人员必须全面了解高压注射器及其安全保护的知识。

造影剂

导管室人员在造影期间对使用的造影剂提供以下方面的技术支持：

1. 造影剂在使用前应该加热至人体体温的温度。生产造影剂的公司可以提供专业的加热器。

2. 护士或技术人员在进行血管造影术前应该询问患者是否曾有造影剂过敏史。造影剂中的碘是一种已知的变应原。虽然有人认为海产品过敏史（碘存在于特定的海产品中，尤其是贝类）有重要意义，但事实并非这样。虽然如此，患者还是要把此类过敏史告知医生，医生在行血管造影前可能会考虑给予这样的患者皮质类固醇或抗组胺药（见第一章）。

3. 在给予造影剂之前，应该告诉患者推注造影剂时的感觉。患者偶尔会出现恶心以及呕吐，因此术前不应进食或饮水。如果患者发生呕吐，导管室人员应迅速将患者头部转向一侧（远离无菌区）以防止误吸。这对深度镇静的患者尤其重要。

4. 应该告诉患者在注射造影剂时会有潮红发热的现象（主要是因为动脉血管扩张）。直接注射造影剂到外周血管可能会产生烧灼样或抽搐样疼痛感。这些反应在目前所使用的非离子型低渗造影剂中已不常见。

在血管造影期间，护士对于造影剂的类型、剂量以及任何过敏征象〔如荨麻疹、皮肤潮红、支气管痉挛或喉头水肿（声嘶）等〕的记录是很重要的。对于过敏反应应该给予适当的药物（如肾上腺素）来进行处理，并且手术过程中也应始终保持呼吸道的通畅。

尽管非离子型低渗造影剂在推注过程中出现低血压、心动过缓和心律失常的报道并不多见，但仍然应该持续监测心电图和动脉血压。一旦出现异常立即给予阿托品、血管升压药和抗心律失常药物治疗。一过性心动过缓或血压降低能够通过患者快速有力的咳嗽来改善。使用非离子型低渗造影剂能够明显降低心动过缓、低血压以及需要咳嗽来改善的症状的发生率。

接受过造影的患者在出院前应该接受超过 4～6h 的生理盐水 500～1000ml 静脉点滴。

造影剂的选择

造影剂的选择是根据特定试验来指导的。所有造影剂均含碘，能够有效吸收 X 线而使得其充满的结构相比于其他身体组织呈现"高密度"的影像。那些没有碘化的物质在 X 线下较为"透明"，而吸收 X 线的组织则表现为不同的灰度。造影剂使用的剂量和浓度是需要经过慎重选择的。需要考虑到的因素包括患者的年龄、体型、一般情况、过敏反应以及心脏情况等。

虽然所有造影剂都是苯甲酸的衍生物，但是碘分子和离子的数量以及渗透性等情况差别很大（见表 4-14）。这些制剂的渗透压、黏滞度、钠离子含量和其他添加物等特性都不同。表 4-15 总结了冠状动脉和左室造影术经常使用的造影剂。选用何种造影剂很大程度上取决于术者的偏好。离子或非离子型造影剂之间的主要不同包括价格以及对血流动力学、左室功能、肾功能的影响。根据以往报道，离子型造影剂会发生因外周动脉血管舒张导致的低血压、一过性心功能不全以及在渗透性利尿后导致循环血容量和血压下降（最初会因为造影剂改变渗透压使得循环血容量增加）。

　　非离子型低渗造影剂已显示出比离子型高渗造影剂更好的安全性。低渗造影剂已经广泛使用于全世界的导管室，尤其对于高风险患者，能够获得令人满意的诊断图像质量。尽管对于造影剂已经有许多研究以及分析，但目前对于哪一种低渗造影剂在减少造影剂肾损害或造影剂肾病（CIN）方面更为优越的看法仍然没有取得共识。

表 4-14　不同造影剂的分类特性和区别

性质	高渗	低渗	低渗	等渗
渗透压	＞1500	600	600～1000	280
离子性	离子型	离子型	非离子型	非离子型
苯环的数量	单	双	单	双
名称	泛影酸碘酞酸盐	碘克沙酸盐	碘海醇碘帕醇碘佛醇碘普罗胺碘美普尔	碘克沙醇
黏滞度	低	低	中等	高
比例（碘/渗透活跃颗粒）	1.5	3	3	6

摘自 Klein L，Sheldon MW，Brinker J，et al：The use of radiographic contrast media during PCI：a focused review：a position statement of the Society of Cardiovascular Angiography and Interventions，*Cathet Cardiovasc Intervent* 74：728-746，2009.

表 4-15 导管室中的造影剂

类型	化学名	商品名	制造商
高渗 离子型	泛影莆胺	安其格纳芬	Bracco
	diatrozoate	泛影钠	Amersham
	碘酞酸盐	碘酞葡胺	Mallinckrodt
	甲泛影酸盐	甲泛影钠	Winthrop
低渗 非离子型	碘帕醇	碘帕醇注射剂	Bracco
	碘海醇	欧乃派克	Amersham
	碘佛醇	安射力	Mallinckrodt
	碘昔仑	oxilan	Guerbet
低渗 离子二聚体	碘克沙酸盐	hexabrix	Mallinckrodt
等渗 非离子二聚体	碘克沙醇	威视派克	Amersham

摘自 Klein L，Sheldon MW，Brinker J，et al：The use of radiographic contrast media during PCI：a focused review：a position statement of the Society of Cardiovascular Angiography and Interventions，*Cathet Cardiovasc Intervent* 74；728-746，2009.

造影剂肾损害或肾病

造影剂肾病（CIN）的发生是与基础肾功能相关的。CIN 的危险因素总结于表 4-16。血清肌酐水平是反映实际肾小球滤过率的粗略指标，而以 Cockcroft-Gault 公式计算出的肌酐清除率（CrCl）是更可靠反映肾小球滤过率（GFR）的指标。CrCl 是根据以下公式来计算：

$$CrCl（ml/min）=[（140-年龄）×体重（kg）]/[血清肌酐（mg/dl）×72]$$

$$女性的 CrCl=0.85×CrCl$$

（摘自 Cockcroft D，Gault M：Prediction of creatinine clearance from serum creatinine，*Nephron* 16；31-41，1976.）

表 4-16　CIN 的危险因素[*]

患者相关的因素	外来因素	可能的危险因素
PRI	**造影剂容量**	代谢综合征
充血性心力衰竭	高渗造影剂	**糖尿病**
有 PRI 的糖尿病	**主动脉内球囊**	糖尿病前期
年龄＞70 岁	肾毒性药物	高尿酸血症
容量不足	72h 内 MCA	ACEI/ARB
低血压	**紧急/急诊 PCI**	女性
贫血		多发性骨髓瘤
高血压		肝硬化
外周血管病变		动脉内造影剂

摘自 Best PJ，Berger PB，Davis BR，et al：Impact of mild or moderate chronic kidney disease on the frequency of restenosis：results from the PRESTO trial. *J Am Coll Cardiol* 44：1786-1791，2004；Parfrey P：The clinical epidemiology of contrast-induced nephropathy，*Cardiovasc Intervent Radiol* 28（suppl 2）：S3-S11，2005；McCullough PA，Adam A，Becker CR，et al：Epidemiology and prognostic implications of contrast-induced nephropathy，*Am J Cardiol* 98（suppl）：5K-13K，2006；Weinrauch LA，Healy RW，Leland OS，et al：Coronary angiography and acute renal failure in diabetic azotemic nephropathy，*Ann Intern Med* 86：56-59，1977.

ACEI：血管紧张素转化酶抑制剂；ARB：血管紧张素 Ⅱ 受体阻滞剂；CIN：造影剂诱发的肾病；MCA：多种造影剂应用；PRI：已存在的肾功能不全，估计肾小球滤过率＜60ml/(min·1.73m^2)

[*] 其中字体加重的因素是 Mehran 等和（或）Bartholomew 等的危险评分因素（Mehran R，Aymong ED，Nikolsky E，et al：A simple risk score for prediction of contrastinduced nephropathy after percutaneous coronary intervention：development and initial validation，*J Am Coll Cardiol* 44：1393-1399，2004；Bartholomew BA，Harjai KJ，Dukkipati S，et al：Impact of nephropathy after percutaneous coronary intervention and a method for risk stratification，*Am J Cardiol* 93：1515-1519，2004）

根据肾小球滤过率来预防造影剂肾病

1. GFR 或 CrCl 大于 60ml/min：

停用二甲双胍直到术后 48h

2. GFR 或 CrCl 30～60ml/min：

（1）操作前一晚水化，至少 4～6 杯水直到术前 4h

（2）术前 24h 停止应用 ACEI、血管紧张素受体阻滞剂、利尿剂、非甾体抗炎药（NSAIDs）以及 COX-2 抑制剂。上述药物在操作后 24h 可以恢复使用。

（3）停用二甲双胍直到术后 48h 或者直到肌酐稳定

（4）尽可能减少造影剂的使用剂量（条件允许可在导管室内进行双平面成像）

（5）考虑应用非离子型等渗造影剂

（6）在术后 48h 检测血清肌酐水平

3. GFR 或 CrCl 小于 30ml/min：

（1）推荐经静脉进行水化（在 1L 0.45% 的 NaCl 中加入 50mmol $NaHCO_3$）

（2）对于住院患者：[*]

a. 术前：1ml/(kg·h)，应用 12h[**]

b. 术后：1ml/(kg·h)，应用 12h[**]

（3）对于当天住院并手术的患者：[*]

a. 术前：3ml/(kg·h)，应用 1h（最大速度＝330ml/h）

b. 术后：1ml/(kg·h)，应用 6h

（4）考虑乙酰半胱氨酸（mucomyst）600mg 口服，每 12h 一次，在手术前一天及当天服用（总共 4 次）[***]

（5）在术前 24h 停止应用 ACEI、血管紧张素受体阻滞剂、利尿剂、NSAIDs 以及 COX-2 抑制剂。上述药物在术后 24h 可以恢复使用。

（6）停止应用二甲双胍直到术后 48h 或者直到肌酐稳定

（7）尽可能减少造影剂的使用剂量（条件允许可在导管室内进行双平面成像）

（8）应用非离子型等渗造影剂

（9）在术后 48h 检测血清肌酐水平

---

[*] 在有发展为液体过量风险的患者中监测心力衰竭的体征

[**] 术前 6～12h 和（或）术后 6～12h 静脉水化应被考虑

[***] 急诊手术：术前服用 1 次，术后服用 3 次亦可接受

警示事项：

（1）有发展为液体过量风险的患者应给予较少的静脉水化，并且应仔细观察心力衰竭的发展。

（2）避免重复应用造影剂。延迟血管造影直到血清肌酐水平达到峰值并且稳定。

a. 在糖尿病和肾病的患者中，延迟血管造影超过 72h

b. 在没有风险因素的患者中，延迟血管造影超过 48h

由 Kentucky 大学所推荐的阻止 CIN 的指南可参见第一章中相关描述。

血管造影导管

术者可选用的导管有很多（见第二章）。对正常解剖结构的冠状动脉可以通过桡动脉和股动脉两种路径使用常规的预塑型导管。当存在解剖结构异常的冠状动脉时，术者可以挑选不同形状和大小的导管。护士或技师有责任了解不同类型的导管以及使用它们的适应证。有经验的工作人员应熟知不同类型的异常冠状动脉解剖结构，并且预测可能需要哪种类型的导管，以便获得最佳的导管放置位置。在比较困难的造影操作过程中，对特殊器材的预判不仅是一个好的手术团队的标志，而且能大大减少操作时间并增加患者的安全性和舒适度。导管室储藏区应该有各种导管的指示标志，能够使不熟悉的人员也可尽快寻找到所需器材。

冠状动脉造影中药物的应用

表 4-17 列举了在心导管插入术中常用的药物。

表 4-17　心脏导管室用药 *

强心药

地高辛 0.125～0.25mg IV 间隔＞4h
多巴酚丁胺 2～10μg/(kg・min) IV 滴注
多巴胺 2～10μg/(kg・min) IV 滴注
肾上腺素 1：10 000 IV

抗心律失常药、抗胆碱能药、β受体阻滞剂、钙通道阻滞剂

腺苷 5～12mg IV 快速推注
胺碘酮 150mg IV 10min（15mg/min）
阿托品 0.6～1.2mg IV
地尔硫䓬 10mg IV
艾司洛尔 4～24mg/kg IV 滴注（β受体阻滞剂）
利多卡因 50～100mg IV 快速推注，2～4mg/min IV 滴注
普萘洛尔 1mg 快速推注，0.1mg/kg 分三次给药（β受体阻滞剂）
维拉帕米 2～5mg IV，可重复至 10mg（钙通道阻滞剂）

镇痛、镇静药

地西泮 2～5mg IV
苯海拉明 25～50mg IV
哌替啶 12.5～50mg IV
硫酸吗啡 2.5mg IV
纳洛酮 0.5mg IV

抗凝血药

肝素 2000～5000U IV，1000U/h IV 滴注，对于 PCI 40～70U/kg

血管扩张药

硝酸甘油 1/150 舌下，100～300μg IC
硝普钠 5～50μg/（kg・min）IV

血管收缩药

间羟胺 10mg 配 100ml 生理盐水，1ml IV
去氧肾上腺素 0.1～0.5mg 快速推注，100～180μg/min IV 滴注
去甲肾上腺素 1：10 000 IV，1ml IV

IC：冠状动脉内；IV：静脉；PCI：经皮冠状动脉介入治疗

* 表中所列并不包括全部用药，不排除其他紧急生命支持技术或规程

冠状动脉血管扩张药

硝酸甘油

硝酸甘油是冠状动脉造影和心室造影中最常用的药物。硝酸甘油能扩张冠状动脉、外周动脉以及静脉床，是一种安全和短效的药物，能够通过舌下、静脉、冠状动脉内或者心室内给药。舌下含服（或者口腔喷雾）硝酸甘油（0.4mg）经常在冠状动脉造影前进行，但怀疑冠状动脉痉挛的患者以及低血压（收缩压＜90mmHg）的患者除外。在有资料证明冠状动脉痉挛的患者中，给予舌下或冠状动脉内硝酸甘油可消除冠状动脉痉挛。对不稳定型心绞痛患者，在维持动脉收缩压 90mmHg 的前提下，静脉输注硝酸甘油最大剂量可达 250μg/min。对因缺血或慢性充血性心力衰竭左室舒张末压升高的患者，可在心室造影前后心室内或静脉推注 200μg 硝酸甘油，以降低左室舒张末压。冠状动脉内注射硝酸甘油 50μg、100μg 和 200μg 可适度增加冠状动脉血流量，而对血压不产生显著影响。当剂量大于 250μg 时，血压降低明显而冠状动脉血流量不会进一步增加。对于已知或怀疑严重主动脉瓣狭窄、严重左主干狭窄或肥厚型梗阻性心肌病的患者，应避免硝酸甘油导致的低血压。

对服用西地那非（伟哥或类似治疗勃起功能障碍药物）的患者应避免使用硝酸甘油，因其可导致严重低血压。在给药之前应明确患者是否在服用该类药物。

钙通道阻滞剂

钙通道阻滞剂可舒张血管平滑肌、降低心肌收缩力，有些药物还可阻滞房室结传导。钙通道阻滞剂用于降低外周血管阻力、降低血压、防止冠状动脉痉挛以及增加冠状动脉血流，其在导管室的应急使用限于治疗心律失常、冠状动脉介入治疗后无复流或经桡动脉路径时桡动脉痉挛。因为吸收的差异，不推荐舌下给药。钙通道阻滞剂应用剂量如下：地尔硫䓬 30～60mg 口服，10mg 静脉注射（IV）；维拉帕米 120mg 口服，2.5～5mg IV（冠状动脉无复流时冠状动脉内注射 200μg，如需要可重复 2～4 次）。

腺苷

腺苷静脉给药用于中止室上性心动过速，冠状动脉内给药用于最大限度扩张冠状动脉。在用于诱导冠状动脉扩张以进行 FFR 测量时，冠状动脉内腺苷的合适剂量为右冠状动脉 20～30μg，左冠状动脉 40～60μg。由于静脉给药简单，剂量按体重设定而不需要术者直接操作，对刚开展 FFR 的导管室建议采用腺苷静脉给药。静脉输注腺苷 140μg/(kg·min)，1～2min 后可达到持续扩张冠状动脉的效果。腺苷诱导的扩冠状动脉作用在停药后 60s 内消失。

硝普钠

用于冠状动脉无复流或在没有腺苷的情况下诱导冠状动脉扩张，常用剂量为 50～100μg，必要时可重复。

冠状动脉血管收缩药（仅用于诱导冠状动脉痉挛）

麦角新碱用于对冠状动脉造影大致正常的胸痛患者诱导冠状动脉痉挛。苹果酸麦角新碱在美国已停产。有些研究者使用甲基麦角新碱，但报道很少。冠状动脉内给予乙酰胆碱在有痉挛倾向或内皮功能异常的患者中可诱导冠状动脉收缩。但其仅用于对此问题有特殊兴趣的导管室，且通常需在研究协议下进行。

去氧肾上腺素

去氧肾上腺素在伴有低血压的不稳定患者中用作血管加压药来升高血压。去氧肾上腺素作用机制是收缩外周血管，其优势在于无正性肌力（增加收缩力）或正性变时（增加心率）作用。去氧肾上腺素在升高血压的同时不增加心率或心肌收缩力。个别情况下，伴随血压升高可能出现反射性心动过缓。这一反射在心率快和（或）有心肌病的患者中尤其有用。去氧肾上腺素的清除半衰期约 2.5～3h。

抗胆碱能药（用于迷走反射）

阿托品

阿托品用于阻断迷走神经诱导的心率减慢和低血压。0.6～1.2mg 静脉注射可在 2min 内迅速改善心动过缓和低血压。在老年患者或植入起搏器的患者中，心率可能并不减慢，仅表现为低血压。此时，低血压可通过静脉给予阿托品或生理盐水来缓解。对静脉通路不能很快建立的患者，可在主动脉内给药。血管收缩药仅在心率恢复后血压仍低的患者中使用。

抗心律失常药

利多卡因

利多卡因用于阻断或减少室性期前收缩。个别情况下，如果在左室造影时不能获得稳定的导管位置，可在造影前静脉注射利多卡因 50～100mg。在心导管插入术或血管成形术中出现心肌缺血时，可给予利多卡因控制频发室性期前收缩。通常剂量为 50～100mg，以 1～2mg/min 的流速持续静脉输注。

胺碘酮

胺碘酮用于治疗难以控制的心房颤动和室性心动过速（VT）。在导管室中，胺碘酮用于反复心室颤动或反复血流动力学不稳定的 VT。负荷量为 150mg 静脉注射 10min（15mg/min），之后 6h 再静脉输注 360mg（1mg/min），接下来的 18h 静脉输注 540mg（0.5mg/min）。在第一个 24h 后，可继续维持静脉输注每 24h 720mg（0.5mg/min）。

在导管室中胺碘酮常见的副作用有心动过缓、低血压、心律失常、心力衰竭、心脏传导阻滞、窦性停搏和水肿。胺碘酮可降低肝或肾对某些抗心律失常药物（尤其是氟卡尼、普鲁卡因胺和奎尼丁）的清除率。胺碘酮与其他抗心律失常药物（尤其是美西律、普罗帕酮、奎尼丁、丙吡胺和普鲁卡因胺）的合用可诱发尖端扭转型室性心动过速。胺碘酮在与抗高血压药、β受体阻滞剂和钙通道阻滞剂合用时要注意，可能会加强心脏抑制作用、减慢窦房结和房室结传导。胺碘酮可能会使抗凝作用增强，导致严重的或致死性出血。当加用胺碘酮后华法林剂量应当减少33%～50%。

　　胺碘酮在心源性休克、二度或三度房室传导阻滞和严重窦房结疾病时禁用，除非已植入起搏器。

心脏激动药

多巴胺

　　多巴胺是强效血管收缩药。在低剂量时扩张肾动脉，在高剂量时收缩外周血管、升高血压、增加心肌收缩力。对于严重低血压，多巴胺 2～15μg/min 可引起血管收缩和心动过速，血压升高。

多巴酚丁胺

　　多巴酚丁胺是强效正性肌力药物，而不具外周血管收缩作用。它增加心肌收缩力，尤其适用于低心排血量或充血性心力衰竭患者。对于充盈压显著升高和心排血量减低的患者，多巴酚丁胺可与强效血管扩张药物如硝普钠合用。

去甲肾上腺素

　　去甲肾上腺素是由多巴胺合成的神经递质，由肾上腺髓质以激素的形式释放入血。但它被去甲肾上腺素能神经元释放后可通过与肾上腺素能受体结合激动交感神经系统。去甲肾上腺素是强效的血管加压药，适用于严重低血压患者。通过静脉给药，可作用于 α-1 和 α-2 肾上腺素能受体，引起血管收缩。其作用通常仅限于通过增加外周血管阻力来升高血压。在高剂量时，尤其是与其他血管加压剂合用时，可导致肢体缺血甚至坏死。去甲肾上腺素主要用于治疗血管扩张性休克，例如感染性休克和神经性休克，在提高存活率方面优于多巴胺。

肾上腺素

肾上腺素（1∶10 000）是一种天然的儿茶酚胺，可刺激心脏功能，仅在心脏急症时应用。此药物可迅速增加心率和血压，有时可达到非常高的水平。肾上腺素应当用于需要心脏复苏的患者、顽固低血压患者或有过敏反应的患者。经胸腔注射肾上腺素已不再采用。静脉或动脉注射 1ml 的 1∶10 000 稀释的肾上腺素可短暂升高血压至安全水平，直至静脉血管加压药准备好。这一剂量的肾上腺素作用时间为 5～10min。

动脉血管扩张药

硝普钠

硝普钠是强力、短效静脉用动脉血管扩张药，用于治疗主动脉瓣关闭不全、二尖瓣反流、高血压危象和充血性心力衰竭。剂量为 10～100μg/min，必须在动脉血压监测下用药。

造影时起搏器的应用

心脏起搏可以在症状性心动过缓、心脏传导阻滞或心脏停搏时维持适当的心脏节律。由于低渗非离子型造影剂的应用避免了冠状动脉造影中严重心动过缓的发生，所以已没有必要在这一操作中进行预防性起搏。预防性应用心脏起搏器可减少心导管检查中心脏传导阻滞的血流动力学影响，可用于治疗传导异常伴低血压，见于左束支传导阻滞（LBBB）患者在右心导管检查过程中诱发右束支传导阻滞（RBBB）。

起搏器并非常规用于冠状动脉造影、心室造影和大多数 PCI 手术。体外起搏贴用于需紧急起搏而临时起搏器不能立刻放置时。在使用起搏贴时应对患者进行镇静，因为每次电刺激都会使患者胸部肌肉和心肌收缩，造成疼痛。

起搏器的适应证有：

（1）术前明确有高度传导阻滞

（2）症状性心动过缓〔注射造影剂后或右冠状动脉（RCA）造影时〕

（3）术前 LBBB 患者行右心导管检查

（4）急性心肌梗死伴三分支阻滞

（5）行冠状动脉斑块旋切术和血栓切除术患者预防性应用，尤其是涉及 RCA 时

（6）肥厚型梗阻性心肌病行经腔酒精室间隔消融术

（7）在主动脉球囊瓣膜成形术时行快速心室起搏

LBBB 患者在导管通过右心时应特别小心，因为如果诱发 RBBB 可导致完全性心脏传导阻滞，有些患者需要起搏器治疗。阿托品可用来防止心动过缓，但对造影过程中出现严重心动过缓的患者，起搏器应随时备用。

经静脉起搏技术

临时经静脉起搏可由颈内静脉、锁骨下静脉、肱静脉或股静脉路径置入。最便利的路径通常是动脉穿刺处旁的静脉。右室起搏采用 5F 球囊尖端起搏导管。5F 球囊尖端起搏导管是最安全的起搏导线，因为球囊在膨胀时可减少穿破右室游离壁或心尖的可能性。正常起搏器位置见图 4-43。

体外无创起搏

体外无创心脏起搏可通过贴在胸部前后的宽大电极片实现。虽然这些起搏导联对清醒的患者会造成不适，但在需要时可形成临时节律。

起搏器设置

起搏器可设置为"需求"或"固定"模式（见图 4-44）。需求模式指起搏器在心率降至所设定的需求心率时起搏（如：需求

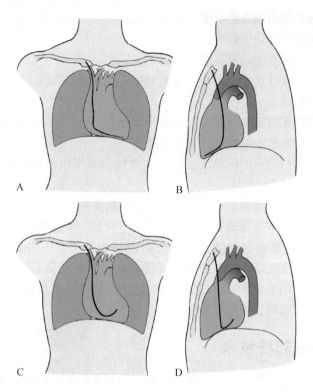

图 4-43　起搏器在右室正常位置，在（**A**）前后位和（**B**）侧位胸片上，对比在冠状窦的位置（**C** 和 **D**）（摘自 Tilkian AG，Daily EK：*Cardiovascular procedures：diagnostic techniques and therapeutic procedures*，St Louis，1986，Mosby.）

设定在 50 次/分）。此模式用于患者发生血管迷走反射或心脏传导阻滞心率 40 次/分时。起搏器在感知到心率＜50 次/分时将开始起搏，敏感性必须降低以允许感知自身电位。固定频率模式指起搏器始终按设定频率工作。

　　由起搏导线传到心肌的电流量用 mA 来度量。设定值应当是阈值的 3～5 倍（见下一节）。位置良好的起搏器通常设置在 2～3mA。位置不好的导线即使设置在 6～7mA 时也不会起搏，需要重新放置以保证在需要时能够实现电夺获。

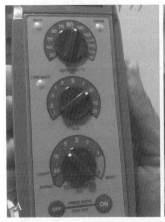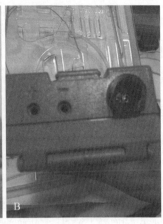

图 4-44　**A**：关闭的起搏器控制器。上，起搏心率设定盘；中，输出设定盘；下，灵敏度控制，在逆时针转到非同步时为固定模式，顺时针旋转可设定需要的敏感度。**B**：起搏器电缆连接口

确定起搏阈值

　　起搏阈值是指起搏器能够起搏的最低毫安数。在导线到位后，应通过以下步骤确定阈值：

1. 设置起搏模式固定在高于患者心率的频率。
2. 设定毫安数为 5mA。
3. 以 1mA 间隔调低毫安数直至起搏失败。此水平即为阈值。
4. 设定起搏器为需求模式，毫安数为阈值的 3～4 倍。

并发症

　　放置起搏器的并发症多与静脉穿刺部位和右室导管穿孔有关。直接经胸起搏现已很少实施。右室起搏所致的右室穿孔和心脏压塞在少数患者中可以见到，如行 PCI 患者，多与使用非球囊尖端起搏导线和抗凝剂有关。应谨慎选择进行预防性起搏。右室穿孔虽然少见，但是会使本来安全且重要的冠状动脉疾病治疗操作变得复杂。

其他起搏器应用

起搏器也可用于：①快速心房起搏诱发心肌缺血试验；②电生理检查心电图信号输入和采样（见第六章）。

推荐阅读

Balter S: Radiation safety in the cardiac catheterization laboratory, *Cathet Cardiovasc Intervent* 47:347–353, 1999.

Chida K, Fuda K, Saito H, et al: Patient skin dose in cardiac interventional procedures: conventional fluoroscopy versus pulsed fluoroscopy, *Cathet Cardiovasc Intervent* 69: 115–121, 2007.

Cockcroft D, Gault M: Prediction of creatinine clearance from serum creatinine, *Nephron* 16:31–41, 1976.

De Bruyne B, Bartunek J, Sys SU, et al: Simultaneous coronary pressure and flow velocity measurements in humans: feasibility, reproducibility, and hemodynamic dependence of coronary flow velocity reserve, hyperemic flow versus pressure slope index, and fractional flow reserve, *Circulation* 94:1842–1849, 1996.

Gibson CM, Cannon CP, Daley WL, et al: TIMI frame count: a quantitative method of assessing coronary artery flow, *Circulation* 93:879–888, 1996.

Judkins MP: Selective coronary angiography: I. a percutaneous transfemoral technique, *Radiology* 89:815–824, 1967.

Judkins MP, Judkins EJ: The Judkins' technique. In King SB III, Douglas JS Jr, editors: *Coronary angiography*, New York, 1984, McGraw-Hill, pp 182–217.

Kane GC, Doyle BJ, Lerman A: Biplane angiography reduces CIN, *J Am Coll Cardiol* 51:89, 2008:letter.

Kane GC, Doyle BJ, Lerman A, et al: Ultra-low contrast volumes reduce rates of contrast-induced nephropathy in patients with chronic kidney disease undergoing coronary angiography, *J Am Coll Cardiol* 51:89–90, 2008.

King SB, Douglas JS, Morris DC: New angiographic views for coronary angiography. In Hurst JW, editor: *The heart, update IV*, New York, 1980, McGraw-Hill, pp 275–287.

Klein L, Sheldon MW, Brinker J, et al: The use of radiographic contrast media during PCI: A focused review: a position statement of the Society of Cardiovascular Angiography and Intervention, *Cathet Cardiovasc Intervent* 74:728–746, 2009.

Levey A, Bosch J, Lewis J, et al: A more accurate method to estimate glomerular filtration rate from serum creatinine: a new prediction equation. Modification of Diet in Renal Disease Study Group, *Ann Intern Med* 130:461–470, 1999.

Mahesh M: Fluoroscopy: patient radiation exposure issues, *RadioGraphics* 21:1033–1045, 2001.

McCullough PA, Adam A, Becker CR, et al: Epidemiology and prognostic implications of contrast-induced nephropathy, *Am J Cardiol* 98(suppl):5K–13K, 2006.

McCullough PA, Bertrand ME, Brinker JA, Stacul F: A meta-analysis of the renal safety of isosmolar iodixanol compared with low-osmolal contrast media, *J Am Coll Cardiol* 48:692–699, 2006.

Mehran R, Nikolsky E: Contrast-induced nephropathy: definition, epidemiology, and patients at risk, *Kidney Int* 69(suppl):S11–S15, 2006.

Pijls NH, De Bruyne B, Peels K, et al: Measurement of fractional flow reserve to assess the functional severity of coronary-artery stenoses, *N Engl J Med* 334:1703–1708, 1996.

Sandstede JJ, Roth A, Machann W, et al: Evaluation of the nephrotoxicity of iodixanol in patients with predisposing factors to contrast medium induced nephropathy referred for contrast enhanced computed tomography, *Eur J Radiol* 63:120–123, 2007.

Scanlon PJ, Faxon DP, Auden AM, et al: A Report of the American College of Cardiology/

American Heart Association Task Force on Practice Guidelines (Committee on Coronary Angiography) developed in collaboration with the Society for Cardiac Angiography and Interventions Committee Members. ACC/AHA Guidelines for Coronary Angiography: Executive Summary and Recommendations, *Circulation* 99:2345–2357, 1999.

Schweiger MJ, Chambers CE, Davidson CJ, et al: Prevention of contrast induced nephropathy: recommendations for the high risk patient undergoing cardiovascular procedures, *CCI* 69(6):135–140, 2007.

Serota H, Barth CW, Seuc CA, et al: Rapid identification of the course of anomalous coronary arteries: the "dot and eye" method, *Am J Cardiol* 65:891–898, 1990.

Solomon R, Deray G: How to prevent contrast-induced nephropathy and manage risk (sic) patients: practical recommendations, *Kidney Int* 69:S51–S53, 2006.

Tobis J, Azarbal B, Slavin L: Assessment of intermediate severity coronary lesions in the catheterization laboratory, *J Am Coll Cardiol* 49:839–848, 2007.

Voeltz MD, Nelson MA, McDaniel MC, Manoukian SV: The important properties of contrast media: focus on viscosity, *J Inv Cardiol* 19(suppl A):1A–9A, 2007.

White CJ, Jaff MR, Haskal ZJ, et al: Indications for renal angiography at the time of coronary angiography: a science advisory from the American Heart Association Committee on Diagnostic and Interventional Cardiac Catheterization, Council on Clinical Cardiology, and the Councils on Cardiovascular Radiology and Intervention and on Kidney in Cardiovascular Disease, *Circulation* 114:1892–1895, 2006.

第五章 外周动脉疾病和外周动脉造影

PRANAV M. PATEL

（蒋雄京 译）

外周动脉疾病（peripheral artery disease，PAD）指主动脉及其分支所发生的狭窄、闭塞和动脉瘤疾病，包括下肢动脉、上肢动脉、肾动脉、肠系膜动脉和颈动脉。PAD 是动脉粥样硬化的常见表现，其患病率随着年龄和心血管危险因素，例如糖尿病、抽烟等的增加而增加。与冠状动脉粥样硬化类似，外周动脉阻塞性疾病也有疾病自身的进程和发展规律，并容易产生不稳定斑块和复杂斑块。它与心血管事件和死亡率呈明显正相关。

当考虑对患者行外周血管内介入治疗时，应详细询问病史并进行仔细的体格检查。同时还应评估患者的主要危险因素，进行心血管疾病筛查，选择最适宜接受介入治疗的患者。PAD 诊断的关键是相关症状的出现。但是，只有不到 20％ 的 PAD 患者出现典型的间歇性跛行症状，许多患者的跛行症状并不典型。对患者症状的回顾应包括如下方面：

- 下肢肌肉的任何劳力性限制或任何痉挛、疲劳、疼痛或麻木等活动受限史。臀部、大腿、腓肠肌或足部首先出现的不适要明确原因，并注意这些不适与活动有关还是休息时发生。

- 腿部或足部的伤口愈合不良或不愈合。
- 静息时在下肢下部或足部出现的疼痛。
- 随着进食加重的餐后腹部疼痛，且伴有体重下降。
- 一级亲属中存在腹主动脉瘤的家族史。

下肢外周动脉疾病

下肢 PAD 可通过筛查试验和体格检查来诊断。狭窄部位以远肌群的间歇性跛行为典型的初期症状，并可进一步加重。抬腿时有静息痛，站立时反而减轻则意味着 PAD 的程度可能较严重（因为重力的作用可以增加供应肌群动脉的灌注）。严重 PAD 可出现组织的溃疡和坏疽。ACC/AHA 对临床工作中遇到的 PAD 患者可能表现的不同症状的诊断制定了指南（见表 5-1）。

表 5-1　外周动脉疾病患者在临床实践中所表现出的不同症状

无症状：没有明显的症状性主诉（但常伴随功能损害）

典型的跛行：局限于下肢肌肉的症状，运动时发作（可反复出现），休息时缓解

"不典型性"腿痛：下肢不适为劳力性，但并不能总通过休息所缓解，活动到一定的距离后反复出现活动受限，或者是符合"Rose 问卷"的所有标准

严重的肢体缺血：缺血性静息痛，伤口不愈合或坏疽

急性肢体缺血："5P"，以提示潜在的肢体风险的临床症状和体征进行定义：疼痛（pain）、无脉（pulselessness）、苍白（pallor）、感觉异常（paresthesia）、麻痹（paralysis），如加上极性（polar）即"6P"

体格检查是确定 PAD 及其症状的部位、严重程度和病因的首要方法。应当对脉搏强度进行评价，并按照表 5-2 的分级方法以数值的形式记录下来。

表 5-2　脉搏强度分级

数值	临床表现
0	脉搏消失
1	脉搏减弱
2	脉搏正常
3	洪脉

下肢 PAD 的患者可能并不表现出相应的症状，也可能出现典型的间歇性跛行或其他下肢缺血症状。发病初期的症状和体格检查对这些患者非常重要，无创性的检查也可对 PAD 的诊断提供帮助。

表 5-3 列出了下肢检查中更为重要的几个方面。

表 5-3　PAD 的体格检查表现

下肢检查（包括与健侧的对比）包括以下几个方面：
1. 股部或足部动脉搏动减弱或消失（尤其是在肢体运动后）
2. 动脉杂音
3. 毛发减少
4. 趾甲生长不良（脆趾甲）
5. 皮肤干燥、脱皮、萎缩
6. 体位性红斑
7. 下肢抬高 60°，1min 后出现苍白（正常应在 10～15s 内恢复正常颜色，超过 40s 颜色仍未恢复表明严重缺血）
8. 缺血组织溃疡（皮肤破溃、疼痛并伴有少量出血）和坏疽

无创诊断性检查

测量休息及运动后的踝臂指数（ankle-brachial index，ABI）对诊断非常有价值，尤其是有 PAD 危险因素的个体。休息时 ABI 在检测轻度的主动脉-髂动脉闭塞性疾病相对不敏感，也不能用来诊断功能受限的程度，但是它可以用来确定 PAD 诊断，并鉴别出心血管缺血事件高危人群。

压缩不良的动脉（老年患者，合并糖尿病、肾衰竭的患者）

在休息状态下进行这项检查较困难。对触不到足部动脉搏动的患者应检测其趾肱指数（toe-brachial index，TBI）。活动情况下的ABI 可能比休息状态下的更具有诊断意义，因为它可以诊断出休息状态 ABI 正常的 PAD 患者。节段性 ABI 和每搏量记录与 ABI 一起可以诊断多水平闭塞性下肢 PAD。

四肢多普勒超声可用于诊断 PAD 的病变位置和狭窄程度。股-腘或股-胫-足旁路移植术后推荐常规检查下肢多普勒超声。

其他无创性检查包括磁共振血管造影术（MRA）和计算机断层血管造影术（CTA）。MRA 有助于诊断 PAD 的病变部位和狭窄程度。进行 MRA 时应用含钆造影剂。然而，在估测肾小球滤过率少于 60ml/min 的患者中使用钆与肾源性系统纤维化或肾源性纤维化皮肤病有关。下肢 MRA 可用于筛选需进行血管内介入的下肢 PAD 的患者。

下肢 CTA 可以考虑用于诊断下肢 PAD 患者显著狭窄的存在及解剖部位。CTA 可用于有 MRA 禁忌的患者（如幽闭恐惧症、起搏器及心脏复律除颤器植入的患者）。

外周血管造影

外周血管造影既是一项诊断措施，同时也有助于进行经皮血管介入，只要掌握了冠状动脉血管造影术，这一操作也并不难进行。血管造影经常在无创性 PAD 筛查检查之后进行（见图 5-1）。

数字减影血管造影术（DSA）是确诊 PAD 的检查措施之一。标准的电影血管造影术也可为诊断提供有用信息。另外，当行血管造影（尤其是腹主动脉造影）时，如果临床情况不允许使用碘造影剂，可选择稀释的二氧化碳或钆作为造影剂。

经皮经导管血管内血运重建技术

血管内血运重建术大大推动了闭塞性 PAD 的治疗。与外科血运重建术相比，血管内治疗有诸多优点。血管内治疗的并发症

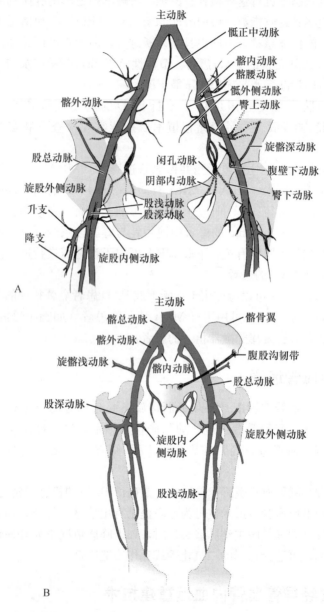

主动脉

骶正中动脉

髂内动脉
髂腰动脉
骶外侧动脉
臀上动脉

髂外动脉

旋髂深动脉

股总动脉

腹壁下动脉

旋股外侧动脉

闭孔动脉
阴部内动脉

臀下动脉

升支

股浅动脉
股深动脉

降支

旋股内侧动脉

A

主动脉

髂总动脉

髂骨翼

髂外动脉

腹股沟韧带

旋髂浅动脉

髂内动脉

股总动脉

股深动脉

旋股内
侧动脉

旋股外侧动脉

股浅动脉

B

图 5-1　髂动脉（A）和股动脉（B）系统示意图

和死亡率比外科血运重建术要更低，操作也更为简单，患者在术后 24～48h 即可恢复正常活动。另外，与外科手术相比，血管内治疗可以重复进行，且与首次治疗相比并不增加操作的难度和患者的风险。在接受过血管内治疗的患者，如果之后需要进行外科手术，也并不影响。血管内介入的并发症等问题主要与出血和血管穿刺有关。

血管内血运重建可供选择的措施主要有：

- 经皮腔内血管成形术（PTA）
- 定向旋切术、激光切除术、球囊切割血管成形术、冷冻血管成形术
- 支架

经皮介入术与外科旁路移植术相比（尤其是在治疗下肢慢性缺血时）主要优点有：

- 避免了全身麻醉可能引发的并发症
- 避免了外科创伤和接下来伤口愈合的并发症
- 术后恢复快，恢复正常活动快
- 手术更易反复进行

PTA 和支架在下肢动脉狭窄治疗上的优劣目前尚没有随机试验证实。PTA 治疗腹部远端的病变效果较好，但是，PTA 同时放置支架可有更多获益，可获得更大的血管管腔、更长的通畅时间（5 年通畅率＞70%）、更高的手术成功率（90%）和更低的血栓栓塞风险。导致血管内介入治疗效果不好的因素主要有：

1. 闭塞节段较长
2. 多支的、连续的狭窄
3. 偏心性钙化病变
4. 远端血流较差

髂动脉介入

髂动脉供应下肢的血流，可为冠状动脉介入治疗提供路径，并可插入主动脉内反搏球囊、其他辅助增加心排血量的设备及治

疗血管穿刺部位的并发症。

　　髂动脉介入的适应证包括血管路径和有症状的下肢缺血。髂动脉介入治疗可能还同样适用于存在严重狭窄的患者（图 5-2A和 B）或中度髂动脉疾病伴有股腘或腘下动脉闭塞的患者，在这些患者中对中度狭窄的髂动脉进行血运重建术可恢复血流灌注、减轻症状、挽救患者下肢。

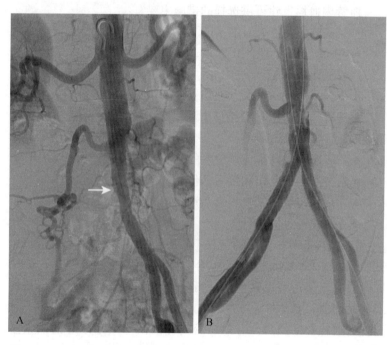

图 5-2　A：完全闭塞的右髂动脉。**B**：成功行血管成形和支架术后的右髂动脉

　　间歇性跛行患者的血运重建术适应证如下：

- 锻炼治疗和药物治疗不能缓解跛行症状或预计不会有效果
- 出现严重的残疾，例如不能正常工作或有其他严重影响患者生活的症状
- 不存在其他在跛行改善后可能仍会影响活动的疾病（例如心绞痛、慢性呼吸系统疾病）
- 患者预期的自然病史和预后

- 病变的形态学特征（适宜采取介入治疗的病变必须风险低且手术成功率和远期通畅率高）

髂动脉明显狭窄伴有跛行患者的血管内治疗指征有：

- 暂时置入支架作为球囊扩张失败或无法使用球囊的挽救性治疗（例如，持续压力阶差、残余狭窄直径＞50％或解剖性的血流受限）
- 髂总动脉狭窄或闭塞选择支架作为首选治疗
- 髂外动脉狭窄或闭塞选择支架作为首选治疗

股腘动脉介入

股腘动脉的动脉粥样硬化性闭塞比髂动脉更常见。当股腘动脉受累导致下肢出现症状时，完全性闭塞的概率是狭窄的 3 倍。表 5-4 列出了根据泛大西洋协作组织共识（TASC）对股腘动脉病变所进行的形态学分型。根据 TASC 推荐，A 型病变适宜采取血管内治疗，D 型病变适宜采用外科手术治疗，B 型病变更适合采用

表 5-4 股腘动脉病变形态学分型
TASC A 型股腘动脉病变
● 单处狭窄，长度＜10cm
● 单处闭塞，长度＜5cm
TASC B 型股腘动脉病变
● 多处病变（狭窄或闭塞），每处均＜5cm
● 单处狭窄或闭塞，＜15cm，病变不累及膝以下的腘动脉
● 单处或多处病变，没有连续的胫血管血流来供应远处旁支血流
● 严重钙化闭塞，长度＜5cm
● 单处腘动脉狭窄
TASC C 型股腘动脉病变
● 多处狭窄或闭塞，总计长度＞15cm，有或无严重钙化
● 两次血管内介入后复发的狭窄或闭塞，仍需治疗
TASC D 型股腘动脉病变
● CFA 或 SFA 的慢性完全性闭塞（＞20cm，累及腘动脉）
● 腘动脉或近端三支分叉部血管的慢性完全性闭塞

CFA：正常股动脉；SFA：股浅动脉

血管内治疗，低风险的 C 型病变更适宜采取外科手术治疗。在制定 B 和 C 型患者的治疗方案时，必须考虑到患者的合并症、患者本人的选择意愿以及当地医院手术成功率。

血管内介入治疗 TASC A 型股腘动脉病变有着极高的成功率，据报道术后 1 年通畅率在 30％～80％。支架对股腘病变的作用目前仍无定论。支架（包括其他相关技术例如激光、切割球囊、斑块切除术设备以及热量冷冻血管成形设备）可作为股动脉、腘动脉、胫动脉病变球囊扩张失败或无法使用球囊的挽救性治疗（例如持续的跨病变压力阶差，剩余的狭窄直径＞50％或解剖性的血流受限）。支架、切除术、切割球囊、热力设备对除外这些情况的股腘病变的治疗效果如何并无明确结论（见图 5-3 至图 5-5）。

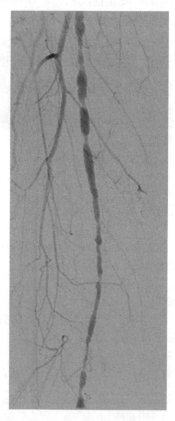

图 5-3 右侧股浅动脉节段性狭窄

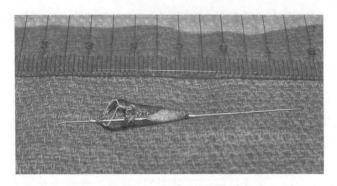

图 5-4 股浅动脉斑块切除术（部分被拦在远端保护伞中）

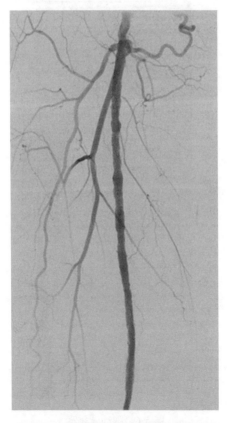

图 5-5 右侧股浅动脉斑块切除术后造影

对存在限制生活方式的跛行、休息状态下的缺血疼痛和威胁肢体的缺血病变患者，应进行股动脉或腘动脉的血运重建治疗。对于狭窄或闭塞较短的病变（＜5cm），疗效要比较长病变（＞10cm）的好。存在原位血管的患者疗效更好，术后效果更显著，症状更轻。术后仍存在显著狭窄的患者远期预后大多不良，无糖尿病者的通畅率更高。如果狭窄的两端没有明显的压力差，那么即便是应用血管扩张剂后血流增加，也不是行血管内治疗的指征。支架治疗并不作为股动脉、腘动脉或胫动脉病变治疗的首选（见图5-6 和图 5-7）。在无症状的下肢 PAD 患者，血管内介入不能作为预防性治疗开展。

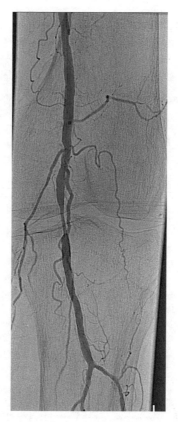

图 5-6　腘动脉狭窄

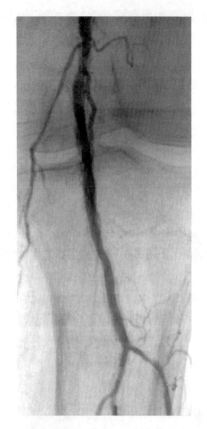

图 5-7　腘动脉血管成形术后造影

膝下介入

　　传统的腘下动脉血管成形术指征是挽救性下肢治疗（休息状态下的缺血疼痛和缺血性溃疡或坏疽）。但是，目前也主张对影响正常行走的严重跛行患者和以增加股腘动脉成形术后行走时长和距离为目的的轻中度跛行患者，行腘下动脉血管成形术。膝下动脉成形术极大程度地减少了截肢的概率。球囊血管成形术治疗腘下动脉远端动脉粥样硬化性闭塞十分有效，多用于有严重下肢缺血和多节段病变的患者。选择合适的解剖类型是这项技术成功的关键。

对于一些特殊的病例，也可选择支架支撑的膝下血管成形术。

血管路径

　　熟悉血管穿刺的部位和技术是外周血管介入治疗基本技能最重要的组成部分。成功的血管内介入需要选取适宜的穿刺点。在大多数病例，穿刺选用的是 21 号针头和 0.46cm（0.18 英寸）导丝（4F 显微穿刺装置），经逆行通路至股总动脉（CFA）是最常用的血管路径。评价下肢外周动脉疾病需要确认髂动脉的分叉位置和股动脉的通畅程度（见图 5-8）。75% 的患者 CFA 分叉在腹股沟褶皱处有变异，X 线检查确定股骨头位置对穿刺十分有帮助，可确保血管穿刺位置在 CFA 分叉以上，在腹股沟韧带以下。在超声引导下穿刺可直接使血管成像，提高穿刺的成功率和安全性。

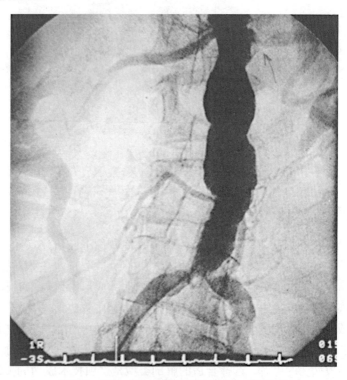

图 5-8　腹主动脉远端和双侧髂动脉血管造影

大多数的外周血管介入有多个穿刺点可供选择（见表5-5），通常情况下，病变的位置（想要处理的病变）决定最适宜的穿刺点位置。例如，肠系膜动脉和肾动脉在腹主动脉的尾端起源，因此肱动脉可作为穿刺点。但是，股动脉也可作为这些动脉疾病治疗的穿刺点。对于颈动脉的病变，通过股总动脉逆行路径可较顺利地到达起始于主动脉弓的左侧颈总动脉（CCA）和头臂干。

表 5-5　不同血管系统的动脉路径

血管路径	再成形血管
CFA 逆行	主动脉弓、肾动脉和肠系膜动脉
对侧 CFA	对侧髂动脉、CFA、PFA、SFA 和腘动脉
CFA 顺行	股动脉中远段、腘动脉和膝下动脉
肱动脉/桡动脉	肾动脉（尾端取出）、肠系膜动脉和髂动脉
腘动脉逆行	SFA 和髂动脉

CFA：股总动脉；PFA：股深动脉；SFA：股浅动脉

经 CFA 逆行路径可对对侧的盆腔动脉和下肢动脉行选择性的血管造影和介入治疗。CFA 顺行路径则更适宜于治疗位于膝处或膝下的病变。顺行比逆行所需要的操作技术要求更高，尤其是在肥胖患者。顺行 CFA 路径的并发症也比逆行要多。X 线股骨头显像对顺行方式进入 CFA 有一定帮助。选取该动脉作为穿刺位置的相对禁忌证包括 CFA 或股浅动脉（SFA）的动脉粥样硬化疾病和过度肥胖。当试图穿过闭塞的 SFA 时，可选取腘动脉逆行路径。当存在钙化、血管扭曲和动脉粥样硬化时，会使血管穿刺难度增大，此时应该重新考虑病变哪处解剖位置会产生动脉血栓。

非选择性腹部血管造影

腹主动脉与髂动脉的介入可经桡动脉、肱动脉、腋动脉或股动脉处穿刺。股动脉路径可以是同侧也可以是对侧的。建议选用显微穿刺针［21 号穿刺针和 0.46mm（0.018 英寸）导丝］采取改良的塞尔丁格（Seldinger）技术进行穿刺。在插入 4F～6F 的鞘管后，可将猪尾或其他"冲洗"血管造影导管推至肠系膜动脉或肾动脉（大致在脊柱第一腰椎水平）来进行非选择性血管造影。"冲洗"导管有许多侧孔，包括网球拍导管、直导管和环形（如 Omni-Sos）导管。这些导管可在 0.89mm（0.035 英寸）导丝的引导下缓慢通过，导丝的尖端应该柔软，例如 Wholey（Mallinckrodt，St Louis，MO）或其他可控导丝。这种 0.89mm（0.035 英寸）的导丝更容易操纵，有严重狭窄或钙化的患者亦有用。如果有些部位不易通过，则可选择采用 0.89mm（0.035 英寸）J 型导丝（Terumo Medical Corp. Somerset，NJ）进行操作。

在非选择性血管造影时通过这些导管来进行高压注射造影剂。利用尾端带孔的导管进行非选择性的高压注射可能会导致造影剂进入脆弱的小侧支动脉或粥样硬化斑块，从而增加血管损伤的风险。如果导管放置在第 12 胸椎（T12）水平以上，则有可能使高压注射意外进入亚当凯维奇（Adamkiewicz）动脉和胸主动脉，从而导致瘫痪。因此，了解相关的解剖知识是非常重要的，应将导管放置在 T12 水平以下，避免导管的开口直接面向主动脉壁。

腹主动脉血管造影可用来评价腹主动脉、肠系膜动脉、肾动脉和其他脏器血管的血管情况。DSA 比标准的电影血管造影术效果要好。血管造影可显示前后位（AP）投影。如果想要观察肾动脉或主动脉和肾动脉结合处，则可选择左前斜位（LAO）投影，约 5°～30°角可以清晰观察双侧的肾动脉起始部位。在这种情况下，应选用环形和网球拍导管尾端注射造影剂（而不应用猪尾导管开口）以避免可能产生的稀释，否则会使腹腔干和肠系膜动脉显影不清。

非选择性造影需要对图像增强器角度和血管解剖有所了解。对这些知识的了解有助于更好地诊断疾病，包括主动脉和脏支连接处的病变以及开口的病变。表 5-6 列出了一些不同血管常见的成像方法。

表 5-6　不同血管系统最常见的血管造影成像方法

动脉或血管系统	血管造影方法
主动脉弓	30°～60°LAO（轻度头位）
头臂（起始部），锁骨下血管	30°～60°LAO
椎动脉起始	AP，同侧斜位＋头位
胫动脉颅外部分	侧面，AP，同侧斜位
肾动脉（起始）	AP，5°～30°同侧斜位
肠系膜动脉（起始）	侧面或陡的 RAO
髂动脉	对侧，20°～45°斜位，20°头位
CFA、SFA 和 PFA	同侧 30°～60°斜位
股腘动脉	AP
腘下三支分叉部和出口	AP

AP：前后位；CFA：股总动脉；PFA：股深动脉；SFA：股浅动脉；LAO：左前斜；RAO：右前斜

选择性血管造影

　　选择性血管造影是将造影剂通过导管直接注射入目标血管中。导管经常在透视导向下通过导丝前进。在注射造影剂前，应确认导管的尖端可自由前进，血流动力学波形评价（例如血压）可通过导管检测到。血流动力学波形的保真度十分重要，因为任何的衰减或"抑制"都可能与导管内的血栓或粥样斑块有关。衰减的波形可能还与导管尖端接触到血管壁或动脉粥样硬化性斑块有关。在波形衰减时注射造影剂可能会导致血管夹层、血液凝结栓塞或粥样斑块。选择性造影还需要轻轻旋转导管尖端。任何侵略性的导管前进（不使用导丝）都可能会导致动脉粥样硬化栓塞和血管夹层。在一些情况下（尤其是肾动脉和肠系膜动脉的套管插入术），可采取一种"不接触"或最小接触的方法。导管（大多数情况下）比鞘易于操作。许多选择性造影的导管外侧还有亲水性层，在穿过比较复杂的血管时可提供更好的追踪、润滑和减少凝血的作用。

主动脉弓血管造影

主动脉弓通常从右至左依次发出头臂干（亦称无名动脉）、左颈总动脉（CCA）和左锁骨下动脉，头臂干又分出右锁骨下动脉和右颈总动脉。头臂干和左颈总动脉共干在人群中占 20%～30%。因此，在颈动脉和椎动脉介入前行主动脉弓造影是非常重要的。主动脉弓上三支大血管起源部位在左前斜位（LAO）显示最清楚。在多数情况下，如果未行非选择性主动脉弓造影，很难对其分支行选择性造影。非选择性主动脉弓造影常用猪尾导管。影像增强器调至左前斜位并使造影导管处于不被缩短的角度，此时影像增强器刚好与主动脉弓垂直。主动脉弓造影后便可行主动脉弓上分支的选择性血管造影。

颈动脉和椎动脉造影

颈动脉和椎动脉造影可供选择的导管类型很多，主要分为三类：被动式导管、中间式导管和主动式导管。导管的选择应根据主动脉弓的形态及动脉弓上大血管的起源部位决定。主动脉老化、伸长变形，动脉粥样硬化及不同的胸腔脏器解剖结构均可导致主动脉弓上大血管迂曲，改变其起源部位和与降主动脉之间的位置关系。弓上血管经皮介入治疗前确定主动脉弓的形态改变非常重要，可以保证导管更容易进入血管。

根据主动脉弓上分支大血管起源部位距主动脉弓顶部的距离，主动脉弓可分为三种类型。以左颈总动脉的最宽处直径作为参照，Ⅰ型主动脉弓为所有大血管的起源部位距主动脉弓顶部在 1 个直径长度范围内，Ⅱ型主动脉弓为所有大血管的起源部位距主动脉弓顶部在 2 个直径长度范围内，Ⅲ型主动脉弓为所有大血管的起源部位距主动脉弓顶部大于 2 个直径长度（见图 5-9）。另外，少数情况下左颈总动脉起源于无名动脉，称为"牛型主动脉弓"（见图 5-10）。

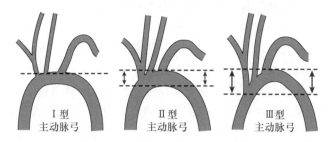

图 5-9　主动脉弓分型的示意图

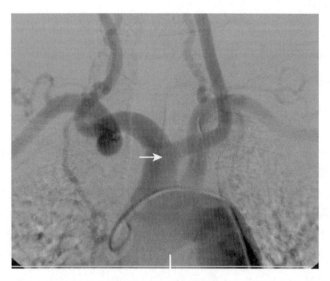

图 5-10　牛型主动脉弓造影可见左颈总动脉起源于无名动脉（箭头所示）

　　被动式造影导管如 headhunter 导管、multipurpose 导管、vertebral 导管和 Bernstein 导管常用于Ⅰ型主动脉弓的分支大血管内造影。中间式造影导管包括 Vitek 导管（Cook Incorporated，Bloomington，Ind.）和 Bentson 导管（JB1-3；Cordis，Miami Lakes，Fla.），与被动导管相比，它们对操作的要求更高，是Ⅱ型主动脉弓上大血管的理想导管。主动式造影导管，如 Simmons 导管和 Newton 导管需要更多的操作技巧和扭转，恢复塑型形状,以便于进入Ⅱ型和Ⅲ型主动脉弓内。

主动式导管必须在升主动脉内塑型,因此它可能成为动脉栓子的一个来源。最好的塑型方法是使导管在导丝的引导下进入主动脉弓(推荐成角导丝)。当导丝移出后,导管可恢复到原来的形状,尖端可进入左锁骨下动脉,进一步旋转导管可使它们下垂进入升主动脉,然后便可操控导管进入任何一支分支大血管内。通常在同侧体位或倾斜位显示这些大血管图像。右前斜位(RAO)可显示右颈总动脉、右锁骨下动脉以及右和左椎动脉的起源部位,而左前斜位可显示左颈总动脉、左锁骨下动脉和无名动脉图像。

颈动脉介入治疗

在欧洲和北美地区,卒中是仅次于心脏病和癌症的第三大死亡原因,也是长期致残的常见原因。无论是否出现临床症状,颈动脉狭窄(CAS)均可增加缺血性脑血管事件的风险。外科颈动脉内膜切除术(CEA)是有创性治疗的金标准。与药物治疗相比,CEA可降低重度无症状的颈动脉狭窄和中重度有症状的颈动脉狭窄的卒中风险。大规模临床研究显示CEA相关卒中发生率为2%～11%。另外,CEA亦有围手术期心肌梗死的风险。颈动脉狭窄合并以下情况者,CEA风险较高,但可从颈动脉支架术中获益:

- 颈部根治术后发生颈动脉狭窄
- 病变位置过高,无法行外科手术
- 颈内动脉(ICA)近端延至远端的连续性病变
- 颈总动脉联合颈内动脉病变
- CEA术后颈动脉再狭窄
- 非动脉粥样硬化性CAS(如纤维肌性发育不良,大动脉炎)
- 颈部放射治疗所致同侧颈动脉狭窄
- 合并增加手术风险的疾病如需要行冠状动脉旁路移植术的

严重冠状动脉疾病
- 对侧颈动脉闭塞且同侧颈动脉严重狭窄

诊断试验

多普勒超声检查是评估颈动脉狭窄的常规方法。北美症状性颈动脉内膜切除试验（NASCET）和无症状颈动脉粥样硬化研究（ACAS）均使用多普勒超声来评估颈动脉狭窄的严重程度。颈动脉超声诊断动脉内膜切除术后再狭窄亦有很高的准确性，现已提出了多个诊断标准来诊断重度颈动脉狭窄。多数情况下，颈动脉狭窄＞80％时收缩期血液流速＞300～400cm/s、舒张期流速＞100～135cm/s，收缩期 ICA/CCA 流速比率＞3.5。但这些评估标准并不绝对可靠，如存在对侧颈动脉闭塞、重度左室功能不全伴心排血量下降、主动脉瓣狭窄、颈总动脉狭窄等情况时。另外，MRA 和 CTA 也可有助于明确颈动脉狭窄情况。

颈动脉狭窄的诊断金标准仍然为经导管颈动脉造影。造影可提供粥样硬化斑块和周围参照血管的情况，且有助于明确侧支循环及血流速度等情况，对颈动脉血运重建（CEA 或颈动脉支架术）的安全性评价尤其有效。经导管造影可引起血管夹层和斑块栓塞等并发症，但风险较低。

必须指出的是，成功的颈动脉支架术需一支有经验的多学科团队共同合作，方可为患者提供最佳治疗效果。团队中应有一名经验丰富的血管介入医师行手术操作，一名神经专科医师或血管内科医师筛查有适应证的患者，并独立地评估手术结果。另外，也需有行紧急神经血管抢救的能力。颈动脉介入治疗最好在配有高分辨率成像技术及数字减影血管造影设备的导管室进行，在颈动脉分叉处和颅内血液循环数字减影血管造影成像最佳。

颈动脉支架术前应服用抗血小板药物。阿司匹林（325mg/d）至少在术前24h开始应用，ADP受体阻滞剂如氯吡格雷（75mg/d）在术前 3～5d 开始服用。必要时，在术前至少 6h 内给予阿司匹林 325mg 和负荷量的氯吡格雷 300mg 进行预处理（见表 5-7）。术后，应终身服用阿司匹林，氯吡格雷服用至少 1 个月。

给患者使用镇静剂时，应在保持患者镇静同时避免干扰神经学检查的结果。血管造影常规选择经股动脉路径，亦可选肱动脉和桡动脉路径。另外，建立中心静脉通道便于植入临时起搏器和进行液体复苏，以防发生操作相关的持续性心动过缓和低血压。虽然首次操作时建立中心静脉通道有助于预防发生并发症，但并非是必需的。穿刺进入股动脉后，给予肝素将活化凝血时间（ACT）维持在 250~300s。虽然有小样本研究显示辅助性给予Ⅱb/Ⅲa 受体拮抗剂可能有益，但并不推荐预防性给予糖蛋白Ⅱb/Ⅲa 受体拮抗剂。术前常规给予的镇静剂剂量应尽可能小，以便于术中进行神经学评估。如术前造影发现血管腔内血栓，介入治疗应推迟。

术前应行数字减影颈动脉造影和颅内血管造影以获得患者基线资料。病变远端的颈内动脉和颈总动脉的定量血管造影可有助于球囊和支架的尺寸选择。处理颈动脉分叉病变时，临时右室起搏器可有助于治疗球囊膨胀和支架置入时出现的心动过缓，同样，在球囊膨胀前静脉内预防性给予 0.5mg 阿托品也可预防心动过缓的发生。颈动脉支架术围手术期的主要并发症为卒中、心肌梗死和死亡，其他的不良事件包括颅内出血、低血压、癫痫发作、造影剂肾病和穿刺部位血管的并发症等。

颈动脉支架相关的低血压和心动过缓常由颈动脉窦反射引起，颈动脉窦附近的操作可激活压力反射。为了预防压力反射的影响，应从手术当天至术后第二天停用降压药物。如果患者出现因压力反射所致的低血压，应给予升血压药物维持脑的灌注和严格的液体管理以预防压力反射性血管扩张。可静脉滴注血管收缩药（盐酸去氧肾上腺素）将收缩压控制在 140mmHg 左右。多数患者的低血压可在几小时后恢复正常，但仍有部分患者可持续 24~36h。当有创性血管操作术中和术后出现低血压，寻找潜在的出血部位也是非常重要的。

术后低血压持续几小时的患者，应持续补液并给予血管收缩药，维持血压和脑血流灌注在适宜的水平。当出现上述情况时，应给予药物治疗如口服盐酸米多君，起始剂量2.5～5.0mg，2～3次/天，以后逐渐减量。

颈动脉血运重建的另一个潜在并发症为高灌注综合征。慢性缺血的脑半球远端血流量突然恢复可引起脑血管自我调节功能失调和高血压。高灌注综合征是颈动脉血运重建的一个可致死的潜在并发症。术后应避免出现重度高血压，同时需监测患者有无头痛、恶心、呕吐和畏光等症状。

患者如未发生并发症，第二天即可安全出院。颈动脉支架术后应行多普勒超声检查，我们推荐标准的检查程序：在出院前及出院后3个月、6个月和12个月行多普勒超声检查，以后每年一次。

大量的临床研究表明在颈动脉血运重建时行经颅多普勒超声可探测到微栓子，且微栓子的数量和CEA后神经学事件相关。在导管操作和支架置入过程中产生的栓子颗粒常是致命性的。脑保护装置包括远端闭塞球囊、近段闭塞球囊和滤网，已经用于预防栓塞的发生。这些装置可捕获、收集和移除病变远端的栓子颗粒。

PercuSurge GuardWire（Medtronic，Santa Rosa，CA）是一种远端闭塞球囊栓塞防护装置。将低压球囊固定在中空导丝远端，球囊越过病变后充气来捕获在经皮颈内动脉介入过程中脱落的栓子，并在球囊放气前将其吸出。这种装置的优点在于输送外径小，导丝操作灵活性好；缺点是需闭塞血流，有些患者无法耐受，同时对远端颈内动脉有潜在损伤。另外，球囊膨胀后，很难通过再次造影来定位球囊和放置支架。

AngioGuard栓子捕获导丝（Cordis，Miami，Fla.）是第一个依据血管解剖结构设计的远端过滤系统，使用多滤网孔的滤伞在维持远端血流的情况下捕获微栓子。其他过滤装置有Guidant公司的Accunet、Boston Scientific公司的FilterWire EX、Intra-Therapeutics公司的SulzerIntraGuard、Medtronic公司的MDT-Filter、EV3公司的Spider、Microvena公司的Microvena-Trap和Abbott公司的Emboshield。术中先推送未张开的滤网通过病变，然后打开滤网收集术中产生的栓子碎片，术后收起滤网并把栓子微粒从体内移出。栓塞过滤装置的优点是滤网完全张开的情况下可显示脑血流且不需要冲洗，缺点是存在滤网相关的血管壁损伤和痉挛、微粒子逸出的风险以及滤网回收时栓子颗粒可能被挤压出滤网。

表 5-7　颈动脉支架术的药物管理

术前	术中	术后
1. 在术前至少 24h 内口服阿司匹林 325mg 2. 术前 5d 开始口服氯吡格雷 75mg，或术前至少 6h 内应用氯吡格雷 300mg 3. 不用镇静药	抗血小板药物： 1. 肝素 70～100U/kg 维持 ACT 在 300s 左右 2. 如使用阿昔单抗，则给予肝素 70U/kg 维持 ACT 在 250～300s 3. 一次性给予阿昔单抗 0.25mg/kg 后 0.125μg/(kg·min) 滴注 心动过缓： 1. 静脉给予阿托品 0.6～1mg 低血压： 1. 静脉滴注生理盐水 2. 一次性静脉给予盐酸去氧肾上腺素 100μg 维持 SBP<130mmHg	抗血小板药物： 1. 长期服用阿司匹林 325mg 2. 口服氯吡格雷 75mg 至少 4 周 低血压： 1. 静脉滴注盐酸去氧肾上腺素维持 SBP <130mmHg 2. 口服盐酸米多君 2.5～5.0mg，2～3 次/天

SBP：收缩压

摘自 Silva JA，White CJ：Adjunctive pharmacologic treatment for elective stenting of the extracranial carotic arteries，*Int J Cardiovasc Interv* 4：141-144，2001.

近端闭塞球囊系统可使颈内动脉产生逆流，阻止微栓子进入颅内血循环。和远端球囊装置一样，这种装置需要闭塞球囊充气，因此可能会引起血管损伤。另外，良好的侧支循环也是很重要的。这种装置包括 Parodi ArteriA （Gore and Associates，Flagstaff，Ariz.）和 MOMA （Invatec，Brescia，Italy）。它们的优点是不需要穿过病变即可达到栓塞保护作用，尤其适用于斑块负荷较重的病变。

　　不适宜行 CEA 的颅外颈动脉狭窄患者可行血管介入治疗，先尝试经皮血管内球囊成形术。目前，CEA 仍为颈动脉狭窄的一线治疗方案，但颈动脉支架术可能为某些患者提供一种安全的替代方法（见图 5-11 和图 5-12）。仍在进行的和未来进行的随机临床试验的结果将对这类患者的处理提供指导。

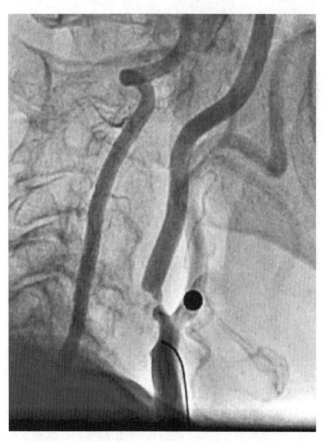

图 5-11　造影可见颈内动脉（ICA）的溃疡性斑块

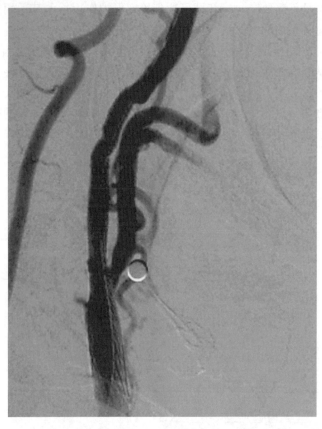

图 5-12　颈内动脉（ICA）支架置入后的造影图

肾动脉造影

肾动脉狭窄（RAS）是一种在动脉粥样硬化患者中常见的进展性疾病，也是高血压的病因之一，但相对没那么常见。肾动脉狭窄大约有 90％ 是由动脉粥样硬化引起的。动脉粥样硬化性病变常累及肾动脉开口、主干的近端三分之一及肾周的主动脉。不到 10％ 的肾动脉狭窄是由纤维肌性发育不良（FMD）造成的，

FMD 常累及肾动脉主干的远侧三分之二或肾动脉主干的分支。

有文献显示在进行心导管插入术的同时进行肾动脉造影的患者中，30％的患者被查出有肾动脉疾病。粥样硬化性肾动脉狭窄是一种进展性疾病，肾动脉狭窄越严重，越容易进展为闭塞病变。在依赖透析的终末期肾病（ESRD）患者中动脉粥样硬化性肾动脉狭窄的死亡率较高，这可能与这类患者常合并系统性动脉粥样硬化疾病以及心血管缺血性事件发生的风险高有关。

一些临床表现是进行 RAS 特异性诊断检查的相对适应证（见表 5-8）。例如存在一侧肾萎缩（<7～8cm）或肾大小不对称（>1.5cm）。如果肾萎缩不能被既往肾盂肾炎、反流性肾病或肿瘤病史所解释，即为应该进一步行肾脏诊断性检查以明确有无肾动脉狭窄的适应证。

表 5-8　诊断肾动脉狭窄的临床线索
1. 进展、顽固性、恶性高血压
2. 早发高血压（<30 岁）或迟发严重高血压（>55 岁）
3. 服用 ACE 抑制剂或 ARB 后出现氮质血症或肾功能恶化
4. 突发的不能解释的肺水肿
5. 不能解释的肾功能不全
6. 冠状动脉多支病变
7. 顽固性心绞痛
8. 不能解释的充血性心力衰竭

ACE：血管紧张素转化酶；ARB：血管紧张素受体阻滞剂

对该类患者进行体格检查时应强调对血压的评估，因为 RAS 可能伴随持续性或不稳定性高血压。同时评估液体潴留、既往一过性肺水肿、无法解释的充血性心力衰竭和顽固性心绞痛病史也是有益的，还应该对该类患者其他血管粥样硬化的证据进行评价。体格检查应包括对腹部肾血管杂音的听诊，高调的具有舒张期成分的上腹部肾动脉杂音血流动力学意义更加显著。

诊断试验

肾动脉狭窄风险较高的患者应进行无创性筛查以排除该疾病。诊断 RAS 的无创性检查包括多普勒超声、磁共振血管造影术（MRA）和计算机断层血管造影术（CTA）（见表5-9）。卡托普利肾动脉闪烁扫描术可用来特异性诊断单侧肾动脉狭窄，但不敏感，假阴性率较高。血浆肾素水平测定也并不理想，其作为肾血管性高血压的指标既不特异也不敏感。

表 5-9　肾动脉狭窄的筛查试验

检查	优势	不足
多普勒超声	敏感性高 依赖于术者及经验	在肥胖患者中特异性差
MRA	敏感性及特异性均较高 依赖于术者及经验	假阳性增加，已置入支架的患者不能进行该项检查
CTA	敏感性及特异性均较高，可使支架显影	电离辐射 碘化造影剂
卡托普利肾动脉闪烁扫描术	特异性较好	敏感性差（大约 10%～25% 的假阴性）
肾静脉肾素	同侧肾素可预测治疗反应	敏感性及特异性差 有创
经导管肾动脉造影	特异性及敏感性高	有创

经导管肾动脉造影仍然是肾动脉成像的金标准，尽管前面提到的无创性检查已经取代了肾动脉造影来进行肾动脉狭窄筛查。当无创性检查不能够明确肾动脉狭窄诊断时，仍需进行肾动脉造影。经导管肾动脉造影的并发症较低，但是仍需谨慎操作以减少动脉粥样硬化栓塞、造影剂肾病、血管并发症或损害、出血和造影剂过敏的发生。为避免这些并发症有如下建议：

● 在使用造影剂前静脉输液进行预水化
● 在术前和术后可使用乙酰半胱氨酸（600mg，2次/天）
● 术前可静脉给予碳酸氢钠进行水化
● 使用等渗非离子型造影剂
● 在进行血管造影前应通过无创性检查获得尽可能多的信息

选择性肾动脉造影可用来评估肾动脉开口，选择性注射造影剂可提供更多的细节，在主动脉筛查造影的基础上也容易进行。在进行造影时要注意肾动脉开口常起源于第一腰椎水平（L1），

L1 正好位于 T12 肋骨下方。AP 或同侧（可达 30°）成角可使绝大部分患者获得最佳的肾动脉开口显像，肾动脉起始角度较陡的，需要特殊形状的导管或设备进行血管插管。

　　尽管大多数病例可采取逆向股动脉路径（当肾动脉呈水平、尾向或轻度头向发出时），在一些患者中，为保证手术成功需要经肱动脉路径（当肾动脉向下成角发出时）。这些患者中外周动脉疾病（PAD）的比率较高，因此选择合适的路径非常重要。肾动脉向下成角时从左臂入路更易操作，为减少因跨越颈部大血管引发的并发症应避免从右臂入路。

　　获得血管通路后，静脉给予肝素，使用猪尾导管或普通导管进行非选择性造影（见图 5-13）。谨慎进行导管操作明确主动脉

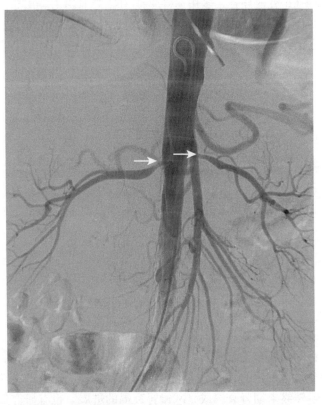

图 5-13　主动脉造影显示双侧肾动脉狭窄（箭头所示）

状况及肾动脉开口的确切位置，以便于选择性插管。可以进行稀释性造影和数字减影血管造影术（DSA）以减少造影剂的用量，也可选择二氧化碳造影术或使用造影剂钆。应明确没有异常的肾动脉且观察到供应肾的全部动脉。

选择性肾动脉造影导管的选择取决于肾动脉的解剖结构。推荐术中使用软头的导管和导丝来防止对组织的损伤。通常使用的导管包括乳内型（IMA）导管、JR4 导管、眼镜蛇导管、肾双曲导管、曲棍球棍型导管、多用途导管或 SOS Omni 导管。当肾动脉向下成角、采用肱动脉路径时，选取 6F～7F，90cm 长的血管鞘（Shuttle、Raabe、Balkan 或 Ansel 鞘，Cook Inc，Bloomington，Ind.）来沿导丝推进，放置在肾上方腹主动脉处，之后选取 5F～6F 乳内导管、多用途导管或 JR4 导管沿着鞘管进入肾动脉（见图 5-14 至图 5-17）。

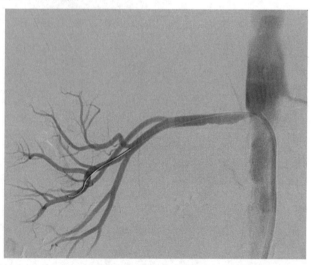

图 5-14 右肾动脉狭窄

改善血压控制是肾动脉血运重建最重要的适应证之一。研究显示肾动脉狭窄支架置入可使控制血压在短期及长期获益。肾动脉狭窄血运重建的其他适应证包括保护肾功能、在有选择性的患者中逆转终末期肾衰竭或是减慢肾衰竭的进展。也有研究显示肾动脉支架置入可以改善不稳定型心绞痛及充血性心力衰竭患者的

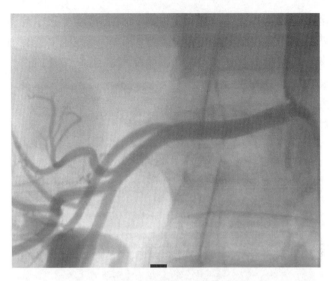

图 5-15 右肾动脉狭窄支架置入后图像

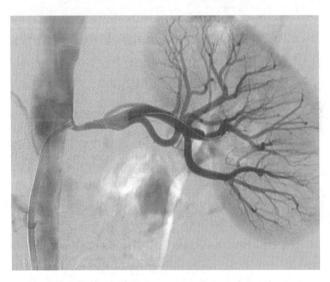

图 5-16 左肾动脉狭窄

功能分级，可能与其可改善血压控制和对肾素-血管紧张素系统产生有益影响有关。肾动脉病变血管成形支架置入术（ASTRAL）

试验显示与药物治疗相比血运重建并没有给肾动脉狭窄患者带来更多获益。但是，该试验的缺陷在于排除了一些需要进行血运重建的患者，包括RAS引起的一过性肺水肿或急性肾损伤（或快速进展性疾病）的患者。这些患者是否从血运重建中获益还不可知，因此还需进一步的前瞻性的随机试验来探索该类患者中血管内治疗的作用。

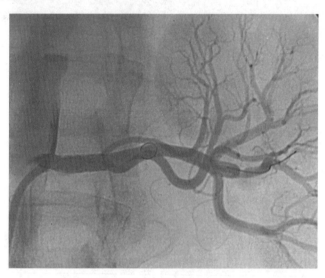

图5-17　左肾动脉支架置入后的图像

推荐阅读

Bhatt DL, Kapadia SR, Bajzer CT, et al: Dual antiplatelet therapy with clopidogrel and aspirin after carotid artery stenting, *J Invasive Cardiol* 13(12):767–771, 2001.

Bonn J: Percutaneous vascular intervention: value of hemodynamic measurements, *Radiology* 201:18–20, 1996.

Bosch JL, Hunink MGM: Meta-analysis of the results of percutaneous transluminal angioplasty and stent placement for aortioiliac occlusive disease, *Radiology* 204:87–96, 1997.

Cooper CJ, Haller ST, Colyer W, et al: Embolic protection and platelet inhibition during renal artery stenting, *Circulation* 117:2752–2760, 2008.

Diehm C, Schuster A, Allenberg H, et al: High prevalence of peripheral arterial disease and comorbidity in 6880 primary care patients: cross sectional study, *Atherosclerosis* 172:95–105, 2004.

Edwards MS, Craven BL, Stafford J, et al: Distal embolic protection during renal artery angioplasty and stenting, *J Vasc Surg* 44:128–135, 2006.

Edwards MS, Corriere MA, Craven TE, et al: Atheroembolism during percutaneous renal artery revascularization, *J Vasc Surg* 46:55–61, 2007.

Feldman RL, Wargovich TJ, Bittl JA: No-touch technique for reducing aortic wall trauma during renal artery stenting, *Catheter Cardiovasc Intervent* 46(2):245–248, 1999.

Feiring AJ, Wesolowski AA, Lade S: Primary stent-supported angioplasty for treatment of below-knee critical limb ischemia and severe claudication, *J Am Coll Cardiol* 44:2307–2314, 2004.

Gray W: *Carotid RX ACCULINK/RX ACCUNET post-approval trial to uncover unanticipated or rare events (CAPTURE)*, Atlanta, GA, March 14, 2006, Paper presented at American College of Cardiology.

Hag spiel KD, Stone JR, Leung DA: Renal angioplasty and stent placement with distal protection: preliminary experience with the Filter Wire EX, *J Vasc Interv Radiol* 16:125–131, 2005.

Hirsch AT, Haskal ZJ, Hertzer NR, et al: Guidelines for the management of patients with peripheral arterial disease: ACC/AHA Task Force on Practice Guidelines (Writing Committee to Develop for Vascular Medicine and Biology, Society of Interventional Radiology, and the Vascular Surgery, Society for Cardiovascular Angiography and Interventions, Society Collaborative Report from the American Association for Vascular Surgery/Society for Disease) (Lower Extremity, Renal, Mesenteric, and Abdominal Aortic): ACC/AHA 2005 Guidelines for the Management of Patients With Peripheral Arterial, *J Am Coll Cardiol* 47:e1–e192, 2006.

Leertouwer TC, Pattynama PMT, vandenBergHuysmans A, et al: Stent placement for renal arterial stenosis: where do we stand? A meta- tail wire or Szabo technique, *Catheter Cardiovasc Intervent* 74(6):946–950, 2009.

Lijmer JG, Hunink MG, van den Dungen JJ, et al: ROC analysis of noninvasive tests for peripheral arterial disease, *Ultrasound Med Biol* 22:391–398, 1996.

Mohammed N, Anand SS: Prevention of disabling and fatal strokes by successful carotid endarterectomy in patients without recent neurological symptoms: randomized controlled trial. MRC asymptomatic carotid surgery trial (ACST) collaborative group, *Lancet* 363:1491–1502, 2004.

Norgren L, Hiatt WR, Dormandy JR, et al: Inter-Society Consensus for the Management of Peripheral Arterial Disease (TASC II), *Eur J Vasc Endovasc Surg* 33:S1–S70, 2007.

O'Hare AM, Glidden DV, Fox CS, et al: High prevalence of peripheral arterial disease in persons with renal insufficiency: results from the National Health and Nutrition Examination Survey 1999-2000, *Circulation* 109:320–323, 2004.

Ouriel K, Zarins C: Doppler ankle pressure: an evaluation of three methods of expression, *Arch Surg* 117:1297–1313, 1982.

Pasternak RC, Criqui MH, Benjamin EJ, et al: Atherosclerotic Vascular Disease Conference: Writing Group I: epidemiology, *Circulation* 109:2605–2612, 2004.

Scoble JE: The epidemiology and clinical manifestations of atherosclerotic renal disease. In Novick AC, Scoble JE, Hamilton G, editors: *Renal vascular disease*, London, 1996, Saunders, pp 303–314.

The ASTRAL: Investigators: Revascularization versus medical therapy for renal-artery stenosis, *N Engl J Med* 361:1953, 2009.

Weber-Mzell D, Kotanko P, Schumacher M, et al: Coronary anatomy predicts presence or absence of renal artery stenosis: a prospective study in patients undergoing cardiac catheterization for suspected coronary artery disease, *Eur Heart J* 23:1684–1691, 2002.

Xue F, Bettmann MA, Langdon DR, et al: Outcome and cost comparison of percutaneous transluminal renal angioplasty, renal arterial stent placement, and renal arterial bypass grafting, *Radiology* 212:378–384, 1999.

Yadav JS, Wholey MH, Kuntz RE, et al: Protected carotid-artery stenting versus endarterectomy in high-risk patients, *N Engl J Med* 351(15):1493–1501, 2004.

第六章　电生理检查和电生理介入治疗

SUBRAMANIAM C. KRISHNAN

（方丕华　刘俊　王文尧　译）

在过去的二十年中，电生理室逐渐成为一个越来越专业化的手术室，能够提供各种各样精细操作。其职能范围包括诊断性电生理检查、治疗性导管消融，植入心电记录仪、起搏器、除颤器、心脏再同步化治疗等器械，以及拔除植入心内较久的无用电极导线。本章主要讨论电生理室的人员构成、X线透视设备、实验室构造、刺激/记录仪，以及常见心律失常的电生理特性。此外，还会介绍起搏器和除颤器植入操作所需的实验室构成。虽然起搏器和除颤器的植入是电生理（EP）室非常重要的工作，但本章内容还是以介绍电生理检查和心律失常导管消融为主。

电生理检查（EPS）是一项需要把多极导管电极放置在心脏内不同部位的有创操作技术。电极导管放置的常规位置包括右房、跨越三尖瓣环放置在房室结和希氏束（传导系统的特殊区域）、右室、冠状窦，有时还需要放在左室（见图 6-1）。通常EPS 的目的是分析传导系统的电生理特性、诱导与分析心律失常机制以及评价介入治疗的效果。有创性电生理技术和操作已经常规应用于室上性和室性心律失常患者的临床处理（见表 6-1）。目前，计算机辅助的"电解剖标测"在 EPS 中扮演了重要角色，即便是刚接触电生理的人员也需要了解常见心律失常的彩色编码的电激动标测图，这些内容我们将在随后的章节中阐述。如果需要深入理解相关操作和概念可参阅本章后列举的推荐材料。

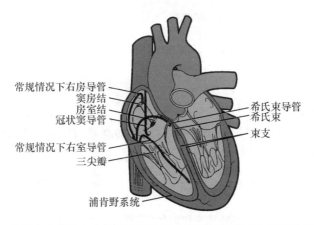

常规情况下右房导管
窦房结
房室结
冠状窦导管
常规情况下右室导管
三尖瓣
希氏束导管
希氏束
束支
浦肯野系统

图 6-1　常规电生理检查中导管放置位置。多极导管放置在邻近窦房结区的高右房、房室结与希氏束区域、右室心尖部和冠状窦内

表 6-1　电生理检查的临床应用

诊断

　　窦房结功能不全的诊断

　　房室结传导阻滞位点的确定

　　不明原因晕厥的病因分析

　　宽 QRS 波心动过速时室上性和室性心动过速的鉴别

　　室上性与室性心动过速的机制和心动过速起源点的标测

治疗

　　指导持续性室性心动过速、猝死幸存者或室上性心动过速的药物治疗

　　筛选适合复律除颤器和抗心动过速起搏治疗患者

　　室性快速型心律失常器械治疗有效性检验

　　筛选适合导管消融和外科治疗的患者

　　消融和外科治疗有效性检验

介入

　　心房颤动的房室结消融或改良

　　房性心动过速和心房扑动的消融治疗

　　房室结改良（慢路径或快路径消融）

　　预激综合征患者的旁路消融

　　室性心动过速的消融

预后

　　无症状性预激综合征患者的危险分层

　　心肌梗死患者的危险分层

　　非持续性室性心动过速患者的危险分层

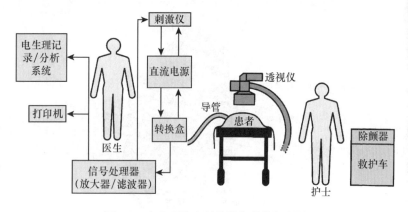

图 6-2 电生理检查所需设备的常规配置

人员

为保证电生理操作（特别是在导管消融中）安全有效，最重要的是需要一个分工明确的技术团队以指导各项操作。人员至少包括 1 名医师、1~2 名护士和技师、1 名随叫随到或在现场配合的麻醉医师以及 1 名能够及时修理机械故障的工程技术人员。

临床电生理医师总体负责所有操作，并且需要在具备介入资质的电生理机构接受至少 2 年以上电生理操作训练并获得相应资质。临床电生理训练指南详见美国心脏协会/美国心脏病学会/美国心律协会（AHA/ACC/HRS）发布的指南。美国内科学委员会已经建立了资质标准。临床电生理医师需要掌握的技能包括植入器械、房间隔穿刺、起搏器和除颤器电极导线拔出、经心外膜路径进行室性心律失常的标测和消融。

护士和技师

推荐至少 2 名护士和技师或 2 名"兼职护士-技师"。护士-技师必须熟悉导管室的所有设备并接受过心肺复苏（CPR）训练。大多数实验室设置 2~3 名熟练的护士-技师。他们的责任包括检测血流动力学和心脏节律变化，应用体外除颤器、抗心律失常药与镇静药，以及收集和测量资料。他们同时还必须会处理电生理检查中的突发事件。护士的重要职责之一是针对患者舒适度和临床状态，帮助医师建立与患者之间的联系。电生理医师和护士-技师必须作为一个团队，熟悉每一项 EPS 的目的以及可能的并发症，以应对一些灾难性的、危及生命的（特别是进行电极导线拔出和室性心动过速消融的患者中）并发症。即使在非常紧急的情况下，护士和技师也应保持平静和自信，有条不紊地处理各种事件。

出于同样的原因，一旦出现并发症需要行开胸术或其他心脏手术时，麻醉医师和心外科医师应及时到位，这在恶性室性心律失常行电生理刺激和标测分析中非常重要，消融操作过程中更需重视。此外，麻醉医师或麻醉护士能够在埋藏式心脏复律除颤器（ICD）的植入和（或）测试中进行麻醉支持，这种情况常见于手术操作时间较长，例如消融时间延长进而需要全身麻醉的手术中。当患者合并严重伴发疾病时，常需要麻醉师进行镇静麻醉。

生物医学技师

生物医学工程师和（或）技师应保障设备功能完好和安全。进行电生理操作的人员应该接受良好的培训并有能力承担心律失常的诊断和处理。内科医师和心脏病学专家在这一点上已经达成共识。

设　备

电生理实验室应配备放射影像系统、记录和监测系统、刺激仪以及高级心血管生命支持（ACLS）所需的药品和器械（见图6-2）。尽管我们推荐使用单独的电生理实验室，但在大多数机构，电生理实验室都是与造影导管室合用的。如果要进行植入起搏器和除颤器操作，室内应配备与外科手术一样标准的空气过滤装置。EP 检查室还应配备放射影像设备以便进行冠状动脉造影。脉冲透视系统通过短暂触发而不是持续的发射以缩短射线暴露时间。应用脉冲透视可将射线暴露剂量降低到最小值。射线透视仪器应装备累计时间表，以提醒术者每 5min 的放射暴露和总暴露。为了降低暴露，特别是在手术较为复杂而时间长的情况下，所有导管室都应更多地使用非透视设备（例如电解剖标测和超声图像）。设备还必须能够从多个侧面采集图像，尽可能安装双平面透视系统。

尽管价格昂贵且功能齐全的电生理设备不能替代术者的经验和细心操作，但应用必要设备能够收集到足够的信息，这也是成败的关键。心律失常的类型决定所需要的设备。多数心律失常的完整评估需要进行激动标测，涉及的设备有多根导管、多通道记录、程序刺激仪，甚至高端计算机化的三维（3D）标测系统。电生理室的设备应该满足大多数电生理检查的需要。

电极导管

诊断导管

电生理导管的典型标记是导管有 2 个以上环状电极，通过电极可对局部心肌进行双极或单极起搏并记录心肌电活动。电极导管的材料为涤纶或合成材料（例如塑料或聚氨基甲酸酯）。每个导管电极数目不等，可以有 2～20 个。极间距在 2～20mm，直径在 4F～7F。电极导管的形状根据需要标测的心脏结构不同（例如界嵴、希氏束、冠状窦和肺静脉开口）而不同。图 6-3 显示典型电生理导管。

消融导管

消融导管的不同设计可使术者以非常精确的方法进行标测和消融。消融导管长度/导管尖端电极长度（3.5～10mm）的设计随不同的用途而不同。图 6-4 显示常见消融导管的形状。需要注意的是消融导管尖端可以弯曲以便于导管尖端能够到达致心律失常心肌病灶位点。一般情况下消融导管尖端电极较诊断性导管的

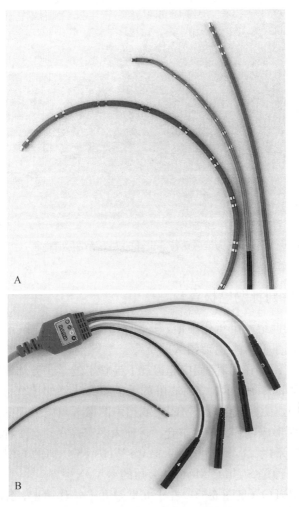

图 6-3 **A**：常规电生理检查中使用的不同类型多极导管。需要注意的是不同导管的电极数量和极间距不同。**B**：多极导管的近端。每个插头上的数字对应导管尖端上电极的位置，字母 D 代表最远端的电极

电极长，这有助于避免消融电极因过热造成的碳化结痂。此外，也可通过应用主动冷盐水灌注消融导管避免消融导管尖端过热。利用微波、冷冻或超声能量进行消融的导管也正在研制。

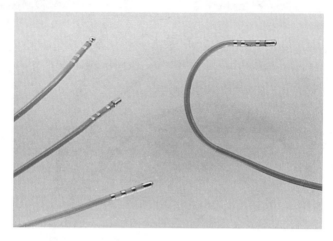

图 6-4 为消融而特殊设计的大头消融导管电极

电解剖标测电极导管

十九世纪九十年代中期，一种新的"非透视电解剖标测技术"掀起了介入电生理领域的革命。电解剖标测系统整合以下三种功能：①在 3D 空间内非透视下导管定位；②激动顺序和心电位标测的 3D 显示；③将心脏的无创图像［例如计算机断层成像（CT）、磁共振成像（MRI）或超声图像］与电生理图像进行融合从而形成电解剖信息整合。目前大多实验室拥有 1 种或 2 种主流的标测系统，一种是 Biosense-Webster 公司的 CARTO 系统，另一种是 St Jude Medical 公司的 NAVX 系统。

CARTO（见图 6-5） 在十九世纪九十年代中期，Biosense-Webster 公司设计出一种尖端具有磁感应器功能的消融导管。该导管与参考电极一起可以进行 3D 精确定位标测。该三维电解剖标测系统称为 CARTO 系统，由参考电极和导管感知器、体外超低磁场发放器（见图 6-6 和图 6-7）和主机构成。该系统通过感知磁场的强度、频率和相位来获取信息，然后通过代数方程处理，从而在三维空间（X、Y 和 Z 轴）上进行精确定位（见图 6-6），同时能对导管尖端定向（旋转、进退、偏移）。心电图可

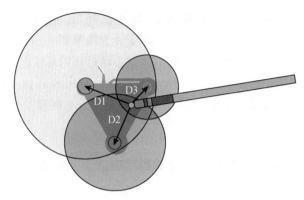

图6-5 本图显示CARTO系统操作原理，特别是导管如何精确定位。定位板固定在患者平台下。定位板上有能发射超低磁场（1、2、3kHz）的三个圆形。发射场拥有明显的时间和空间区分特点，能够"解密"位于患者胸部标测区域信息。通过定位感知器所测得的磁场，系统能够在6个角度自由显示导管的定位和方向

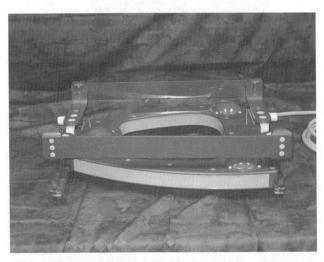

图6-6 CARTO系统中应用的体外超低磁场发射器。该装置放置在患者的下方。该标测系统由1个位于导管尖端的微型被动式磁场感应器、1个体外超低磁场发射器和1个主机组成。该系统应用磁场技术实现在6个角度（X、Y、Z、旋转、进退、偏移）自由显示导管的精确定位和方向，并能同步记录导管尖端接触的心内局部信息。心腔三维几何图形以不同颜色显示，电解剖标测的电生理图像可实时重建

以在空间上同步记录，最后形成三维电解剖图。在该系统中，导管可以在无透视情况下移动从而降低放射线暴露。图6-7显示的是应用CARTO标测系统发现局灶性心动过速的局灶起源点和消融点。图中显示左前斜位（LAO）右房、左房和冠状窦的电解剖标测图。通过不同颜色显示的激动标测提示起源点位于冠状窦口。

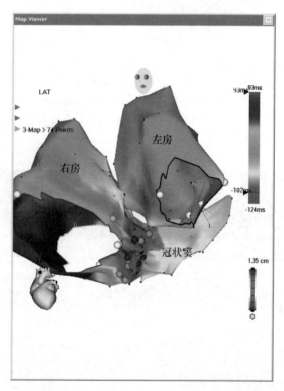

图6-7（见书后彩图） 局灶性心动过速图像。该图显示了右房、左房和冠状窦的电解剖图像。图像中可看到房性心动过速的激动顺序，从红色的最早激动点开始，然后是蓝色，直到紫色的最晚激动点。激动模式图显示局灶性心动过速的起源点位于冠状窦口前壁。紫红色点代表导管消融位点

Localisa和NAVX　该系统起初被命名为Localisa，后来整合为NAVX系统。它利用三个低幅高频电场形成跨越患者胸部

的三个电场轴，用以计算位于患者胸部的电极相对于放置在心脏内或胸部的参考电极的位置。基于这些测量，系统可以显示电生理导管的位置（NAVX）。Localisa 或 NAVX 系统的优点是可以显示多极导管的位置，同时不受生产厂家产品的限制，这一点与 CARTO 系统不同。图 6-8 显示应用 NAVX 系统进行左房（紫壳）、四支肺静脉和左心耳（绿壳）的电解剖标测图（左前斜头位），图中还可看到冠状窦导管、消融导管尖端和环状标测电极。图 6-8 是正在进行的心房颤动导管消融术中的图像。

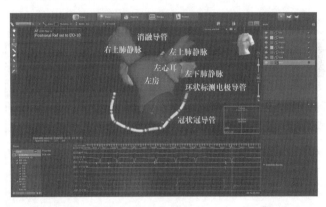

图 6-8（见书后彩图） NAVX 系统下左前斜头位的左房（紫壳）与四支肺静脉和左心耳（绿壳）的电解剖图。同时可以看到冠状窦导管、消融导管尖端和环状标测电极。此图为心房颤动导管消融术中的图像（摘自 St Jude Medical Inc.）

连接盒和记录仪器

设备由多个多用途转接盒组成，转接盒与每条记录和刺激通路相连，从而保证对任意电极对进行刺激或记录。目前使用的电脑连接盒由 8 个或 16 个通道组成。如今，信号处理器（滤波器和放大器）、可视性屏幕和记录设备已经整合成为一个整体性的计算机系统。常见的系统包括 Prucka（GE 公司）、EP Medical（SJM 公司）和 Bard 电生理仪。一般需要 8～14 个放大器才可同步显示体表心电图与多个心内电图。在某些系统中放大器可多达128个。心内电图必须与至少3个导联的体表心电图同步显示。大多数计算机可以将不同页面与显示12导联心电图的页面同步储存。因此，术者在观察心内电图资料时也会看到同步记录的12导联心电图。记录心内电图的放大器必须能够调节增益、改变高频与低频滤波通道，以允许适当地弱化收集的信号。例如，滤波设置为高通30～40Hz、低通为400～500Hz时可清楚显示希氏束电图（见图6-9）。除此之外，评估单极电图也需要打开滤波（0.05～500Hz）。本单位应用Prucka心电生理平台系统。

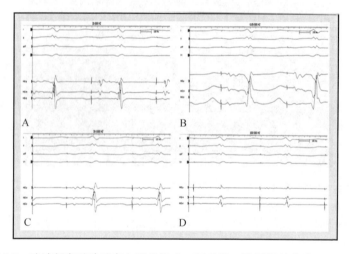

图6-9 滤波频率对希氏束电图的影响。冠状窦口以周期长度为600ms起搏。4个通道中均显示体表Ⅰ、Ⅱ、aVF和V₁导联。记录导管放置在标准位置记录希氏束电图，图中显示了电极对所测得的近端、中端和远端电图。**A**：滤波设置在30Hz（低通）与500Hz（高通）记录的希氏束电图。**B**：滤波设置为0.05～500Hz记录的希氏束电图。**C**：滤波设置为30～1000Hz。**D**：滤波设置为100～500Hz。当滤波设置为30～500Hz（A图）时记录的希氏束电图最清楚

刺激仪器

　　大多数电生理检查需要一个复杂的程序刺激仪。该仪器需要具备：①稳定的电源；②最小的电流渗漏；③在至少 2 个刺激位点同时进行不同周期长度（100～2000ms）起搏的能力；④能进行多个额外刺激；⑤能在自身和起搏节律下将刺激仪与合适的心电图同步的能力。刺激仪同时配备转盘或转换器以调节起搏间期和额外刺激偶联间期（见图 6-10）。连接盒需要连接刺激仪和记录仪，以便在不断开导管的情况下改变起搏位点。刺激仪应该能够在 0.1～10mA 精确控制电流的输出。有时还需要改变起搏脉宽。输出电流的大小影响程序刺激结果，出于持续性和安全性考虑，刺激输出通常采用舒张期阈值的 2.5 倍。

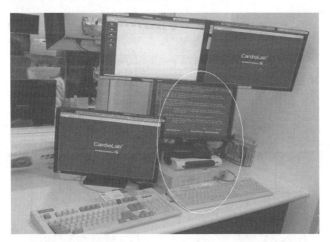

图 6-10　连接盒/记录仪和刺激仪器。上图显示我们实验室使用的 Prucka 心电生理系统。圆圈所示为 Micropace 公司的数字化刺激仪。连接盒将记录系统和刺激仪连接在一起，可在不断开导管的情况下改变起搏位点

　　推荐将刺激仪、数字化记录仪和其他电生理设备永久地放置在导管室中。在大多数导管室，刺激仪和计算机系统能调节所有输出信号并存储在光盘中。所有的设备必须接地，并满足电安全性的其他要求，因为即使最小的渗漏电流输出到患者也会诱导出

心律失常。技术工程师必须核查设备以达到渗漏电流低于 10mA 的要求。图 6-2 显示电生理相关设备相互连接的示意图。

除颤器

所有电生理检查中应将功能完好的除颤器放置在患者身旁以备随时应用。同时最好有备用的除颤器，以确保在极少见情况下（例如除颤器失效）使用。每次电生理检查前应核实除颤器和紧急电源设备。许多实验室应用 R-2 除颤电极片，在电生理检查前将该电极片贴在胸部。其中一个电极片贴在右肩胛骨下，另一个贴在跨过左室心尖部的左前胸，同时将电极片与除颤器连接。少见情况下，经胸除颤不能终止诱导出的心室颤动，这时可通过心内电极导管进行紧急除颤来终止（见图 6-11）。本实验室应用双相波除颤器。

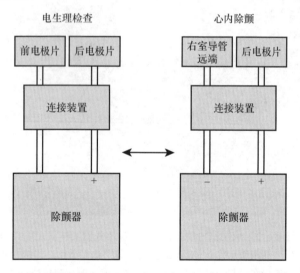

图 6-11 心内除颤示意图：当发生经胸除颤难以克服的顽固性心室颤动时可尝试心内除颤。在进行常规电生理检查时，可将前后电极片连接到除颤器上，当多次经胸除颤难以终止心室颤动时，可将前电极片与除颤器之间的连接撤出，同时将右室导管的末端与除颤器连接。高能量电击可从右室导管向后电极片发出（摘自 Cohen TJ, Scheinman MM, Pullen BT, et al：*J Am Coll Cardiol* 18：1280-1284，1991.）

医生因为常常将注意集中在刺激仪和心电图上，所以非常依赖护士来观察患者的状态，并交流显著的变化。护士一般坐在患者和除颤器以及急救设备之间，通过脉搏氧饱和度仪监测患者血压、心率、心律和氧饱和度。在电生理检查中，一旦诱发出现血流动力学不稳定的心律失常，护士为了诊断和治疗可以给患者应用药物、进行复律或除颤。因此，最好在应用药物时还有一名护士能够进行技术辅助。

远程导航系统

随着心房颤动消融的出现，手术时间明显延长，术者出现疲劳成为一个严重问题。同时，各种手术对精确操作导管的能力也提出了挑战。这些因素就催生了远程导航技术的出现，以便使医生能够远距离精确操作导管，并尽可能加速工作流程。远程导管导航的两项主流技术包括 Stereotaxis 公司的磁导航系统和 Hansen 医疗公司的机器人导航系统。多数设备精良的电生理室配备其中一种导航系统，熟悉这些系统是非常重要的。

磁导航

在 Stereotaxis 系统中，医生通过使用复杂的计算机软件，操作位于患者附近的强大磁体装置，完成心律失常的导管消融，提高了手术的安全性和精确性。该系统通过磁力导引具有磁性尖端的柔软导管使其缓慢地沿着预定轨迹运行。该系统可允许医生在控制室内通过手柄安全操作导管并能精确定位，从而使辐射剂量达到最小化。该系统使用两个装在关节臂或旋转臂上的永久性磁铁将检查室固定在一个静态室中，其中一个磁铁放置在 EP 检查室内患者平台的任意一侧。磁铁产生磁导航场，但其磁力不到 MRI 设备的 10%，因此无需高强度屏障，其干扰能力也显著低于 MRI。

由于一次性介入装置的"工作顶端"（working tip）由外部磁场直接控制，所以不管操作过程中的旋转数量或类型以及推送距离如何，医生都能够以同样的控制能力将导管尖端送到血管或心脏内的靶点，完成精确操作。图 6-12 显示加利福尼亚大学洛杉矶分校所采用的 Stereotaxis 系统。安装磁导航系统需要导管室装配钢板和特制的装备以预防磁场与其他设备相互干扰。

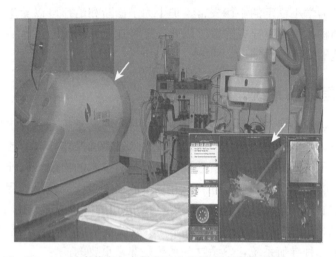

图 6-12 Stereotaxis 实验室。本图显示电生理室中安装的 Stereotaxis Niboe 系统。左侧箭头显示装在地板上的两个磁体中的一个。右侧箭头显示进行导管消融治疗心房颤动中左房和肺静脉电解剖图像。该系统设计是为了解决困难而耗时的导管手动操作问题（摘自 Drs. Jason Bradfield and Kalyanam Shivkumar，University of California at Los Angeles.）

机器人磁导航系统

Hansen 导管控制系统能提供精确的导管控制并完成 3D 导航。通过将机器人技术和计算机移动控制结合，实现了在射线暴露较低的医生工作站来进行手术操作。该系统的优势在于可移动而且不需要特殊房间构造。电机械导管操作臂是该系统的关键部分，能够完成医生输入的指令。图 6-13 显示 Hansen 工作站的操作设置。

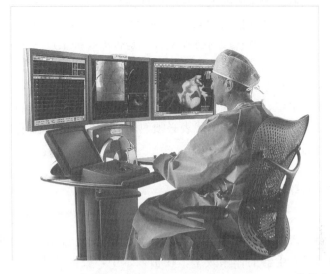

图 6-13　Hansen 医疗系统。本图显示一名术者坐在 Hansen 工作站内。医生工作站使远程控制导管成为可能,借助系统能改进导管操作,以获得更好的灵巧性和精确性(摘自 Hansen Medical Inc,Mountain View,CA.)

起搏器、复律除颤器和再同步化 治疗器械的植入

设施、人员和仪器

　　早期起搏器植入是由外科医生在手术室进行的。随着设备的逐渐微小化,目前植入手术不需要开胸术而可以在导管室内完成操作。该技术要求具备中心静脉插管以及将电极导线正确放置于心脏的能力。随着埋藏式复律除颤器和再同步化治疗器械的发展,术者还必须掌握在同一过程中进行冠状窦和其他冠状静脉分支植入、快速交换导丝以及恰当地诱导心室颤动。对多平面高质量冠状静脉影像的需要也促使起搏器植入由手术室转移到导管室。

　　植入操作中需要的人员与电生理检查及射频消融中一样，包括熟悉术者习惯的护士或技师、巡回护士和负责电测试的人员。最好还有一名心血管放射技师配合。是否需要护士进行镇静取决于是否有专门的麻醉医师或麻醉护士。在某些情况下，除颤阈值测定操作过程中所需的深度镇静是由电生理医师操作的。

　　在本单位，常规由起搏器或除颤器的公司代表进行临床支持。一个训练有素的公司代表必须熟知公司产品，其临床支持对获得好的操作效果非常有用。

起搏系统分析仪

　　在植入起搏器和除颤器过程中，起搏系统分析仪（PSA）非常重要。PSA 的电路装置与起搏器的脉冲发生器相同，能精确预测脉冲发生器的作用效果。在植入术中，我们使用的 PSA 由代理商提供。该由哪一科室的医生进行起搏器和除颤器植入手术一直存在争议。研究显示，在除颤器植入手术的并发症方面，电生理医师整体上较心内科医生或胸外科医生更少，并能获得更好的效果。

无菌环境的手术类型

　　对于无菌术早已有很好的关注。除颤器或起搏器作为一个体外异物，需要植入体内很多年，因此感染问题是一个关注焦点。通常，手术室是高度无菌状态并能提供最佳感染防护，而导管室是中度无菌区域和人员拥挤的区域。导管室内的设备应提供高分辨率图像、多体位投照和图像放大功能，同时还需要配备所有必需的导管、鞘管和导丝。对于器械植入而言，最好是在装备精良的电生理试验室配备通气设备以达到标准手术室要求，同时采取后续的无菌措施。

　　在这些操作中，足够的照明设备同样不能忽视。许多操作的实施是在患者没有终止抗凝或抗血小板药物下进行的，为了预防心脏压塞，脉冲发生器盒的可视性非常重要。高强度头灯在检查出血血管时非常有用，但并不是每个实验室都要配备。

电子外科手术设备中，电刀通过射频交流电对组织加热，可用于切开或止血。

手术前护士的责任

患者准备

手术前一天晚上和手术当天早上患者要用含氯己定的肥皂水刷洗颈、肩和胸部。为了预防清洁手术切开后的感染，特别是金黄色葡萄球菌感染，用氯己定-酒精消毒手术区周围皮肤优于聚维酮碘。男性患者需要在术前清理胸毛。尽管预防性应用抗生素存在争议，本中心仍在手术开始时静脉注射万古霉素。患者应在术前禁食至少 6h。在拟行手术的同侧建立静脉通路以方便行静脉造影。

抗凝问题

对抗凝治疗患者进行器械植入虽然曾有争议但现在已经比较明确了。目前，许多研究证实在进行植入时不终止抗凝治疗是安全的。事实上，连续抗凝治疗较手术前后应用肝素过渡更安全。本中心对于行植入器械手术的患者仍保持抗凝治疗，特别是心房颤动或瓣膜置换术后患者。术后应用肝素更易发生出血并发症。

电生理操作前患者的临床评估

术者需在术前仔细评估患者，制定详细的个体化手术方案。如果可能，应当回顾患者出现临床事件时的心电图。表 6-2 列举了一些应该包含在术前评价中的操作。

任何潜在的可逆性致心律失常因素，例如电解质异常、失代偿心力衰竭均应在术前纠正。所有抗心律失常药物至少应该停用 5 个半衰期。室上性心动过速患者术前应停用影响房室结传导药物，例如 β 受体阻滞剂、地高辛、钙通道阻滞剂。

表 6-2　电生理检查术前评估内容 *

操作项目	目的
病史和体格检查	确定心源性或神经源性疾病的体征和症状 确定加剧心律失常的已知因素 确定晕厥事件发作的细节
神经系统评价（如果有相关病史或医生建议）	
脑电图	排除癫痫发作
CT/MRI 图像资料	确定病灶位置
颈动脉超声	确定明显脑血管疾病
12 导联心电图	确定陈旧性心肌梗死 确定室内传导延迟 确定 QT 间期延长 确定预激综合征
24h 或 48h 动态心电图	症状与心电图事件的相关性 异位搏动的定量评价 心律失常的日间变异
事件记录仪	症状与心电图事件的相关性
超声心动图和放射性核素心室显影	评估左室和右室大小与功能 观察瓣膜病变
应激试验（伴或不伴灌注扫描）	探查可逆性缺血 评估儿茶酚胺对心律失常诱发的影响
心导管检查	确定冠状动脉的解剖

* 根据临床表现选择

术前用药

　　患者应于术前午夜开始禁食、禁水，如若是心脏科必需用药，可用少量水送服。可以给予患者静脉注射地西泮或咪达唑仑

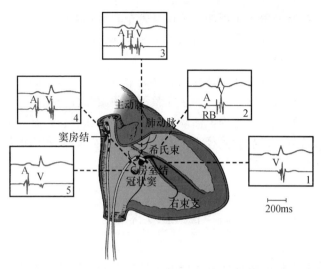

图 6-14　心内电图是通过一根跨过三尖瓣的多极导管而采集到的不同位置的心电图。数字 1～5 代表了导管在心脏内的不同位置以及对应的心电图像。1 主要代表最末端位置，记录到最大的心室的心电图而没有心房成分，5 则主要代表最近端位置，表现为大的心房的心电图像和小的心室成分电图。希氏束电位在导管位于三尖瓣环时记录到，此部位的心房电图和心室电图大小基本相等（位置 3）（摘自 Grossman W：*Cardiac catheterization and angiography*，ed 2，Philadelphia，1974，Lea & Febiger.）

镇静。检查时间较长或导管消融术中常常需要给予更强的镇静剂。消融时间较长时应给予患者静脉注射芬太尼和咪达唑仑。然而，过度镇静可能会影响部分患者心律失常的可诱发性。

动静脉路径

常规诊断性电生理检查需要在右心进行刺激和记录电活动。可通过股静脉、锁骨下静脉、颈内静脉或前臂静脉路径建立静脉通道。常规首次电生理检查需要至少放置 3 根导管，最常用的是股静脉路径。这些大静脉每根可以置入 2 根 5F～7F 导管。需要导管的数量和静脉路径的选择取决于检查的类型和需要获悉哪些数据信息。评估药物治疗室性心动过速有效性的随访研究需要经颈内静脉路径置入 1 根四极电极导管至右室心尖部。

左侧旁路的标测需要置入 5 根多极导管，甚至需要在左心放置导管进行精确标测。

对于需要逐搏评价诱导的心律失常对血流动力学的影响的患者，需要放置动脉导管。为了完整评价预激综合征患者，需要进行左心刺激或记录心内电活动。如果需要动脉插管，则需静脉注射肝素抗凝。经静脉路径手术时间较长或有静脉栓塞病史的患者也应接受肝素治疗。

检查方案

虽然具体的检查细节根据电生理检查的适应证和所需获取的信息而不同，大多数检查需要记录和测量自发性心内事件并观察程控刺激的反应。首次检查常常需要近 2h，并且由病例的复杂程度决定。表 6-3 列举了完整的首次电生理检查可能需要的项目。

表 6-3　完整的首次电生理检查可能所需测量的项目*
基础间期测量
窦房结功能评价
心房、房室结、希氏束-浦肯野系统和心室的传导与不应期的评估
确定房室结双径路
房室旁路的定性、定位和电生理特性
诱发室上性心动过速
诱发室性心动过速
诱发心律失常的机制分析
诱发心律失常起源点的标测
静脉应用抗心律失常药物对已诱发心律失常的效应测定
抗心动过速起搏治疗对已诱发室性心动过速的效应测定

* 实际所需的检测项目因人而异，并非所有的参数在所有的患者中都需做评估

导管放置

通过任何静脉都能很容易到达右房。最常用的刺激和记录的

部位是窦房结附近的高后侧壁。记录希氏束电位，可经股静脉路径将导管从右房跨过三尖瓣进入右室，再把导管从三尖瓣回撤，轻轻顺时针旋转，使其贴近间隔部（见图 6-14）。在希氏束放置

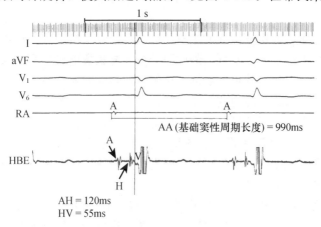

图 6-15 基础窦性周期长度、AH 间期和 HV 间期测量。HBE：希氏束电图；RA：右房

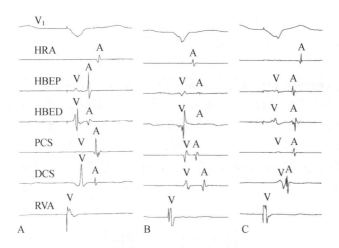

图 6-16 心房逆传激动模式。图中显示高右房（HRA）、希氏束近端（HBEP）、希氏束远端（HBED）、冠状窦近端（PCS）、冠状窦远端（DCS）和右室心尖部（RVA）。**A**：通过房室结逆向传导的正常心房激动顺序。**B**：通过右侧旁路逆向心房激动顺序表现为高右房 A 波最早。**C**：左侧旁路逆向心房激动顺序表现为最早激动点为冠状窦远端

六极或十极电极导管能记录希氏束电位，总有一个能清楚显示希氏束电位。如果采用一个导管多次尝试记录希氏束电位不成功，可将导管塑型或转动导管顶端。大多数患者可以成功记录到希氏束电位。

通常，左房电活动通过冠状窦电极导管间接记录。可以通过左锁骨下静脉或左右颈内静脉路径置入冠状窦电极导管。通过这些路径可以使导管更容易从右房侧壁偏转朝向冠状窦口部，从而位于三尖瓣的上后内侧。左前斜位和右前斜位可确定冠状窦电极位置。在左前斜位导管朝向左肩部，侧位显示在后方。心电图显示记录心房和心室的心电图是与左房同时开始，但迟于高位右房。卵圆孔未闭、房间隔缺损或行房间隔穿刺患者可直接通过间隔记录左房电活动。

大多数常规检查，导管放置在右室心尖部。进行右室刺激时，有时需要在右室流出道额外放置一根导管，但是大多数术者宁愿将原电极导管从心尖部调到流出道。放置右心导管的顺序因人而异，没有特定的顺序。左束支传导阻滞患者推荐首先放置右室心尖部电极，以确保适当的心室起搏，预防放置希氏束导管时损伤右束支导致完全性心脏传导阻滞。

室性心动过速或预激综合征的患者需要放置左室导管，可通过逆行主动脉路径进行左室标测操作。需要多个体位投照来精确地确定导管的位置。临床提示持续性室性心动过速患者常规进行右室刺激不能诱发心律失常时需要进行左室刺激。为了避免插入到冠状动脉，术者需要应用猪尾导管跨过主动脉瓣。房间隔缺损、卵圆孔未闭或将行房间隔穿刺术的患者，可通过左房和二尖瓣放置左室导管。

传导间期的测量

导管放置到位后需要进行基础传导间期的测量，包括基础窦性周期长度（AA 间期）、P 波时限、AH 间期、希氏束尖峰宽度和 HV 间期（见图 6-15）。从体表心电图测量 PR 间期、QRS 间期和 QT 间期。传导间期测量和不应期测量的常规走纸速度至少为 100mm/s，精细标测中走纸速度应为 100～200mm/s。心率和传导时限的测量单位应设置为 ms。起搏间期可通过下列公式转换为心率（见表 6-4）：

$$起搏间期 = 60\,000ms / 心率。$$

表 6-4 起搏间期换算表	
起搏间期（ms）	心率（次/分）
200	300
222	270
231	260
240	250
250	240
261	230
273	220
286	210
300	200
311	193
316	190
333	180
353	170
375	160
400	150
429	140
462	130
500	120
545	110
550	109
600	100
667	90
750	80
857	70
1000	60
1200	50
1500	40
2000	30

AH 间期代表房间隔低位的右房经房室结到达希氏束的传导时间，也近似房室结传导时间。测量是从希氏束电图上的最早可重复的快速心房波到希氏束电位的起点（见图 6-15）。成人正常值在 50~140ms。AH 间期受患者自主神经张力影响，术中可以有 50ms 的差异。正常情况下 AH 间期应随心房起搏频率增加而增加。也会受影响房室传导药物的影响，测量结果也受一些人为因素如仪器设置及心房导管放置位置的影响。

HV 间期代表希氏束近端到心室肌的传导时间。测量应从希氏束记录上的希氏束电位尖峰波最早起点到任意心内通道或体表心电图最早心室激动 V 波或 R 波起始点。HV 间期正常值为 30~55ms。相对于 AH 间期，HV 间期相对稳定，不受自主神经张力或心房起搏频率的影响。

激动顺序

在自主心律、心房起搏、心室起搏和诱发出心律失常时，心房激动的前向和逆向顺序对于鉴别室性心动过速与室上性心动过速、确定室上性心动过速折返环非常重要。正常心房激动顺序始于高位右房，并向右房下部和希氏束传导。左房激动可以通过冠状窦导管记录，较右侧明显延迟。心室起搏时室房传导表现为希氏束电图心房逆向激动最早，随后是右房和冠状窦。房室旁路的激动顺序表现为异常或偏心性室房逆向传导（见图 6-16）。这一点将在室上性心动过速与导管消融时心房激动顺序中详细描述。

程控刺激

程控刺激包括观察递增起搏的电生理效应和在正常窦性心律或起搏节律下引入额外刺激效应。程控刺激的主要目的是确定心肌组织的电生理特性，并诱导与分析心律失常的机制。EPS 中最常见的刺激是短阵超速起搏、递增起搏和程序刺激。短阵超速起搏是以固定的频率输出一串连续刺激。递增短阵超速起搏是一系列频率进行性增加的起搏。程序刺激由一小串（6～8 个）刺激后给予额外刺激。额外刺激的数量有 1～4 个。起搏刺激串称为S1，第一个额外刺激称为 S2，第二个额外刺激称为 S3。偶联间期以 10ms 的间期进行性缩短，直到诱导出心律失常或 S2 失夺获〔即达到组织有效不应期（ERP）〕。

窦房结功能的评价

　　许多电生理检查首先评估窦房结和房室结功能、心房和房室结的不应期。测定窦房结恢复时间可通过以稍快于自身心率的频率起搏右房（常常在接近窦房结区域）30s，而后突然终止。窦房结恢复时间是右房导管记录的最后一次心房起搏开始至第一个窦性激动恢复激动的开始（见图 6-17）。通常，自身心率越慢窦房结恢复时间越长。绝对窦房结恢复时间可以通过基础窦性周期长度进行心室率校正（亦称为校正的窦房结恢复时间）。绝对窦

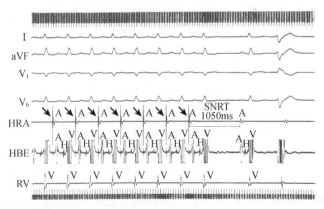

图 6-17　不明原因晕厥患者进行电生理检查结果提示窦房结恢复时间正常。在一串周期长度为 450ms（约 133 次/分）的心房起搏终止后 1050ms 出现窦房结激动。绝对窦房结恢复时间为 1050ms。HBE：希氏束电图；HRA：高右房；RV：右室；SNRT：窦房结恢复时间

房结恢复时间正常值不超过 1.5s，校正的窦房结时间正常值不超过 550ms。出现第二次停搏也是窦房结功能不全的标志。在大多数常规检查中，测量窦房结恢复时间足以评价窦房结功能。

房室结和希氏束-浦肯野系统功能的评价

房室结功能可以通过测定房室传导 1：1 失夺获和房室结文氏点评估。越来越快的心房递增起搏的正常反应是 AH 间期逐渐延长直至发生房室结内的传导阻滞（见图 6-18）。大多数患者的文氏型房室传导阻滞发生在起搏心房周期长度为 500～350ms（120～170 次/分）。运动中一般不会发生房室结传导阻滞，因为儿茶酚胺能增强房室结传导能力。心房起搏发生的文氏型房室传导阻滞点可受到影响房室结药物和自主神经张力的影响。迷走神经张力高的患者发生文氏型房室传导阻滞时周期长度较长（起搏心率较慢），交感神经张力高的患者发生文氏型房室传导阻滞时周期长度较短（起搏心率较快）。与 AH 间期不同，递增心房起搏时 HV

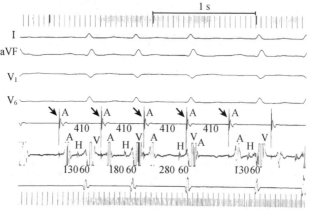

图 6-18　以周期长度为 410ms 进行心房起搏时房室结表现为二度 I 型房室传导阻滞（文氏型）。每个起搏的心房激动波后出现进行性 AH 间期延长，直至第 4 个心房除极波在房室结发生阻滞（心房激动波后无希氏束除极波）。心房除极波传导阻滞后的 AH 间期（130ms）短于阻滞前的 AH 间期（280ms）。发生文氏型房室传导阻滞时 AH 间期进行性延长，但 HV 间期相对固定

间期稳定，起搏周期长度大于 400ms 时（心率小于 150 次/分）发生希氏束以下传导阻滞（希氏束内传导阻滞）需要考虑为病理性的。

不应期测定

心肌组织不应期由额外刺激后的组织反应决定。大多数常规 EPS 中有效不应期定义为基础间期与不能发生组织传导的额外刺激间的最长偶联间期。房室结、心房和心室不应期的正常值列在表 6-5 中。心脏组织的有效不应期受电流强度、起搏频率、药物和房室结自主神经张力的影响。

表 6-5　间期和不应期的正常值	
参数	正常范围（ms）
AH	50～150
HV	30～55
希氏束	10～25
心房有效不应期	150～360
房室结有效不应期	230～430
希氏束-浦肯野系统有效不应期	330～450
心室有效不应期	170～290

房室结功能曲线

房室结功能曲线可以通过将额外刺激的偶联间期（A1A2）的点列为 X 轴、额外刺激（A2H2）的 AH 间期（房室结传导时间）为 Y 轴绘制出来。无房室结双径路患者，在房室结阻滞期前 AH 间期进行性增长，房室结功能曲线是连续的（见图 6-19A）。偶联间期轻微递减（10ms）后 AH 间期突然增长（至少 50ms）（常常称为跳跃现象）是房室结双径路的典型表现（见图 6-20）。这代表房室结传导从快径路转变到慢径路（出现较长的 AH 间期），房室结功能曲线是不连续的（见图 6-19B）。房室结双径路患者，室上性心动过速发作通常从跳跃到慢径路开始。怀疑或已经确定为室上性心动过速的患者需要进行多个额外刺激以诱发出具有临床意义的心动过速。常常需要应用影响房室结不

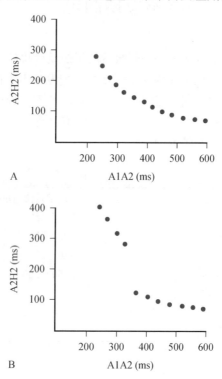

A

B

图 6-19 **A**：没有功能性房室结双径路患者的正常房室结功能曲线。图中 X 轴显示偶联间期（A1A2），Y 轴显示 AH 间期（A2H2）。随着偶联间期进行性缩短，房性期前收缩后的 AH 间期（A2H2）进行性延长，这提示房室结出现进行性传导延迟。正常房室结功能曲线是平滑连续的。**B**：典型功能性房室结双径路患者的房室结功能曲线。随着房性期前收缩在快径路传导的偶联间期逐渐延长，AH 间期逐渐缩短。随着房性期前收缩进行性提前，快径路达到不应期，冲动通过慢径路传导。从快径路向慢径路的跳跃表现为 A2H2 间期突然延长和房室结功能曲线的突然中断（A 图摘自 Forgoros RN：*Electrophysiologic testing*，Cambridge，MA，1991，Blackwell Scientific。）

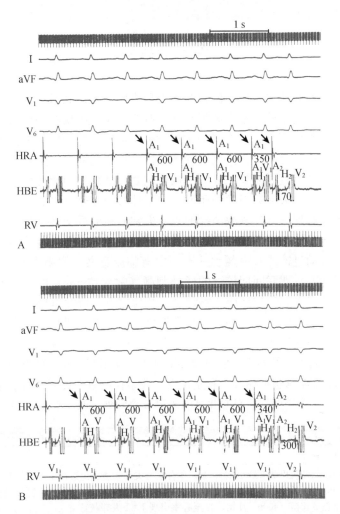

图 6-20 功能性房室结双径路患者房室结传导出现 130ms 的跳跃现象。以周期长度 600ms 起搏心房后进行额外刺激。**A**：偶联间期为 350ms 时房性期前收缩 AH 间期为 170ms。**B**：偶联间期为 340ms 时 AH 间期突然延长至 300ms，提示传导通路转移到慢径路。HBE：希氏束电图；HRA：高右房；RV：右室

应期和传导速率的药物，例如异丙肾上腺素或阿托品，以诱发出具有临床意义的心动过速。

心室刺激

室性心律失常患者的诊断和处理中应用程控刺激是安全有效的。心室刺激的敏感性和特异性与刺激方案、出现的心律失常和基础心脏疾病有关。冠状动脉疾病患者自发的持续性单形性室性心动过速进行心室程控刺激的敏感性和特异性最好。这些患者进行电生理检查时需要增加3个额外刺激，继续增加额外刺激获益程度有限。大多数患者临床发作的室性心动过速可以通过程控刺激诱发处理。程控刺激诱导的心律失常的临床意义必须与患者的临床自发心律失常相结合。在大多数刺激方案中诱发出的多形性室性心动过速或心室颤动并不一定有临床意义（假阳性）。即使在正常人，偶联间期较近的额外刺激（常<180ms）可以诱导出多形性室性心动过速或心室颤动。相比之下，持续单形性室性心动过速应考虑为程控刺激的特异性反应，常常出现在既往有持续性室性心动过速或有室性心动过速发生的病理基质的患者。

尽管不同的实验室采用的心室刺激方案稍有不同，最小而且完整的方案常常包括在2个右室位点（典型在右室心尖部和右室流出道）以2个周期长期起搏并且引入第3个额外刺激（见表6-6）。某

表6-6 心室刺激方案

标准方案

分别以周期长度为600ms和400ms在右室心尖部和流出道进行1个额外刺激

分别以周期长度为600ms和400ms在右室心尖部和流出道进行2个额外刺激

快速心室起搏（400ms开始，直至心室出现1∶1失夺获）

分别以周期长度为600ms和400ms在右室心尖部和流出道进行第3个额外刺激

可能会用到的其他方法

窦性心律的偶联额外刺激或其他起搏周期长度的额外刺激

在右室心尖部分别以周期长度为600ms和400ms刺激后进行第4个额外刺激

在右室其他部位或左室进行刺激

静脉应用异丙肾上腺素后重复电刺激

静脉应用普鲁卡因胺后重复电刺激

些持续性单形性室性心动过速患者进行右室刺激不能诱发出室性心动过速，则需要进行左室刺激。左室刺激应用范围相对较小。运动诱发或儿茶酚胺依赖的室性心动过速患者需要静脉应用异丙肾上腺素后重复程控刺激诱发。

为了执行程控刺激方案，术者需要系统性地减低起搏刺激和额外刺激的偶联间期直到不应期（第 1 个额外刺激失夺获）或诱发出心律失常（见图 6-21）。如果血流动力学稳定，在终止心律失常前应记录一份 12 导联体表心电图。标注室性心动过速的心电图形态并测量其周期长度。终止室性心动过速最常用的方法是以短于心动过速周期长度的心室短阵超速起搏。短阵超速起搏的周期长度逐渐缩短直至心动过速终止（见图 6-22）或加速导致血流动力学不稳定需要进行心脏复律或除颤。持续性室性心动过速复律常常以 200J 开始，之后加大至 360J（或等量双相波）。

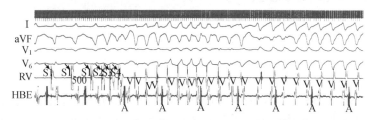

图 6-21 以周期长度 500ms 连续起搏后引入 3 个额外刺激诱导持续性室性心动过速。S1 是连续刺激，S2 是第 1 个额外刺激，S3 是第 2 个额外刺激，S4 是第 3 个额外刺激。在诱导室性心动过速发作时心室和心房电活动是分离的。希氏束电图（HBE）可见心动过速时心房波（A）是随机出现的。RV：右室

心室刺激方案特异性最好的终点是诱发出与患者自发室性心动过速图形一致的持续性单形性室性心动过速。持续性室性心动过速通常定义为心动过速持续时间超过 30s 或持续时间小于 30s 但因出现血流动力学不稳定需要及时终止。心室刺激不能诱发是指在右室至少 2 个部位进行至少 3 个额外刺激均不能诱发持续性室性心动过速。第一次行 EPS 时可能诱发不出心律失常或因应用抗心律失常药物导致不能诱发。部分药效是指诱发的心动过速

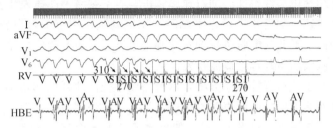

图 6-22　以快于心动过速频率的心室短阵快速起搏终止单形性室性心动过速。在右室通道（RV），单形性室性心动过速的周期长度是 310ms。心室短阵快速起搏（箭头所指的 S1）周期长度为 270ms 终止室性心动过速。HBE：希氏束电图

周期长度明显延长（＞100ms）或使以前不能耐受的心动过速的血流动力学变得稳定。

并发症

　　电生理检查的并发症较低，死亡率极低。并发症常常与导管置入和导管操作相关，而不是与刺激和诱发心律失常有关。报道的并发症包括出血、静脉血栓形成（＜1%）、静脉炎（＜1%）、心脏穿孔和心脏压塞及难治性心室颤动。可识别的并发症如血胸和气胸常常发生在锁骨下静脉或颈内静脉穿刺中。动脉放置导管增加与死亡相关的风险，包括血管并发症、卒中、系统性栓塞和鱼精蛋白反应。大多数报道的死亡与心室颤动有关，多发生在左室功能不全、急性心肌缺血、肥厚型心肌病或检查中所用药物的致心律失常作用。经胸除颤失败时应用心内电极除颤常常有效，否则会导致死亡事件发生。与植入起搏器和除颤器相关的并发症包括血胸、心脏穿孔或心脏压塞、囊袋或全身性感染。

　　起搏器和除颤器电极拔除患者需要注意其死亡问题。心房颤动消融前后的特殊并发症是需要特别关注的。Cappato 等对世界范围内超过 8000 例的心房颤动消融手术调查发现主要并发症的发生率为 4%，包括心包积液和心脏压塞、脑血管意外、肺静脉

狭窄和左房食管瘘。在术后数周内仍可能发生肺静脉狭窄和心房食管瘘。

特异性诊断的电生理检查

窦房结疾病

临床应用EPS进行窦房结疾病的诊断有限。尽管异常窦房结恢复时间和窦房传导时间在自发性窦房结功能不全患者中的特异性达到90%～100%，但是敏感性较低。相对于大多数EPS中诱发的快速心律失常，很难将症状与异常窦房结恢复时间联系起来。据报道，症状性窦性心动过缓患者，窦房结恢复时间异常能预测哪些患者能从心脏起搏中获益。无症状患者进行快速心律失常研究时发现窦房结恢复时间异常可能会影响医生的治疗决策，如是否使用某些药物或是否给器械治疗候选对象选择带有备用起搏功能的心脏复律除颤器等。

房室传导异常

房室传导异常可分为一度、二度和三度房室传导阻滞（见表6-7）。房室传导阻滞位点可通过观察体表心电图出现低于2：1传导（例如3：2或4：3）的PR间期的连续变化、逸搏心律QRS波的频率和时限以及有无基础室内传导延迟判断。与房室结传导延迟相比，希氏束内或以下的传导异常具有较高的发生完全性房室传导阻滞的风险。希氏束内或以下的完全性房室传导阻滞常常在房室结内完全性房室传导阻滞后出现缓慢而不稳定的逸搏心律。EPS可以确定自发性房室传导阻滞或传导延迟的部位，评估不同起搏频率或引入额外刺激后传导系统的变化。EPS能确定不明原因晕厥患者植入永久起搏器的适应证。心房低于150次/分起搏出现长HV间期（>80～100ms）和希氏束以下阻滞提示希氏束-浦肯野系统疾病，具有相对较高的发生完全性心脏传导阻滞的风险。

表 6-7　房室传导阻滞类型

类型	特点	阻滞部位
一度房室传导阻滞	所有 P 波均能传至心室，传导时间延长表现为长 PR 间期	希氏束以上、以内或以下
二度房室传导阻滞	P 波间歇性阻滞	
Ⅰ型	PR 间期进行性延长直至 P 波阻滞	常常在房室结内
Ⅱ型	突然传导阻滞，传导延长表现为 PR 间期没有改变	希氏束内或以下
三度房室传导阻滞	P 波与心室没有传导关系，可能出现心室逸搏心律	房室结内，希氏束内或以下

持续性室性心律失常

　　近二十多年以来，EPS 可用于确定抗心律失常药物治疗持续性室性心动过速和心脏骤停幸存者的有效性。这基于以下推测：①诱导出心律失常可代表患者临床发生的心律失常；②以前诱导出临床复发的心律失常患者在药物治疗后不能诱导出心律失常。既往有心肌梗死和自发持续性单形性室性心动过速患者进行序列 EPS 的预测精确性最高。非缺血性心肌病或临床心律失常表现为多形性室性心动过速或心室颤动的患者进行 EPS 容易出现假阴性结果。该技术的另一个重要局限性是应用抗心律失常药物后不能诱发心律失常患者，持续性室性心律失常和心脏骤停具有较高的临床复发率，4 年复发率高达 50％以上。资料显示，与抗心律失常药物相比，心脏骤停或持续性室性心动过速的幸存者能从 ICD 中获益。大多数血流动力学不稳定室性心动过速幸存者在植入 ICD 之前没有进行 EPS 检查。少数情况下，束支折返性心动过速或心房颤动合并快速心室率（合并预激综合征）可表现为心脏骤停或不稳定室性心律失常。如果怀疑这种情况则需要进行 EPS，因为这些心律失常能通过射频导管消融治疗。血流动力学稳定的单形性室性心动过速患者如果需要药物或消融治疗也是 EPS 的适应证。

心脏性猝死的一级预防

院外心脏骤停患者的生存率非常低，目标应放在识别能从预防性治疗作为心脏性猝死一级预防获益的高危患者。两个一级预防试验提示幸存者如合并冠状动脉疾病、左室功能不全［左室射血分数（LVEF）35%～40%］、自发性非持续性室性心动过速和 EPS 诱导出持续性室性心动过速者能够从预防性植入 ICD 中获益。没有证据表明 EPS 指导抗心律失常药物治疗能够预防高危患者的心脏性猝死。心脏性猝死一级预防的临床试验（不需要自发或可诱导的室性心动过速作为入选标准）结果发现冠状动脉疾病合并 LVEF<30% 患者能从预防性植入 ICD 获益。该研究提示左室功能低下是心脏性猝死的强预测因素。目前埋藏式自动复律除颤器（AICD）预防猝死的适应证列在表 6-8。

表 6-8　植入除颤器进行猝死一级预防目前的建议

Ⅰ类适应证：证据确凿和公认有益的情况
　已证实的陈旧性心肌梗死患者的 LVEF30%～40%。测量 LVEF 应在
　　心肌梗死 40 天以后，患者心力衰竭在 NYHA 分级的Ⅱ～Ⅲ级
　特发性心肌病超过 9 个月，LVEF<35%、心力衰竭在Ⅱ～Ⅲ级
Ⅱ类适应证：证据偏向支持有效
　已证实的陈旧性心肌梗死，LVEF30%～35% 或更低，心力衰竭Ⅰ级。
　　测量 LVEF 应在心肌梗死 40 天以后

NYHA：纽约心脏学会

植入埋藏式心脏复律除颤器的患者

本章节不深入讨论埋藏式心脏复律除颤器（ICD）的功能。简而言之，ICD 是一个能够感知室性心动过速或心室颤动，并迅速放电治疗的器械。所有这类器械都具有抗心动过速和抗心动过缓功能。ICD 脉冲发生器和导线系统包括一个有效的"机壳"和一根置于右室心尖部的电极导线。ICD 患者进行 EPS 的作用是选择合适的患者、术中测试导线系统以确保心率感知和除颤阈

值、术后测试以确保器械对所有诱发的心律失常反应合适。

当需要应用抗心动过速起搏或在接受 ICD 植入前未接受 EPS 的猝死幸存者，术后应考虑行器械测试。ICD 患者改变抗心律失常药物后应该重新进行测试，因为器械感知的心动过速频率标准可能发生变化，并且一些药物会导致除颤阈值改变。

不明原因晕厥

晕厥是一种常见的临床疾病，与其相关的检查非常昂贵并缺乏重复性。据报道，反复晕厥患者进行 EPS 的诊断作用约 12％～79％。EPS 可发现的异常见表 6-9。EPS 的效果取决于研究人群中结构性心肌病患者的比例。对于心脏结构正常没有缺血证据的患者，EPS 的效力下降且假阳性率升高。对于既往有冠状动脉疾病和节段性室壁运动异常或心电图提示传导阻滞的患者，EPS 可以发现潜在的致命病因，如持续性室性心动过速。在未被他人目击的晕厥发作中，患者的晕厥病因并不确定，EPS 发现的异常结果常不准确地被当成晕厥的病因。人们期待的是患者的症状通过诱发心律失常而再现。

表 6-9　晕厥患者在电生理检查中可发现的异常
窦房结功能异常
窦房结不应期延长
窦房传导时间延长
继发性心脏停搏
房室传导异常
房室结不应期延长
房室结文氏周期长度延长
HV 间期延长
希氏束内及以下传导阻滞
诱发性心动过速
快速室上性心动过速
持续室性心动过速

室上性心动过速

　　射频导管消融治疗折返性心动过速具有较高的成功率和较低的并发症发生率，是室上性心动过速治疗的重大变化。尽管12导联体表心电图P波和QRS波关系能够提示室上性心动过速的发生机制，但详细的EPS才是确定心动过速确切机制和解剖基础的唯一方法。

　　窄QRS波室上性心动过速最常见的机制是房室结内折返性心动过速，常由房室结内或房室结旁的慢快双径路所致。以前认为房室结折返只发生在房室结致密部，但通过射频导管消融的经验发现，结外组织也可能参与。房室结双径路表现为房室结传导曲线突然中断（见图6-19B）。典型房室结性心动过速（占房室结内折返性心动过速90%以上）经慢径路前向传导，快径路逆向传导（慢快型心动过速）（见图6-23）。逆向室房传导时间较短，心房除极常与心室除极同步或在心室除极后立即出现。体表心电图中表现为无可见P波或ST段内出现P波伴短RP间期。

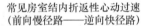

常见房室结内折返性心动过速
（前向慢径路——逆向快径路）

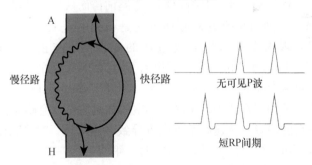

图 6-23　房室结内折返性心动过速常见机制示意图。典型房室结内折返性心动过速，快径路前向传导受到阻滞后经过慢径路传导。如果前向传导经过慢径路传导速度足够缓慢，先前阻滞的快路径恢复逆向传导，形成折返性心动过速。以前认为折返环由房室结致密部构成，但最近应用射频消融治疗房室结内折返性心动过速的研究提示，结周组织也参与折返环形成

室上性心动过速另一个常见机制是房室折返性心动过速，表现为结外房室旁路（也称为旁路）。旁路常见的类型是出现在 Wolff-Parkinson-White 综合征中的 Kent 束。旁路可能连接右房与右室之间或左房与左室之间。旁路可表现为前向传导、逆向传导或两者均有。前向传导者的体表心电图表现为短 PR 间期以及因心室提前除极导致的宽 QRS 波（也称为 δ 波）。δ 波电轴和 QRS 波形态取决于旁路的位置，以及旁路和正常房室结传导所激活的心肌的比例。在窦性心律下，心室的激动既可通过旁路也可通过正常房室结（见图 6-24A）。QRS 波形态是这两种途径激活心肌后的融合所致。仅有逆传旁路称为隐匿性旁路，体表心电图没有心室预激波（δ 波）。

Wolff-Parkinson-White 综合征特征是心室预激旁路（体表心电图上短 PR 间期和 δ 波）和临床发生的心律失常。Wolff-Parkinson-White 综合征作为临床最常见的室上性心动过速类型，是一种顺向型心动过速，旁路发生前向阻滞，通过房室结前传及旁路逆传形成折返环（见图 6-24B）。顺向型心动过速的患者，除非发生差异性传导，一般为窄 QRS 波，体表心电图表现为短 RP 间期。Wolff-Parkinson-White 综合征患者少见类型表现为逆向型折返性心动过速，其折返环从旁路前传而从房室结逆传（见图 6-24C）。逆向型折返性心动过速是常见的宽 QRS 波心动过速，可表现为类似室性心动过速的心电图。与正常人相比，Wolff-Parkinson-White 综合征患者发生心房颤动的风险较高，其激动可从旁路和房室结传至心室（见图 6-24D）。QRS 波形态取决于旁路和正常传导系统激动心室的相对比例。旁路前传合并心房颤动的患者，快速心室反应可导致心室颤动。对 Wolff-Parkinson-White 综合征患者行 EPS 时，很重要的一点是要诱发出心房颤动，然后通过观察最短 RR 间期来判断旁路前向传导有效不应期以及心脏性猝死的风险。在 Wolff-Parkinson-White 综合征发生心室颤动的幸存者中，诱导出的心房颤动常伴发快速心室反应和最短预激 RR 间期＜250ms。心房程控刺激及额外刺激可以确定旁路前向传导有效不应期。心室程控刺激可观察旁路逆向传导特性和确定逆传有效不应期。

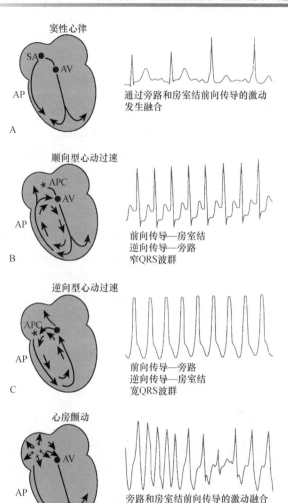

图 6-24 Wolff-Parkinson-White 综合征可能出现的心律。图中所示为房室（AV）旁路患者的心律。**A**：窦性心律下，心室可同时通过旁路（AP）和正常通路激动。如果主要通过正常传导系统激动心室，为窄 QRS 波；如果主要通过 AP 激动则为宽 QRS 波形并表现出预激波。**B**：顺向型折返性心动过速，前向传导通过房室结和正常传导系统，而逆传通过旁路传导。**C**：逆向型折返性心动过速，旁路作为前向传导通路，正常传导系统逆传，心动过速表现为宽 QRS 波。**D**：显性旁路患者出现心房颤动，前向传导可通过正常传导系统和旁路。QRS 波可以是窄的（主要通过正常房室传导系统），也可以是宽的（主要通过旁路前传）。心房颤动时的 QRS 波形态并不一致。SA：窦房结；APC：房性期前收缩

导管消融

导管消融是一项可在电生理检查中进行的操作，通过经皮导管技术确定致心律失常病灶或折返环的关键部位，准确定位后将其破坏。目前可进行消融治疗的心律失常包括心房颤动、心房扑动、异位房性心动过速、房室结折返或旁路导致的室上性心动过速以及室性心动过速。消融的方式有很多，十九世纪八十年代最早应用于消融的能量来源是直流电。

而今，射频已经成为消融治疗最常见能源。射频能量的频率通常为 $200\sim1200kHz$，能够对导管接触点进行很好的定位消融，并产生小至 $0.5cm\times0.5cm$ 的消融面积。射频消融产生的消融点较为局限，因此成为多数导管消融的能量来源。电极与组织接触面的温度在射频消融中是可控的，防止了阻抗快速升高。其他消融的能源，例如微波和超声，尚在研究中。

射频消融治疗的适应证

心房颤动

通过导管消融房室结可用于药物控制心率不佳的心房颤动患者。不能耐受药物治疗以及不愿意接受终身药物治疗的患者也可尝试消融。此手术会导致完全性心脏传导阻滞，因此需要植入永久性起搏器以获得正常心率。进行该项操作前需要考虑以下几点：

1. 术后需要植入永久性起搏器。

2. 术后不能免除抗凝治疗。

3. 术后早期存在多形性室性心动过速的风险，因此术后 $2\sim3$ 个月起搏心室率需设定在 90 次/分。

过去的十五年中，人们试图通过消融手术完全消除心房颤动。早期的探索是在左、右房内进行线性消融，模仿外科迷宫手术。近期的一项重大发现是由肺静脉产生的电活动可触发心房颤动，这一发现对心房颤动的电生理介入治疗至关重要。已经有三个随机临床试验表明消融手术治疗阵发性心房颤动患者优于抗心律失常药物（Pappone 等，Jias 等，Wilber 等）。上述试验中，63%~93%患者在消融术后不再出现心房颤动发作，而药物治疗成功率仅为 17%~35%。为达到更高的成功率，往往需要行不止一次的消融手术。心房颤动消融成功的关键包括非持续性心房颤动、心房内径不大、年龄小于 70 岁、心房没有明显扩张和纤维化。药物治疗无效或不能耐受的症状性心房颤动是消融治疗的适应证。

心房扑动

对于心房扑动患者，应用药物控制心室率和保持窦性心律比心房颤动还要困难。患者常需要接受多种药物治疗，因此出现药物副作用的比例更高。通常，心房扑动患者推荐更早接受消融治疗，特别是怀疑心房扑动折返环位于右房的患者。

异位房性心动过速

异位房性心动过速，也称自律性房性心动过速，可以通过电生理检查标记并进行消融治疗。因为手术损伤小，射频消融目前已经取代传统的外科隔离手术而成为难治性异位房性心动过速的一线治疗方法。

房室结内折返性心动过速和 Wolff-Parkinson-White 综合征

对房室结内折返性心动过速和旁路参与的室上性心动过速这类室上性心动过速，导管消融是最佳的治疗方式。导管消融在这类心律失常中的适应证包括：心动过速反复发作药物控制效果欠佳，患者不能耐受药物治疗或不愿服药。射频消融已经成为阵发性室上性心动过速的首选治疗方式，免除了长期服用抗心律失常药物。心房颤动伴旁路前传也是导管消融的适应证，这种旁路的快速传导有可能恶化为心室率超过 250 次/分的快速心室反应，甚至可能演变为心室颤动。晕厥病史合并有前传功能旁路是治疗性导管消融的另一适应证。

室性心动过速

室性心动过速是导管消融的一项挑战。心动过速起源于多个部位而其折返环的性质及形态多种多样，这造成了成功定位并进行射频消融的难度大大增加。早期对室性心动过速的消融主要集中于持续性室性心动过速且心脏结构正常的患者（特发性室性心动过速），其导管标测及消融的成功率高且复发率低。然而在持续性室性心动过速患者中，特发性室性心动过速患者仅占其很少一部分。其他的可行射频消融的患者包括非缺血性心肌病及束支折返性心动过速。这类患者行右束支消融可终止室性心动过速发作。

持续性室性心动过速最多见的病因是冠状动脉疾病。对于那些室性心动过速发作时血流动力学稳定且左室功能正常的患者，可试行导管消融治疗。EPS 过程中诱发出多形性室性心动过速是导管消融的相对禁忌证。

消融技术

一般注意事项

消融术前患者的准备与一般电生理检查相似。所有抗心律失常药物均需停用。导管的放置位置同前所述。手术要进行全身肝素化，如果需要通过逆行途径跨越主动脉及左室，则需要定期监测活化凝血时间（ACT），保持术中充分抗凝（ACT＞300s）。很多中心在术前和术中预防性静脉应用广谱抗生素。

在标测和消融过程中，除了常规的导管外还需要一些头端可操控的特殊导管（见图 6-4）。这些导管有一个大的铂金尖端（4～8mm），可以在心内膜表面产生足够的损伤面积。此外，射频能量也是必需的。对于射频消融术而言，应当配置一个能恒定发放 500kHz 正弦曲线脉冲的标准发生器。此发生器还可以持续监测能量输出及导管阻抗，并与通常放置于患者背部肩胛下的无关电极构成一个大的环路。在标测和消融过程中还需要精密的心电记录仪及存储系统。多导电生理记录仪用于实时数据的记录分析，有益于标测和消融操作。放射线影像设备可提供多视角影

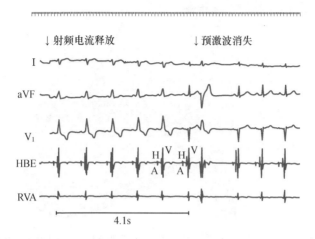

图 6-25　射频过程中预激波（δ 波）消失，体表导联显示 Ⅰ、aVF 和 V₁。HBE：希氏束电图；RVA：右室心尖部电图。注意射频后 4.1s δ 波消失以及 PR 间期延长，这提示已经将旁路成功消融

像，以利于导管的精确定位。

　　当患者准备完成并将导管放置到位后，先行基础电生理检查以明确心动过速的性质以及可诱发性。仔细分析心动过速的特点后开始标测和消融操作。快速心律失常的导管消融技术有特殊性，需要专门学习。特殊的标测方法将在后面讨论。当导管到达靶点位置后，从标测导管的远端释放射频电流。一般情况下，用 15～35W 电流持续 30～60s 可达到 60℃ 的消融目标温度。需要注意的是该过程中必须严密监测节律及心内电图（见图 6-25）。

　　在消融完成后通常需要等待 30～60min，同时需要重复进行电生理检查以评估手术是否成功及有无早期复发。如果在消融术后 60min 没有再发心动过速，手术终止，患者可返回病房。术后患者需要进行 24h 心电监测，以评估有无早期复发、新发医源性传导异常以及手术相关并发症，如气胸、术后发热或操作相关的血管损伤等。患者可在 24h 后出院，但需要限制体力活动。

房室结消融

　　消融术中需要在右室心尖部放置临时起搏电极导管提供起搏

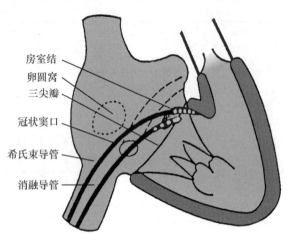

房室结
卵圆窝
三尖瓣
冠状窦口
希氏束导管
消融导管

图 6-26 房室结消融时导管放置位置（右前斜位）。希氏束电极导管为参考，消融导管位于三尖瓣心房侧和参考导管下方（摘自 Haines DE，Di Marco JP：*Curr Probl Cardiol* 27：409-477，1992．）

支持。将一根直径为 4～8mm 尖端可弯曲的电极导管跨过三尖瓣环，放置于能清晰记录到希氏束电位的位置。将导管缓慢后撤到右房（见图 6-26）。当消融导管到位后，可记录到大小相当的心房波和心室波，并可见小的希氏束电位，此时可行射频消融。消融过程中出现加速性交接区心律，之后出现高度房室传导阻滞，这提示房室结消融成功。成功消融房室结后需要安装永久性心室起搏器，起搏器的安装也可在消融之前进行。射频消融致房室传导阻滞的发生率可达 95%，房室传导恢复的发生率在 5%～10%。1%～2% 的患者会出现严重并发症。房室结消融术后数小时至数天内可以发生罕见的恶性室性心律失常，其具体机制尚不清楚，推测可能与除极离散度增加有关。术后前几个月内将起搏心率程控到至少为 80 次/分可有效减少此类并发症。

心房颤动

早期心房颤动消融是对肺静脉进行局灶性消融，但这种术式可导致肺静脉狭窄因而被摒弃。目前的消融术式已经发展至在肺静脉口部或肺静脉前庭进行环形消融，从而达到肺静脉电隔离的最终效果（见图 6-27）。因为术中需要在房间隔放置 1 个或 2 个鞘，因此熟练掌握房间隔穿刺术尤为重要。消融过程

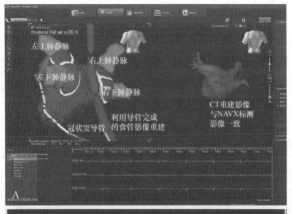

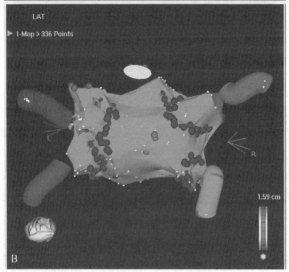

图 6-27（见书后彩图）　**A**：本图显示左房及四根肺静脉的 NAVX 标测图（左后斜位）。同一体位的三维 CT 重建解剖影像与 NAVX 标测图像一致。黄点和黄线显示射频消融能量释放的位置；栗色柱显示重建的食管图像，引导左房后壁消融。（摘自 St. Jude Medical，Inc.）**B**：CARTO 构建的左房（青色）及四根肺静脉（蓝、紫、红和绿管）头位图像。这是 CARTO 引导心房颤动消融时的图像。栗色点显示完成肺静脉隔离的射频消融能量释放位点。本图中未显示左房激动标测数据（待续）

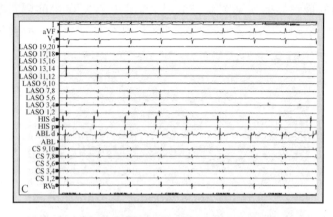

图 6-27（续） C：心房颤动消融。该图显示心房颤动消融过程中的肺静脉电隔离过程。一个环形电极导管放置于肺静脉口部，可以记录 10 极电图（从上到下为第 4～13 通道）。在环肺静脉放电消融过程中（与 A 图和 B 图类似），从第 5 次心搏开始，肺静脉电位消失

需要多极环形标测导管。电解剖标测（CARTO 和 NAVX）可完成心房和肺静脉解剖重建并指导消融手术，已经成为常规方法。标测系统的应用主要基于手术安全的考虑，一方面可以缩短 X 线照射时间和手术时间，另一方面也可实现对需要保护的关键部位的可视化。图 6-27A～C 对该消融术式进行了详细的图解。图 6-27 中 A 和 B 分别是应用 CARTO 和 NAVX 系统对左房及肺静脉进行的电解剖重建。这些图像用于指导肺静脉口部环形消融术。该术式的最终目的是达到完全电隔离，如图 6-27C 所示。远期效果主要与是否能完成四根肺静脉的完全电隔离有关。该消融术式相关的技术要领包括：①需要进行穿房间隔放置两个鞘管；②应用肝素抗凝使 ACT 维持在 350ms 以上；③需要监视食管，以限制消融过程中的能量输出导致食管附近的损伤。当进行左房后壁消融时，一些术者会在食管内放置温度探针来监测温度。

心房扑动

典型心房扑动可以通过体表心电图识别，心电图表现为Ⅱ、

Ⅲ和 aVF 导联上宽大的负正双向 P 波，V₆ 导联 P 波负向，V₁导联 P 波直立（见图 6-28A）。这种心电图提示折返环通常位于三尖瓣环，并且呈逆钟向折返（见图 6-28B）。折返环最窄处常位于腔静脉-三尖瓣环峡部，而这正是消融的靶点。消融过程中将消融电极导管从三尖瓣向下腔静脉方向移动并逐点消融，消融的目标是达到透壁性坏死。消融结束后，电生理医生需要观察是否已经达到双向传导阻滞。如图 6-28C 所示，在消融线两侧起搏证实了传导阻滞，而双向传导阻滞是远期成功的保证。偶尔也会见到 P 波极性与典型心房扑动相反的心电图（见图 6-29A）。此时，折返环与围绕三尖瓣环的经典逆钟向一样，但是其冲动传导方向相反。如图 6-29B 所示，左前斜足位角度观察右房的电解剖图，可以看到围绕腔静脉-三尖瓣环峡部的电传导方向为顺钟向，其消融靶点仍然是腔静脉-三尖瓣环峡部。在心房颤动消融时代，心房扑动的折返环常见于左房内。详细的左房扑动相关内容超出本章讨论范围，更多的内容请读者参阅相关文献。

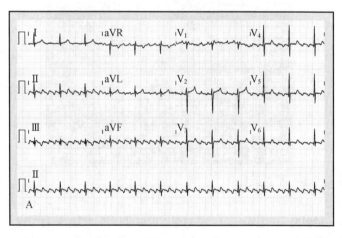

图 6-28 典型心房扑动图例。**A**：12 导联心电图。Ⅱ、Ⅲ和 aVF 导联可见宽大的负正双向 P 波，V₆ 导联 P 波向下，V₁ 导联 P 波直立（待续）

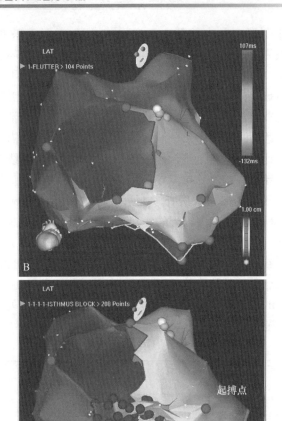

图 6-28（续，见书后彩图） **B**：经典心房扑动是围绕三尖瓣环的折返性心律失常。CARTO 系统的彩色激动标测图显示激动沿着三尖瓣环呈逆钟向传导。该图显示了右房及三尖瓣环在左前斜足位的"首尾相接"现象，即红色与紫色相邻，反映了非常经典的折返性心律失常。**C**：心房扑动成功消融后右房及腔静脉-三尖瓣环峡部的电解剖图（左前斜足位）。消融后，对冠状窦近端进行起搏（红色区域）。CARTO 标测显示电冲动并未穿过腔静脉-三尖瓣环峡部。双向传导阻滞是远期成功的关键。栗色点显示腔静脉-三尖瓣峡部消融的位点

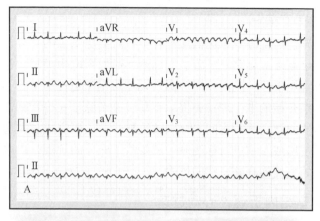

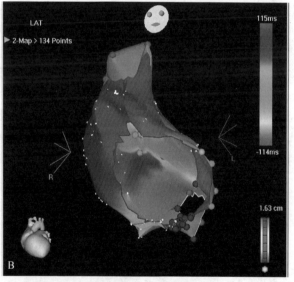

图 6-29（见书后彩图） **A**：顺钟向折返性心房扑动的 12 导联体表心电图。Ⅱ、Ⅲ、aVF 和 V₆ 导联的 P 波直立，V₁、V₆ 导联 P 波负向（与经典的逆钟向心房扑动相反）。**B**：折返环与典型逆钟向心房扑动一样围绕三尖瓣环，但激动传导方向相反。右房的左前斜足位电解剖图显示，冲动顺钟向穿过腔静脉-三尖瓣环峡部。这种情况并不常见，但其消融靶点仍然位于腔静脉-三尖瓣环峡部

异位房性心动过速

在异位房性心动过速消融过程中，对心房电位的充分标测很关键。早期多应用多极导管进行标测，而如今电生理解剖标测已经成为常规手段（见图6-7）。激动标测可用于定位最早的心房激动。如果开始的电生理检查提示心动过速来源于左房，则需要通过未闭的卵圆孔或行房间隔穿刺放置导管，从而完成对左房的标测。对左房或左室进行标测时，需要给予充分的抗凝，以减少操作相关的血栓栓塞并发症的风险。

房室结内折返性心动过速

房室结内发生折返时，其折返环包括一条慢径路和一条快径路。从解剖上来讲，这两条径路分别位于房间隔的结周区和房室结致密部。目前进行的房室结折返消融是选择性消融慢径路，也称为房室结改良。在极少数情况下，也需要对快径路进行消融以完成房室结改良。

慢径路的标测需要从右房后部间隔区的下后结周区域向下延伸至冠状窦口部处。一般在三尖瓣环上描记到细小碎裂心房电位处放电消融（见图6-30）。消融可在房室结内折返性心动过速时

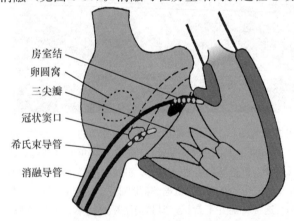

房室结
卵圆窝
三尖瓣
冠状窦口
希氏束导管
消融导管

图6-30 对房室结内折返性心动过速慢径路消融的常规导管放置位置。消融导管放在三尖瓣的心房侧，靠近冠状窦口。消融导管位于希氏束的下后方（摘自Haines DE，Di Marco JP：*Curr Probl Cardiol* 27：409-477，1992.）

进行，也可以在窦性心律时进行。如果在室上性心动过速时消融，心动过速终止则提示消融成功；如果在窦性心律时放电，出现加速性交接区心律则提示消融成功。

成功消除慢径路后，将无法诱发房室结内折返性心动过速，激动也不能再沿着慢径路传导。消融后需要重复程序电刺激，从而评估慢径路是否仍然存在以及心动过速能否被诱发。如果慢径路在正常情况未能被诱发，可以静脉滴注异丙肾上腺素以进一步验证。房室结改良成功率可超过95%，出现并发症风险大约为1%～5%。可能出现的并发症包括医源性高度房室传导阻滞、心包炎、心脏穿孔及心脏压塞、穿刺相关的血管并发症。术后复发率大约在5%。

旁路

旁路消融方法与其部位及传导特性有关。消融前需要对患者行全面的电生理检查，以明确旁路是否存在及其电生理特性。有前传功能、且在体表心电图有δ波（代表提前激动）表现的旁路可在窦性心律时标测。旁路的位置通常可以通过12导联心电图上δ波的电轴进行大致的判断，但是对旁路位置的精确定位仍然需要电生理检查和标测。对于较为明显的旁路，标测导管沿着瓣环缓慢移动，在窦性心律时或心房起搏时寻找心室最早激动的位置（见图6-31）。在成功消融的部位常常可以记录到一个由旁路产生的清晰电位，被称为旁路电位。而对于仅有逆传功能的旁路，其标测靶点为心室起搏下或诱发顺向型折返性心动过速时的最早逆传心房激动点。对位于左房或左室的旁路，可以穿过房间隔进行消融，即Brockenbrough技术（见图6-32）；或者通过传统逆行途径，即消融导管逆向通过主动脉瓣进行消融（见图6-33）。

旁路射频消融的成功率取决于术者的经验以及旁路的位置。左侧旁路的消融成功率在95%以上，而右侧旁路成功率稍低，在90%以上。旁路消融并发症的发生率大约在1%～2%，大多数的并发症与导管操作相关，而并非来源于射频消融本身。其并发症主要包括医源性高度房室传导阻滞（多见于前间隔旁路消

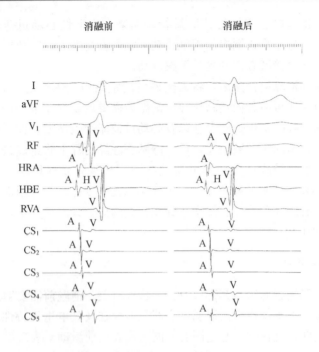

图 6-31   左侧旁路消融前后的前向心室激动顺序。体表显示Ⅰ、aVF 和 V₁导联。CS₁～CS₅ 记录了冠状窦电位，其中 CS₁ 为冠状窦最近端，CS₅ 为最远端。HBE：希氏束电位；HRA：高位右房电图；RVA：右室心尖部。窦性心律时最早心室激动位于冠状窦中部（CS₂～CS₃ 处）。成功消融靶点（RF）图显示最早心室激动及短房室间期。消融后，显示正常的前向激动顺序。注意冠状窦电图 AV 间期和消融导管处的房室间期延长

融）、心包炎、心脏穿孔及心脏压塞、穿刺相关的血管并发症。旁路消融的死亡率很低，据报道在 0.3％左右。包括操作相关死亡在内的总体并发症的发生在经验少的中心（年消融数少于 20例）较经验丰富的中心（年消融数超过 50 例）多。旁路消融的复发率在 3％～17％不等，右侧旁道的复发率较左侧高。术后 3个月内没有症状的患者复发率非常低。

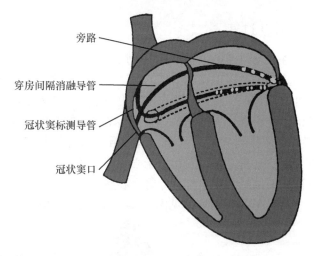

图 6-32 应用穿房间隔途径消融左侧游离壁旁路的导管位置。导管通过已经放置在房间隔的长鞘，然后放置到二尖瓣环上方邻近旁路的位置，旁路的位置由冠状窦电极导管准确定位（摘自 Haines DE，Di Marco JP：*Curr Probl Cardiol* 27：409-477，1992.）

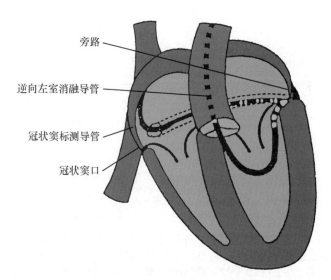

图 6-33 通过逆行途径行左侧游离壁旁路消融。消融导管跨过主动脉瓣，放置于二尖瓣叶下方，紧邻冠状窦导管定位的旁路位置（摘自 Haines DE，Di Marco JP：*Curr Probl Cardiol* 27：409-477，1992.）

室性心动过速

在室性心动过速的消融过程中可用到很多标测方法。通常会联合使用多种方法以便找到最佳的消融靶点。这些技术可用于特发性室性心动过速（最常见为右室流出道来源）或者冠状动脉疾病相关的室性心动过速的消融。室性心动过速的起源可通过体表12导联心电图作出大概的判断，这将帮助术者判断室性心动过速起源于右室还是左室以及起源于心室哪一区域。

在激动时间标测中，标测导管在心室内缓慢移动以寻找室性心动过速时最早的激动点（见图6-34）。舒张中期电位为最佳消

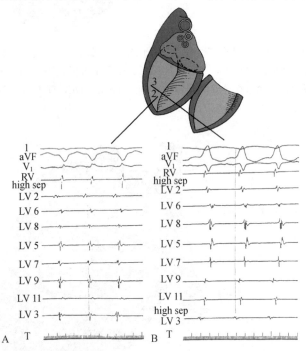

图 6-34 心内膜标测提示两种不同室性心动过速的心电图。**A**：室性心动过速伴右束支传导阻滞图形，右上心电轴。图中显示右室（RV）参考电极导管和多个心室电极记录的心室电图。最早心室激动位于 LV2，相当于右室心尖处。**B**：室性心动过速伴左束支传导阻滞图形，右下心电轴。最早激动位于 LV3 附近，相当于高位室间隔（high sep）。T：时间标尺（摘自 Josephson ME：*Clinical cardiac electrophysiology：techniques and interpretations*，Philadelphia，1993，Lea & Febiger.）

融位点。起搏标测也可用来判断消融靶点，其过程方法是寻找起搏 QRS 形态与室性心动过速发作时 QRS 形态相同的位点。消融后仍然需要进行心室刺激以确保心动过速不再被诱发。特发性室性心动过速消融成功率（约 85％）较冠状动脉疾病相关的室性心动过速成功率高（约 60％）。北美起搏与电生理协会公布的一项调查显示，即便是在高危人群中，导管消融的并发症及操作相关的死亡率都较低。与缺血相关的室性心动过速因其发病基础差异较大，需要对患者进行个体化治疗。

推荐阅读

Al-Ahmad A, Grossman JD, Wang PJ: Early experience with a computerized robotically controlled catheter system, *J Intevent Cardiac Electrophysiol* 12:199–202, 2005.

Antiarrhythmics Versus Implantable Defibrillators (AVID) Investigators: A comparison of antiarrhythmic-drug therapy with implantable defibrillators in patients resuscitated from near-fatal ventricular arrhythmias, *N Engl J Med* 337:1576–1583, 1997.

Bristow MR, Saxon LA, Boehmer J, et al: Cardiac resynchronization therapy with or without an implantable defibrillator in advanced chronic heart failure, *N Engl J Med* 350:2140–2150, 2004.

Calkins H, Yong P, Miller JM, et al: Catheter ablation of accessory pathways, atrioventricular nodal reentrant tachycardia, and the atrioventricular junction, *Circulation* 99:262–270, 1999.

Cappato R, Calkins H, Chen S, et al: Worldwide survey on the methods, efficacy and safety of catheter ablation for human atrial fibrillation, *Circulation* 111:1100–1105, 2005.

Cleland JGF, Daubert JC, Erdmann E, et al: The effect of cardiac resynchronization on morbidity and mortality in heart failure, *N Engl J Med* 352:1539–1549, 2005.

Cohen TJ, Scheinman MM, Pullen BT, et al: Emergency intracardiac defibrillation for refractory ventricular fibrillation during routine electrophysiologic study, *J Am Coll Cardiol* 18:1280–1284, 1991.

Curtis JP, Luebbert JL, Wang Y, et al: Association of physician certification and outcomes among patients receiving an implantable defibrillator, *JAMA* 301:1661–1670, 2009.

Da Costa A, Thevenin J, Roche F, et al: Results from the Loire-Ardeche-Drome-Isere-Puy-de-Dome (LADIP) trial on atrial flutter, a multicentric prospective randomized study comparing amiodarone and radiofrequency ablation after the first episode of symptomatic atrial flutter, *Circulation* 114:1676–1681, 2006.

Darouiche RO, Wall MJ Jr, Itani KMF, et al: Chlorhexidine-alcohol versus povidone-iodine for surgical site antisepsis, *N Engl J Med* 362:18–26, 2010.

Feld GK, Fleck RP, Chen PS, et al: Radiofrequency catheter ablation for the treatment of human type 1 atrial flutter: identification of a critical zone in the reentrant circuit by endocardial mapping techniques, *Circulation* 86:1233–1240, 1992.

Fogoros RN: *Electrophysiologic testing*, Oxford, 1991, Blackwell.

Forcinito M: Guidelines for clinical intracardiac electrophysiologic studies: a report of the American College of Cardiology/American Heart Association Task Force on Assessment of Diagnostic and Therapeutic Cardiovascular Procedures (Subcommittee to Assess Clinical Intracardiac Electrophysiologic Studies), *J Am Coll Cardiol* 14:1827–1842, 1989.

Gepstein L, Hayam G, Ben-Haim SA: A novel method for non-fluoroscopic catheter-based electroanatomical mapping of the heart. In vitro and in vivo accuracy results, *Circulation* 95:1611–1622, 1997.

Haines DE, DiMarco JP: Current therapy for supraventricular tachycardia, *Curr Probl Cardiol* 27:409–477, 1992.

Haissaguerre M, Jais P, Shah DC, et al: Spontaneous initiation of atrial fibrillation by ectopic beats originating in the pulmonary veins, *N Engl J Med* 339:659, 1998.

Horowitz LN, Kay HR, Kutalek SP, et al: Risks and complications of clinical cardiac electrophysiologic studies: a prospective analysis of 1,000 consecutive patients, *J Am Coll Cardiol* 9:1261–1268, 1987.

Jackman WM, Beckman KJ, McClelland JH, et al: Treatment of supraventricular tachycardia due to atrioventricular nodal reentry by radiofrequency catheter ablation of slow-pathway conduction, *N Engl J Med* 327:313–318, 1992.

Jackman WM, Wang X, Friday KJ, et al: Catheter ablation of accessory atrioventricular pathways (Wolff-Parkinson-White syndrome) by radiofrequency current, *N Engl J Med* 324:1605–1611, 1991.

Jais P, Cauchemez Macle L, et al: Catheter ablation versus antiarrhythmic drugs for atrial fibrillation: the A4 study, *Circulation* 118:2498–2505, 2008.

Josephson ME, Maloney JD, Barold SS: Guidelines for training in adult cardiovascular medicine. Core cardiology training symposium (COCATS). Task Force 6: training in specialized electrophysiology, cardiac pacing and cardiac arrhythmia management, *J Am Coll Cardiol* 25:23–26, 1995.

Josephson ME: *Clinical cardiac electrophysiology: techniques and interpretations*, Philadelphia, 1993, Lea & Febiger.

Mason JW: for the ESVEM Investigators: A comparison of seven antiarrhythmic drugs in patients with ventricular tachyarrhythmias, *N Engl J Med* 329:452–458, 1993.

Moss AJ, Hall WJ, Cannom DS, et al: Improved survival with an implanted defibrillator in patients with coronary artery disease at high risk for ventricular arrhythmia, *N Engl J Med* 335:1933–1940, 1996.

Moss AJ, Zareba W, Hall WJ, et al: Prophylactic implantation of a defibrillator in patients with myocardial infarction and reduced ejection fraction, *N Engl J Med* 346:877–883, 2002.

Pappone C, Augello G, Sala S, et al: A randomized trial of circumferential pulmonary vein ablation versus antiarrhythmic drug therapy in paroxysmal atrial fibrillation: the APAF study, *J Am Coll Cardiol* 48:2340–2347, 2006.

Pappone C, Rosanio S, Oreto G, et al: Circumferential radiofrequency ablation of pulmonary vein ostia, *Circulation* 102:2619–2628, 2000.

Scheidt S: *Basic electrocardiography*, West Caldwell, NJ, 1986, CIBA-GEIGY Pharmaceuticals.

Scheinman MM: Patterns of catheter ablation practice in the United States: results of the 1992 NASPE survey, *Pacing Clin Electrophysiol* 17:873–875, 1994.

Tracy CM, Akhtar M, DiMarco JP, et al: American College of Cardiology/American Heart Association clinical competence statement on invasive electrophysiology studies, catheter ablation and cardioversion, *J Am Coll Cardiol* 36:1725–1736, 2000.

Waller TJ, Kay HR, Spielman SR, et al: Reduction in sudden death and total mortality by antiarrhythmic therapy evaluated by electrophysiologic drug testing: criteria of efficacy in patients with sustained ventricular tachyarrhythmia, *J Am Coll Cardiol* 10:83–89, 1987.

Wilber DJ, Pappone C, Neuzil P, et al: Comparison of antiarrhythmic drug therapy and radiofrequency catheter ablation in patients with paroxysmal atrial fibrillation, *JAMA*. 303:333–340, 2010.

Wittkampf F, Wever E, Derksen R, et al: LocaLisa: new technique for real-time 3-dimensional localization of regular intracardiac electrodes, *Circulation* 99:1312–1317, 1999.

Wittkampf FH, Wever EF, Vos K, et al: Reduction of radiation exposure in the cardiac electrophysiology laboratory, *Pacing Clin Electrophysiol* 23:1638–1644, 2000.

第七章 特殊技术和方法

AHMAD EDRIS·NAUMAN
SIDDIQI·MORTON J. KERN

（吴永健 译）

穿心间隔心导管插入术

针对主动脉瓣狭窄、二尖瓣狭窄或人工瓣膜功能异常进行的逆行左侧心导管插入术，可能并不适合所有患者，或不能给所有患者提供准确的血流动力学数据。虽然也有导管陷入导致死亡的个别报道，但将塑料导管逆行穿过主动脉处倾斜盘型人工瓣膜的小圆孔的操作技术一直以来都比较成功。目前已有将 0.36mm（0.014 英寸）的压力导丝逆行穿过双活页倾斜盘型主动脉瓣以获取血流动力学数据的操作报道。此外，通过将导管穿过房间隔卵圆窝薄膜的穿心间隔路径到达左房和左室的操作已经比较成熟。

适应证

穿心间隔心脏导管插入术的适应证包括（见表 7-1）：

1. 需要直接测量左房或左室压力的情况（如：二尖瓣狭窄、肺静脉疾病、左室内压力阶差、主动脉瓣狭窄以及肥厚型心肌病）；

2. 需要行二尖瓣球囊导管瓣膜成形术；

3. 需要放置房间隔缺损封堵器；

4. 评估人工主动脉瓣或二尖瓣功能异常。

禁忌证

穿心间隔心导管插入术的禁忌证包括：

1. 不能平躺的患者；

2. 抗凝治疗、血小板计数低或其他止血功能异常（穿心间隔穿刺术前数日应该停用华法林以使国际标准化比值<1.5）；

3. 左房或右房血栓；

4. 心房黏液瘤；

5. 下腔静脉阻塞。

对先天性心脏病、主动脉根部宽大、心房明显扩大或胸廓骨骼畸形导致的主动脉解剖结构扭曲的患者，应该慎重考虑是否行穿心间隔左心导管插入术。

表 7-1 穿心间隔左心导管插入术的适应证
左房或左室的血流动力学检查
二尖瓣
对二尖瓣狭窄进行精确的血流动力学测量
人工二尖瓣
曾行二尖瓣手术
肺静脉闭塞性疾病
主动脉瓣
不能行逆行性导管插入术
机械性人工瓣膜
不典型的心电图改变
肥厚型梗阻性心肌病
左室血管造影术
在不能行逆行性导管插入术时评估二尖瓣反流
瓣膜成形术
二尖瓣法
顺行性主动脉法
电生理检查
左侧射频消融房间隔开口术

操作要点

仪器

图 7-1 显示的是用于穿房间隔的弯曲长导管（见图 7-1A）和长空心针（见图 7-1C）。首先在能够容纳直径为 0.81mm（0.032

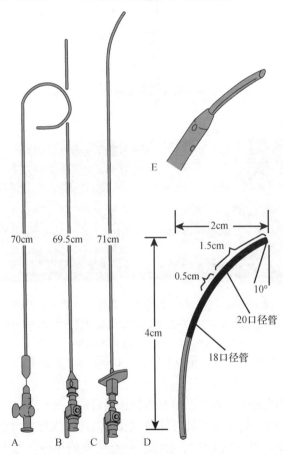

图 7-1 直型管心针（B）是用来把曲型穿心间隔导管（A）由股静脉送至右房的装置。改装的穿心间隔穿刺针的针尖（C）有 21 个刻度，以减少误伤主动脉或心房壁的风险。导管（E）有释放造影剂用的侧孔和逐渐变细的尖端以方便进入股静脉和穿过房间隔。D：穿心间隔穿刺针针尖的细节（摘自 Brockenbrough et al in Ross J: *J Am Coll Cardiol* 51：2107-2115，2008.）

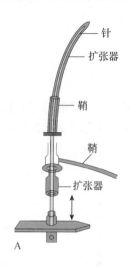

针
扩张器
鞘
鞘
扩张器
A

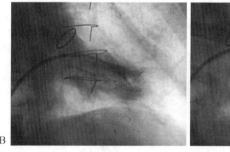
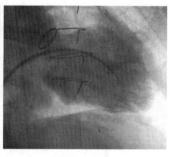

B

图 7-2 **A**：穿心间隔导管套件。将穿刺针和针座（箭头）分离一段距离以保证针尖位于扩张器中。**B**：在左室用穿心间隔鞘管和 Berman 导管获得的电影脉搏描记图。左图为收缩期，右图为舒张期造影。注意人工主动脉瓣环（A 图摘自 Weiner RI，Maranhao V：*Cathet Cardiovac Diagn* 15：112，1988.）

英寸）导丝的带有弯长形填充器的长鞘管中，装入用于从股静脉到右房穿刺房间隔的管针。这种改装过的房间隔穿刺针针尖具有 21 个刻度，可以减少误穿主动脉或心房壁的风险。这种穿刺针还具有能够释放造影剂的侧孔和逐渐变细的针尖以方便股静脉的进入和房间隔的穿刺。图 7-1D 展示了穿刺针尖端的具体结构。目前存在多种室间隔穿刺的方法。心内超声心动图是电生理医生常用的定位方法。这里我们将介绍另一种术者常用的单纯造影剂标记法。穿心间隔 Mullen 导管和鞘管系统以及大弯或小弯型 Brockenbrough 导管是最常用的导管系统（见图 7-2）。隔膜穿刺针系统轻度弯曲，并带有一个能够旋转调节的压力传感器，从而使长针能够在导管内自由移动以上行至心脏。

进行穿心间隔导管插入术的步骤如下：

（图像提示：用 AP 位投影观察猪尾导管、导丝和穿心间隔系统最初的放置位置，用 RAO 位投影评估导管在房间隔前侧或后侧的放置情况，在 AP 位投影下行穿心间隔穿刺有利于观察针尖进入心房的情况。）

1. 将猪尾导管放置于拟行造影和测量主动脉压的主动脉窦瓣膜上方。

2. 将 0.81～0.89mm（0.032～0.035 英寸）的 J 型导丝通过右侧股静脉送至上腔静脉（SVC）。

3. 在导丝指引下，将穿心间隔导管（及鞘管）送入上腔静脉。

4. 将导丝抽出并冲洗导管后，将穿心间隔穿刺针通过导管送入上腔静脉，并保证其能够自由旋转。将穿刺针的金属箭头标示指向 12 点方向。保持针尖在导管内（这需要提前用手分离针座和鞘并测量穿刺针长度）。将穿刺针与压力传感器连接并在随后的穿刺过程中持续检测动脉压。

5. 将导管和穿刺针套件一起向足侧下移，使二者从上腔静脉进入右房，并顺时针旋转针尖使角度标示指向后方的 3 点到 5 点之间（见图 7-3）。

6. 在下移至右房的过程中，导管套件向前穿过主动脉节，进而由主动脉切迹下方到达卵圆窝。将导管和穿刺针套件轻度前移直至确定已与房间隔接触。由于有 15%～20% 的患者的卵圆孔是开放的，所以这些患者不需要隔膜穿刺即可使导管套件进入左房。

7. Croft 等发明的定位技术可以帮助穿刺针精确定位于房间隔处（见图 7-4）。该法首先在 RAO 位投影下，在位于主动脉窦和右房后壁之间的猪尾导管下缘与垂直的右房边界的交点处，画

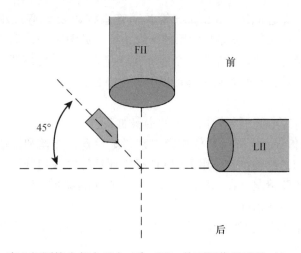

图 7-3 穿心间隔箭头朝向后方 45°。FII：前面图像增强器（frontal image intensifier）；LII：侧方图像增强器（lateral image intensifier）（摘自 Weiner RI，Maranhao V：*Cathet Cardiovac Diagn* 15：112，1988.）

一条水平线，随后，术者将穿刺针下移 1cm，此时，针尖应恰好位于该水平线的中点。一般情况下，该点即为卵圆窝的中点。

8. 在确定导管和穿刺针套件已与房间隔接触之后，术者向鞘管和导管持续施压，一边观察压力波形，一边将穿刺针刺入房间隔，直至观测到左房压力波形改变提示针尖已穿入左房。如果术者怀疑针尖的位置，可以抽取血样以检测血氧饱和度，或者可以打入少量造影剂透视观察显影特点。在术者确定穿刺针位于左房的合适位置后，向前推动导管并同时逆时针旋转穿刺针以覆盖针尖。这个操作可以使穿过房间隔的导管向前移动并进入二尖瓣孔区域。随后，抽出穿刺针，小心抽吸穿心间隔导管，并将其与压力传感器连接。（注意：误入左房的栓子或气体会进入体循环。）在重新放入 J 型导丝后，鞘管和导管便可安全地向前进一步送入。当穿心间隔导管位于左房时，可以将鞘管通过导管送入左房，并注射少量造影剂来确认导管的位置以防止导管插入过深进入肺静脉。

9. 将导丝通过导管或鞘管送入左房并穿过二尖瓣进入左室，

以评估左室情况。在某些情况下，球囊导管可以通过穿心间隔鞘管并进入左室。而导管（或鞘管）也可以沿着导丝或球囊导管进入左室。

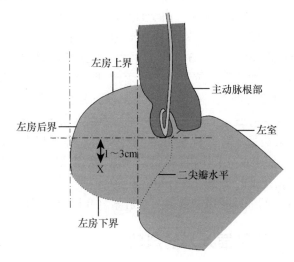

图 7-4 穿心间隔穿刺最佳位点。该图为右前斜 40°投影显像的模式图。在主动脉后方可见心房边界。位于无冠窦中猪尾导管提示主动脉根部的后界。X 点为房间隔穿刺的位置（摘自 Croft CH，Lipscomb K：*J Am Coll Cardiol* 5：904-910，1985.）

准备阶段注意事项

1. 穿刺导管必须与穿刺针相匹配，并确定穿刺针穿出导管的位置（见图 7-2）。匹配通常于穿刺术前进行，术者将导管置于穿刺针上，注意观察穿刺针穿出导管的位置，并用指尖估算距离。保持穿刺针在导管内可以保护心房，避免穿刺针对其产生不可逆损伤。

2. 穿刺针于导管中行进至上腔静脉的过程中，将在三个位置出现转动。第一个位置是髂嵴处，第二个位置是肾静脉水平的脊柱上方，第三个是在心影上、下腔静脉交汇点处。穿刺针行经时应自由旋转，且在导管中平滑滑动。若穿刺针不能在导管中自由旋转，可能造成导管损坏或血管损伤。

3. 若必要，可行经导管左室造影术，由于导管是端孔构造，故应选择低剂量（＜20ml）、中流速（＜10ml/s）。为防止导管错位，应先试注小剂量造影剂。由于有报道发现端孔导管可能造成左室穿孔，所以最好改用猪尾导管或 Berman 导管穿过 Mullin 鞘管。

4. 卵圆窝位于房间隔的中 1/3 处，在正常心脏中向左房突出。瓣膜病中卵圆窝的位置可有显著改变。在主动脉瓣疾病中，由于升主动脉的增宽，卵圆窝向上、前方移位；在二尖瓣疾病中，左房通常向后、下方增大，从而使卵圆窝向下方移位；在严重的二尖瓣病变中，卵圆窝可向右房突出，并下移至房间隔下 1/3 处。这使得在导管下降的过程中卵圆窝定位困难，此时，穿心间隔穿刺技术的手法需进行相应调整。

5. 穿心间隔路径成功获得后给肝素（40U/kg IV）。

经房间隔导管插入术的风险

可能的致死性风险在于无意中穿刺了主动脉根部、冠状窦（CS）或心房游离后壁（见表 7-2）。在未给抗凝血药的患者，21号穿刺针引起的穿孔不会引发严重并发症，但当较大的导管进入这些损伤区域，则可能产生心脏压塞。当穿房间隔导管在右房的位置不理想时，导管-穿刺针套件不应继续上升；若导管套件的位置不理想，术者需调整穿刺针，重新向上腔静脉引入导丝，重新定位导管，并回撤穿刺针，使其按先前的要求朝向卵圆窝。

表 7-2　经房间隔导管插入术相关风险

心脏穿孔
 右房
 左房后壁
 左心耳
 肺静脉
 左室
误穿主动脉根部
心脏压塞 *
左房血栓

---

* 几乎全部经房间隔导管插入术死亡的病例均归因于心脏压塞

直接经胸左室穿刺

随着逆行性动脉导管插入术以及穿心间隔导管插入术的发展，除了一些特殊情况外，即使不行直接胸腔穿刺也可获得详尽的血流动力学数据。这种技术具有更高的潜在风险，且只能由经验丰富的医师操作。

适应证

经胸左室穿刺术的适应证是在其他方式均不可行时，需测定左室压或行左室造影。这种情况主要出现于二尖瓣及主动脉瓣均已换为机械的倾斜盘型人工瓣膜之后。虽然有少数报道成功穿过人工瓣膜的案例，但有更多报道均出现退行性并发症包括导管滞留、瓣口梗阻甚至瓣膜撕裂。当行二尖瓣及主动脉瓣置换后的患者需进行心室压测定或造影时，在超声心动图引导下，直接经左室心尖处穿刺具有相对低的危险性。

在穿刺前行二维超声心动图有助于确定左室心尖的确切位置，并确定左室长轴的方向。当放置好动脉及右心导管后，用一根 18 号的 10.80cm（4.25 英寸）长的穿刺针和 Teflon 鞘管（鞘管后连有压力传感器）经心尖处肋间隙下侧肋骨的上缘穿刺，随后向右肩后背方向推进，在穿刺针推进的过程中应持续检测室内压。当穿刺针进入心室后，撤出穿刺针，仅将 Teflon 鞘管留于心腔内，进行心室压检测及造影。另外，也可以使用导丝引导 4F 猪尾导管升入左室内行血流动力学检测和造影。图 7-5 和图 7-6 演示了一个直接左室穿刺的典型病例及其相关的血流动力学结果。

并发症

需要密切注意患者是否出现心包积血、血胸及气胸，一旦出现了上述并发症，需立即行穿刺引流甚至外科手术控制。也可能

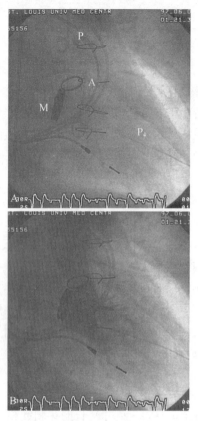

图 7-5 左室造影前（**A** 图）后（**B** 图）的电影血管造影图像。猪尾导管（P₄）经左室心尖送入，左室造影术组件经猪尾导管进入左室。瓣膜上猪尾导管（P）置于主动脉环（A）之上，与二尖瓣环（M）相邻近。主动脉猪尾导管附近有多个起搏导线和两条肺动脉导管。在心室造影期间的造影剂注射并未显示二尖瓣反流

出现血管迷走反射导致心动过缓和低血压。出血性并发症可能来源于左前降支或肋间动脉撕裂。曾行外科心脏手术的患者心包空间常受限，大大降低了心脏压塞的风险。

当左室血栓从心尖处脱落可能造成血管栓塞。直接左室穿刺术的详尽方法可参照本章的参考文献。直接左室穿刺术在使用了抗凝血药的患者中是禁忌的。

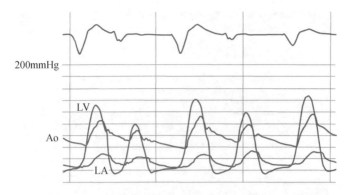

图 7-6　左室（LV）、左房（LA）和主动脉（Ao）压（范围为 0～200mmHg）显示主动脉和二尖瓣人工瓣膜的跨瓣压。注意起搏心率对跨瓣压的影响

使用压力感受型导丝通过人工瓣膜检测心室压

另外一种可以经主动脉瓣（或二尖瓣）处人工瓣膜获得左室压力的方法是使用一根 0.36mm（0.014 英寸）的压力感受型导丝。虽然在通常意义上，由于存在导管滞留等潜在风险，使用逆向导管通过人工瓣膜是禁忌的，但适宜直径（0.36mm）的带有高保真性压力感受器的导丝已经在很多病例中安全使用。这种技术尚在起步阶段，仍需进行一系列测试。当导丝通过瓣膜以及回撤时，需要引起高度注意，尽可能避免滞留。图 7-7 演示了使用压力敏感导丝通过主动脉人工瓣膜的病例。

心内膜心肌活检

心内膜心肌活检在导管插入术中并不常用，常常用于监测心脏移植后的排异反应。

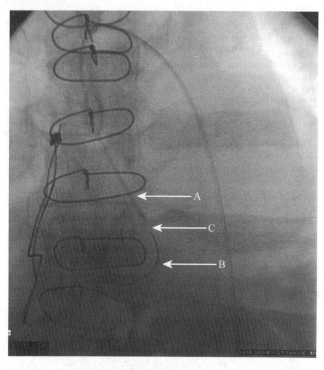

图 7-7 血管活动性造影显示 St. Jude 瓣膜，以及 Radi 0.36mm（0.014 英寸）压力感受型导丝在多用途导管中穿过瓣膜。二尖瓣处的倾斜盘型（DV）人工瓣膜使得经心间隔路径无法实现。**A**：6F 多用途导管；**B**：Radi 压力感受型导丝；**C**：St. Jude 瓣膜的瓣叶

适应证、禁忌证和并发症

监测心脏移植术后排异反应和蒽环类抗生素的心脏毒性作用是心内膜心肌活检术仅有的绝对适应证（见表 7-3）。其他适应证包括对继发性心肌病和心肌炎的诊断（尤其是近 6 个月内出现充血性心力衰竭的患者），以及对限制型和缩窄性心肌病的鉴别诊断。

禁忌证是存在抗凝或解剖学异常。

心内膜心肌活检的并发症包括：

1. 路径相关（3%）

2. 活检相关（3%）

3. 心律失常（1%）

4. 传导异常（1%）

5. 穿孔（0.7%）

6. 死亡（0.4%）

注意：心肌病患者发生并发症的风险高于心脏移植受者（见表 7-4）。

表 7-3　心内膜心肌活检适应证
绝对适应证
心脏移植术随访
检测蒽环类抗生素的心脏毒性
相对适应证
病毒性心肌炎
继发性心肌病（肉样瘤病、血色素沉着病、淀粉样变性）
限制性和缩窄性心脏病的鉴别诊断
心内膜纤维化
嗜酸细胞增多综合征
累及心脏的恶性肿瘤

表 7-4　2505 例回顾性研究和 543 例前瞻性研究对象心内膜心肌活检严重并发症统计		
	回顾性研究（绝对数/%）	前瞻性研究（绝对数/%）
心脏压塞后行心包穿刺术	2/0.08	0/0
永久性完全性心脏传导阻滞需永久植入起搏器	1/0.04	0/0
需紧急心脏手术	0/0	0/0
需高级心脏生命支持	0/0	0/0
血胸、气胸	0/0	0/0
死亡	0/0	0/0

摘自 Holzmann M, Nicko A, Kuhl U, et al: Complication rate of right ventricular endomyocardial biopsy via the femoral approach: a retrospective and prospective study analyzing 3048 diagnostic procedures over an 11-year period, *Circulation* 118: 1722-1728, 2008.

活检器械

主要有两种活检钳：①硬柄（已定型）型（Konno、Kawai 和 Stanford 活检钳）（见图 7-8）；②软柄型（King 和 Cordis 活检钳）（见图 7-8），软柄型活检钳需借助长鞘管定位。股动脉鞘管扩张器长 95cm，长鞘管长 85cm。活检鞘管常有 5～7cm 的弯曲（主要考虑到右房较大的心脏或移植后心脏）。

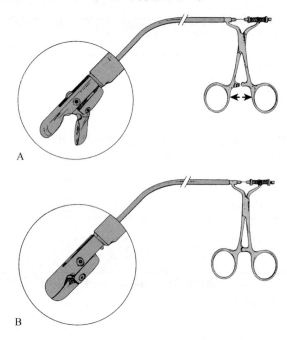

图 7-8　Scholten 活检钳。**A**：开放；**B**：关闭（摘自 Tilkain AG, Daily EK：*Cardiovascular procedures*：*diagnostic techniques and therapeutic procedures*，St louis，1986，Mosby.）

方法

心内膜心肌活检可在 X 线透视或超声心动图引导下进行，有经股动脉或经颈内静脉路径。

经股动脉路径

局部麻醉后，用改良的 Seldinger 技术穿刺左侧或右侧股静脉，并将 0.97mm（0.038 英寸）的导丝升入股静脉，随之导入 7F 活检鞘管和 7F 扩张器。当因心脏移植或其他原因导致心房扩大时，应使用弯曲部分较大（7cm）的鞘管。在某些系统，扩张器并不完全不透射线。鞘管和扩张器升入右房后，扩张器退回鞘管。在导丝的引导下，鞘管通过三尖瓣进入右室。活检鞘管配备有一个瓣和一个用于清洗的侧臂。鞘管清洗后连接于压力感受器，从而测量右室压。在鞘管中伸入一个软柄钳，使之经鞘管进入右室。鞘管水平指向室间隔，此时需行左前斜位透视以保证活检钳没有偶然进入 CS。应避开右室流出道（鞘管角向上）、室前壁（鞘管角向下）和右室游离壁。

为降低穿孔风险，当活检钳在鞘管内未出鞘管时，术者应保持活检钳开放（见图 7-9）。活检钳应小心推进并保持全开直至接触心室壁，钳柄需轻微弯曲。随后关闭活检钳口。2～3s 后，为保证组织取得，推进鞘管使钳口进入鞘管。当钳口完全进入鞘管时术者常有明显的牵引感。活检钳从人体取出后，应抽吸鞘管并冲洗以消除气泡。（如果在活检钳退出的同时保护液可自然流入鞘管，冲洗步骤可简化到最低。若保护液不能自由流入，活检钳通过瓣后将有气体潴

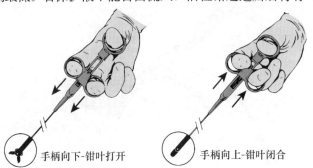

手柄向下-钳叶打开　　　手柄向上-钳叶闭合

图 7-9　一次性活检钳，配有可变形尖端、带支点的钳叶、清洁导丝编织的主体、不锈钢钳叶、不锈钢线圈，以及一个控制操作的弹簧装载的三环状塑料手柄。该手柄的拇指环是活动的，并可旋转以适应任何拇指位置，降低操作的不适感（摘自 Cordis Corporation，Miami，FL.）

留。）重复这一步骤直至取得足够的样本（常为 4～6 个）。右室压在活检前后均应测量。活检导管取出后应注意止血。

在异位心脏移植（如背驮式心脏移植）中，供体右房位于右偏侧胸廓。其与受者心房的连接处可见标志性的不透射线环。活检鞘管先在导丝的引导下行进，随后进入供体右室，如前述取活检样本。

超声心动图引导的经颈内静脉路径

目前对于经超声心动图和 X 线透视引导的活检操作经验已经被多次报道（见图 7-10 和图 7-11）。将 8F 短鞘管以经典的 Seldinger 技术穿刺入右侧颈内静脉。随后将刚性的、具有一定弧度的活检钳伸入静脉鞘管并进入右房。通过二维超声心动图可轻易看到三尖瓣叶，这可以帮助术者在活检钳通过三尖瓣时将其对瓣叶的损伤降到最低。逆时针转动活检钳可以促进其顺利通过三尖

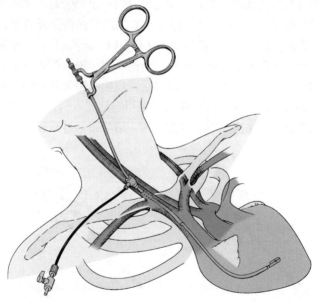

图 7-10　经颈内静脉路径。活检钳位于右室心尖部，指向室间隔（摘自 Tilkian AG，Daily EK：*Cardiovascular procedures：diagnostic and therapeutic procedures*，St Louis，1986，Mosby.）

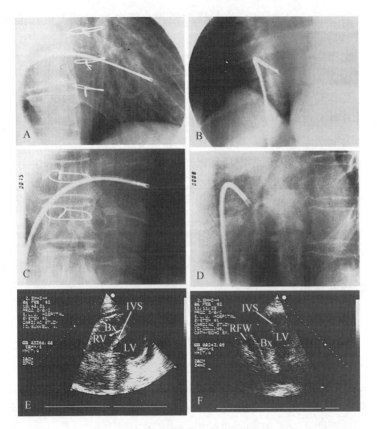

图 7-11 A：经股动脉心内膜心肌活检钳定位的前后位摄片。**B**：左前斜位观。**C**：二维超声心动图显像示活检钳（Bx）位于室间隔（IVS）右室侧。**D～F**：在心脏移植受体的以上投照摄片，示活检钳以及鞘管朝向心室游离壁（RFW）。LV：左室；RV：右室（A～C 图摘自 Bell CA, Kern MJ, et al：*Cathet Cardiovasc Diagn* 28：291-294，1993.）

瓣。进一步逆时针转动可使活检钳的曲度变直，从而引导活检钳靠近室间隔中央。在超声心动图引导下，可安全地在室间隔、心尖和游离壁取样本。最后取出鞘管，止血。

超声心动图引导的心内膜心肌活检的优势有以下几点：

1. 不需使用血管造影。

2. 患者和术者不需暴露于射线。

3. 由于二维超声心动图较为轻便，整个过程可于重症监护室或病房进行。

4. 可于多个部位获取活检样本，如室间隔、心尖和游离壁，提供多方面诊断依据。

5. 对于活检钳的定位，超声心动图要优于 X 线透视，在接受心脏移植的患者中尤为如此。圣路易斯大学在 1990 年左右进行的一项为期 5 年的研究发现，在 4700 名接受了经超声心动图引导的心内膜心肌活检的患者中，只有 2 名出现了严重的并发症。

活检后，心脏压塞往往发生于右室穿孔后 20～30min。也可见传导阻滞和三尖瓣受损。

X 线透视引导的经颈内静脉路径

与超声心动图引导的路径所用的技术和原则相似，只是用 X 线透视取代超声心动图。

心包穿刺术

心包穿刺术常用于急性和慢性心包积液的诊断和治疗。对于心脏压塞患者更是挽救生命的重要技术。术者必须具有足够的经验，从而防止对心脏和心包的进一步损伤。

操作

行心包穿刺术前常行超声心动图检查确定心包积液。在一些严重病例中，如大量心包积液或怀疑有可导致急性心脏压塞的活动性出血，可以不行超声心动图检查以免延误干预治疗。虽然控制心包压不是关键的必做项目，但这项措施可以检测心脏压塞的诊治情况，也可以降低心包压从而有利于心脏输出。

心包路径

在导管术中，应用一个长的 16 或 18 号针头连接到活塞上，然后与压力传感器连接。常规路径为剑突下路径，也可依据心包积液量和部位选择其他路径（见图 7-12）。剑突下路径的优势在于较不易造成冠状动脉和胸廓内动脉撕裂损伤。穿刺点至少应距离肋缘一横指距离，从而避免导管在剑突旁纤维组织中行进受阻。

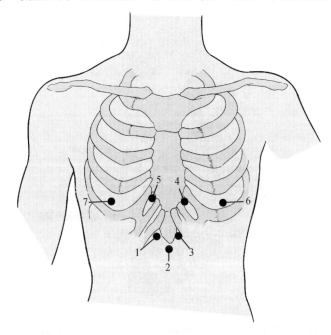

图 7-12 心包穿刺术定位。1～3：剑突下路径；4：胸骨左缘第五肋间隙路径；5：胸骨右缘第五肋间隙路径；6：经心尖路径；7：右侧大量积液时选用的路径（摘自 Spodick DH：*Acute pericarditis*，New York，1959，Grune & Stratton.）

准备和定位

患者取 30°～45°头高足低位，以避免心包积液积聚于心包底部。在穿刺点处给予局部麻醉，且随着穿刺针的垂直上升追加麻醉剂，直至接近预定的皮肤区域，随后将穿刺针以与地平线几乎平行的角度自剑突下向左肩部行进。若患者较为肥胖，则在剑突下路径中需要选择较大的穿刺针，在推注射器时会有更大的阻力（见图 7-13）。

此时也可在肺动脉中置球囊导管测量右心压力，从而评估舒张期右心压的均一性（并且可以监测经治疗的变化情况），然后将导管退入右房，从而在心包穿刺和抽取心包积液过程中监测右房压力。常于股动脉放置 5F 鞘管以监测动脉血压。

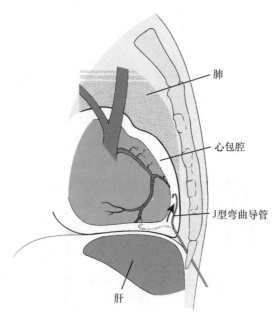

肺

心包腔

J型弯曲导管

肝

图 7-13 将活动性 J 型导丝经心包穿刺送入心包腔（摘自 Tilkian AG，Daily EK：*Cardiovascular procedures：diagnostic and therapeutic procedures*，St Louis，1986，Mosby.）

心包穿刺

在皮下穿刺的过程中抽吸针管可能导致针头被皮下组织阻塞。这些阻塞物应在针头进入心包膜前冲洗干净。心包膜是一种坚韧的结缔组织膜，心包穿刺的手感与腰椎穿刺类似。术者需要在穿刺针刺穿横膈膜时格外小心。过度的穿刺可能导致突破心包后直接进入心室腔。慢性心包积液常为清澈的黄色液体，有时可为血色，罕为暗褐色。急性心包积液常因创伤、肿瘤或血管穿孔引起，为血色液体。

如果使用血流动力学监测，当积液吸入穿刺针后，术者可以通过旋转活塞并观察压力变化很快确定针尖是否进入心包腔。通过这种方式，可以立刻发现误穿右室的情况。在心脏压塞情况中，心包腔压力与右房压相似。

　　某些实验室经常使用超声心动图作引导。图 7-14 显示心包腔大量积液的超声心动图。进入心包腔后，通过针尖注射 5～10ml 搅动盐水使造影剂产生泡沫以定位。若针尖进入心室（如右室），泡沫可见于右室腔内并随着右室射血而迅速消失。

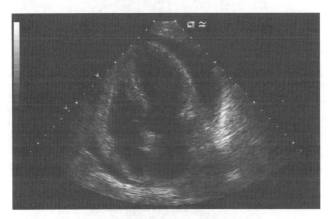

图 7-14　心包腔内大量积液的超声心动图

　　另外目前还有一种不太常见的方法，即使用心电图引导。当心包针接触心包时可观察到损伤电流（见图 7-15 和图 7-16）。相比这种方式，血流动力学监测更易于在导管室实施。

　　当穿刺针进入心包腔后，在 X 线透视检查下，穿过导丝并深入心包腔。通过导丝用多侧孔塑料导管（或鞘管）替换穿刺针，测量心包和右房压，抽吸积液，并在心包腔抽空后再次测定压力（见图 7-17）。即使在测定压力后，若不能确定穿刺针或导管的确切位置，可注射小量的放射性造影剂。也可在超声心动图引导下注射搅动盐水。造影剂池的显现部分取决于心包腔，但若心腔被误穿造影剂则会很快洗脱出血管腔。血性心包积液的血细胞比容值较血管内血液更低，并且注入红头管后不会很快凝块。球囊心包切开术可作为慢性心包积液的治疗手段。

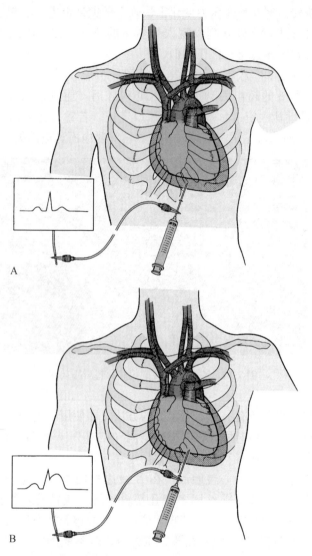

图 7-15 **A**：通过心电图监测针尖与心包位置关系。记录针尖未触及心外膜时正常 ST 段图形。**B**：针尖触及心外膜时，表现为出现 ST 段抬高的损伤电流（"接触"电流）（摘自 Tilkian AG，Daily EK：*Cardiovascular procedures*：*diagnostic techniques and therapeutic procedures*，St Louis，1986，Mosby.）

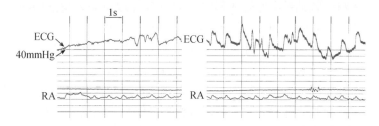

图 7-16　心包穿刺过程中的心电图（ECG）。左侧为正常心电图。心电图夹附于心包针上。右侧为随着心包针穿刺入心包膜至接触心脏，心电图表现损伤电流的出现。RA：右房压（摘自 Kern MJ，Aguirre FV：*Cathet Cardiovasc Diagn* 26：152-158，1992.）

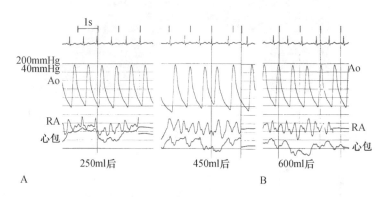

图 7-17　心包穿刺的血流动力学结果。**A**：主动脉（Ao）压。**B**：回抽心包积液之前和之后的右房压（RA）。记录心包穿刺后主动脉压奇脉的消除并反馈右房波形的 Y 波下降

血管内异物介入取出

　　几种导管和导丝环系统可用于血管内异物取出，异物通常为之前介入的导管或导丝碎片。大多数导管碎片是由于导管插入或抽出血管路径如锁骨下静脉、颈静脉、外周静脉（门脉插入）或少数下腔静脉时的不当操作导致。

　　将冠状动脉中血管成形术的导丝碎片取出需要精准的技术，常使用导管固定的导丝环或圈套器（见图 7-18）。穿过小的冠状动脉内导引导管的套环可用于取出冠状动脉内的导丝碎片。并且圈套技术可成功用于静脉和动脉。另外应注意的是，使用任何刚性尖端的圈套器时需格外小心，以防止取回导管碎片时损伤周围结构。导管或导丝碎片在取回过程中可能刮伤或撕裂心腔，因此在捕捉时应获取碎片自由、边缘锐利的末端。

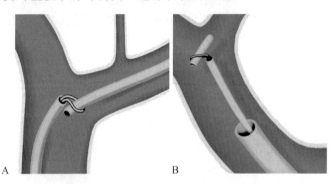

图 7-18　**A**：圈套器用于捕捉导管末端。**B**：圈套器用于捕捉导管碎片（摘自 Microvena Company，Minneapolis，MN.）

经腔酒精室间隔消融术治疗肥厚型梗阻性心肌病

　　部分肥厚型梗阻性心肌病（HOCM）患者因为左室高动力收缩及室间隔肥厚引起的流出道梗阻，出现难治性症状。酒精室间隔消融术即通过非手术方式使用酒精消融减少室间隔质量，从而造成可控的室间隔梗死。简言之，即用小号球囊导管通过血管成形术技术深入间隔支并注入酒精，导致室间隔肌肉梗死，丧失收缩能力，形成瘢痕减少左室流出道阶差。

　　HOCM 酒精室间隔消融术指证包括：①使用最大量药物治疗难以缓解症状；②室间隔厚度≥1.8cm；③流出道阶差静息状态＞

40mmHg 或激发状态＞60mmHg（如期前收缩刺激法或 Valsalva 操作，多巴酚丁胺激发）；④压力阶差由室间隔梗阻引起。其他需考虑因素包括非器质性形态异常引起的轻中度二尖瓣反流及病症引起的轻微冠状动脉疾病。

酒精室间隔消融方法

在酒精消融之前需要对患者进行全面的血流动力学及血管造影检查。首先在左右股动脉和股静脉插管。5F 猪尾导管或者 Halo 心室造影导管置于左室。动脉血压通过 6F 导管鞘测量。可由任意一侧动脉置入 6F 左 Judkins 4cm 导管并进入到左冠状动脉口位置。通过于右室放置 5F 的球囊起搏器以备应对可能的完全性心脏传导阻滞。对于某些起搏器需要放置超过 48h 的患者，可以选择颈静脉置入。另外，还需要一根肺动脉导管以得到更多的信息及测量心排血量。在导管放置完成后，通过冠状动脉造影明确间隔支血管是否是由左前降支近段发出。超声技师测算左室间隔以及左室流出道压力阶差。按照 40U/kg 的标准推注肝素，以预防导管导丝操作中可能诱发的血栓。术后不需要持续肝素注射。在间隔插管和阻塞前可予以 50mg 哌替啶静脉注射。

首先使用 0.36mm（0.014 英寸）的血管成形术导丝放置到较大的第一间隔支。导丝的双 45°弯曲可以使其进入到呈 90°开口的间隔支。2×10mm 的球囊导管沿导丝进入间隔支，然后扩张球囊并造影，确定球囊位于间隔支中并阻断前向血流，而后撤出导丝。可用少量造影剂推注入球囊，目的是：①确保没有造影剂反流，从而保证后续不会有酒精反流；②显示间隔支及其分支的分布。超选择性间隔支分支消融可以产生与完全间隔支消融类似的血流动力学效果，同时降低心脏传导阻滞的发生率。在间隔支造影剂显影之后，注射稀释后的超声心动图造影剂 0.5～1ml，并通过超声检查间隔支血管分布。最好使用四腔心、长轴以及两腔心切面来观察。

在超声确定球囊阻塞于正确的间隔支位置后，3min 内缓慢注射 1～2ml 98％的酒精，并观察 5min。可能出现完全性心脏传导阻滞并需要进行暂时性起搏。胸痛症状较为常见，原因是间隔的梗死。血流动力学监测需要从消融之前一直持续到消融后。左室流出道压力阶差一般不在间隔梗死后立即测算。观察期过后，球囊导管放气同时后撤。撤出过程中导管持续抽吸，在撤出左前降支后行冠状动脉造影。最后需要再次进行血流动力学监测。多数情况下，左室流出道压力阶差会消失，10%～20%的患者可能需要永久性心室起搏。肌酐磷酸激酶会在术后升高到 500～2000U。患者术后应当在医院观察 4～5 天，以防止出现晚期心脏传导阻滞。（见图 7-19 至图 7-21。）

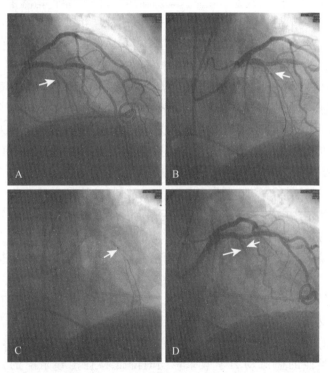

图 7-19　A：左前降支及第一、第二间隔支造影。**B**：置入较小的球囊（箭头）并在超声心动图和 X 线造影的辅助下确定位置。**C**：通过阻滞球囊（箭头）选择性推注 X 线造影剂。**D**：酒精（1～2ml）推注后球囊减压并撤出，血管造影显示血栓形成的第一间隔支残端

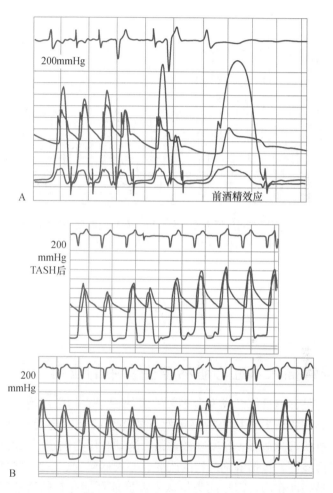

图 7-20 左室及主动脉压力的血流动力学监测。**A**：肥厚型心肌病经腔酒精室间隔消融（TASH）前。**B**：TASH 后经 Valsalva 操作监测

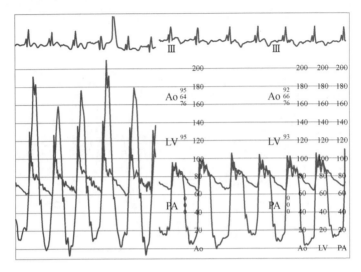

图 7-21　经腔酒精室间隔消融前（左）后（右）肥厚型心肌病患者的血流动力学情况。Ao：主动脉；LV：左室；PA：肺动脉

特殊应用

心导管插入术在心脏移植受者中的应用

　　心脏移植目前已成为大多数三级保健中心的常规治疗方式。接受心脏移植患者移植后每年例行的随访检查应包括心导管检查、冠状动脉造影、左室功能评估、肺动脉压力测定以及心内膜心肌活检等。包括解剖结构的改变、心绞痛减少、造影剂过敏反应、易感性在内，都是此类特殊患者群体可能存在的特别问题。在接受了心脏移植后，患者应常规接受经股动脉的左心及右心导管检查。如一侧大腿的瘢痕组织过多，则需经对侧的股动脉或桡动脉行心导管检查。心内膜心肌活检则需在超声或 X 线透视引导下经颈内静脉或股静脉穿刺进行。

心脏移植受者的冠状动脉造影要点

心脏移植受者的右冠状动脉开口较原解剖位置靠前，而左冠状动脉开口则较原解剖结构偏后，这是由于植入心脏的位置为心脏原解剖位置的顺时针旋转所致。位于升主动脉下段的缝合嵴部可阻碍 Judkins 导管的前进或在其前进过程中造成导管的异常弯曲，此时需在导丝引导下将左 Judkins 导管送过此处。左 Judkins 5.0cm 弯曲导管较易插管至较靠后位置的左冠状动脉开口。对于位置靠前的右冠状动脉开口则应选择前后位或轻微的右前斜位进行造影。对于这种非常规的冠状动脉开口可能还需要应用多用途导管。

遵守无菌原则。术前应行造影剂过敏试验并对过敏患者进行相应处理。由于大多数移植受者的血流动力学受前负荷影响较大，故而冠状动脉内应用硝酸甘油可能导致患者严重的低血压。

成人的复杂先天性心脏病

成人心导管插入术医师经常要面对与日俱增的经治疗后的先天性心脏病患者。原始的外科手术或导管插入术的详细资料及超声心动图对心导管检查是有重要指导意义的。及时发现和干预这些患者的异常血流动力学及电生理传导路径可影响患者的长期预后。

室间隔缺损可发生于肌部，也可发生于原修补处。大血管分流可能出自侧支供应，特别是已经修补的发绀型心脏病或不完全闭塞的分流。这些患者的发绀可由以下原因所致：

1. 左侧上腔静脉至左房持续分流，伴或不伴冠状窦或间隔缺损

2. 右肺动静脉瘘［格伦（Glenn）吻合术］

3. 后天获得的肺部疾病

4. 混合型

血流动力学及血氧饱和度监测是发现成年患者存在异常分流的重要手段，从左、右肺动脉取血采样进行血氧饱和度测定，为

准确起见，整个测定过程必须在 10min 内完成（见第三章）。发绀型患者给予 100％纯氧以便辨别发绀是否为心源性所致。

大幅面图像增强器［23cm（9 英寸）显示屏］能同时连续显示双心室。先天性心脏病合并冠状动脉病变常导致心室功能紊乱。已接受治疗的先天性心脏病患者的冠状动脉粥样硬化的自然史并不明确，但此患者群体中任何 35 岁以上、存在心室功能紊乱者都应接受冠状动脉造影检查。

存在法洛四联症（主动脉骑跨、室间隔缺损、肺动脉瓣狭窄或永存动脉干）等复杂先天性心脏病患者的主动脉根部可能存在解剖结构异常，可能需要一些经改良的造影导管进行造影检查。单一冠状动脉或异常起源于右冠状动脉的左冠状动脉口可能是源于永存动脉干或大动脉转位。

对遗留肺动脉狭窄或右室流出道梗阻的患者需实时同步检测右室压及肺动脉压。这项检查可通过一个 7F 鞘管及一个加长的冠状动脉导管来进行，如多用途导管。先将导丝送入肺动脉，而后送入导管及鞘管，继而缓慢拉出鞘管，并将多用途导管留置于肺动脉中。通过实时监测可以记录右心系统压力阶差的变化，从而定位狭窄位置。

结构性心脏病的导管治疗

球囊扩张或梗阻器导管治疗可用于治疗狭窄的瓣膜或用于封堵房间隔或室间隔缺损。应用特殊的设备，导管治疗还可用于治疗直径不大于 10mm 的动脉导管未闭。球囊导管瓣膜切开术可用于治疗主动脉瓣狭窄或二尖瓣狭窄。肺动脉瓣膜成形术已广泛应用于先天性心脏病患儿，而对于成人患者可能也有其治疗指征（见第十章）。

推荐阅读

Bell CA, Kern MJ, Aguirre FV, et al: Superior accuracy of anatomic positioning with echo-cardiographic over fluoroscopic-guided endomyocardial biopsy, *Cathet Cardiovasc Diagn* 28:291–294, 1993.

Brockenbrough EC, Braunwald E: A new technique for left ventriculography and transseptal left heart catheterization, *Am J Cardiol* 6:1062–1064, 1960.

Croft CH, Lipscomb K: Modified technique of transseptal left heart catheterization, *J Am*

Coll Cardiol 5:904–910, 1985.

Holzmann M, Nicko A, Kuhl U, et al: Complication rate of right ventricular endomyocardial biopsy via the femoral approach: a retrospective and prospective study analyzing 3048 diagnostic procedures over an 11-year period, *Circulation* 118:1722–1728, 2008.

Kern MJ, Deligonul U, editors: *The interventional cardiac catheterization handbook*, St Louis, 1996, Mosby.

Mason JW, O'Connell JB: Clinical method of endomyocardial biopsy, *Circulation* 79: 971–979, 1989.

Miller LW, Labovitz AJ, McBride LA, et al: Echocardiography-guided endomyocardial biopsy: a 5-year experience, *Circulation* 78(suppl 3):99–102, 1988.

Ross J Jr: Transseptal left heart catheterization: a 50-year odyssey, *J Am Coll Cardiol* 51:2107–2115, 2008.

第八章 高危患者的心血管介入治疗

C. RYAN LONGNECKER·

MICHAEL J. LIM

（袁晋青 姚懿 译）

　　心导管插入术自创立以来，最初作为血流动力学评估、冠状动脉解剖显影及心室功能评估的诊断方法，继而演变为一种用于从动脉粥样硬化到先天性心脏缺损的治疗方法。在美国，每年完成超过150万台导管插入术。在心导管室诊断性手术过程中的并发症主要包括死亡、心肌梗死、休克、血管并发症、造影剂过敏反应及心律失常。这些并发症发生率非常低且在过去十年未有改变（见表8-1）。随着该技术的不断成熟，在手术过程中高危患者的舒适度已有所提高。在众多导管室中，作为一种可选择的方法，患者在血流动力学支持下接受多血管（包括左主干）经皮冠状动脉介入（PCI）治疗变得越来越普遍。

表 8-1 心导管插入术和冠状动脉造影术的风险

并发症	风险（%）
死亡	0.11
心肌梗死	0.05
脑血管意外	0.07
心律失常	0.38
血管并发症	0.43
造影剂过敏	0.37

（续表）

并发症	风险（%）
血流动力学并发症	0.26
心室穿孔	0.03
其他并发症	0.28
主要并发症总和	1.70

摘自 Scanlon PJ，Faxon DP，Audet AM，et al：ACC/AHA guidelines for coronary angiography：a report of the American College of Cardiology/American Heart Association Task Force on Practice Guidelines（Committee on Coronary Angiography），*JACC* 33：1760，1999.

高危患者：定义

高危患者被定义为：较其他患者在心导管插入术中更易发生死亡、心肌梗死、心室颤动者。大量研究已总结出了高危患者具有的临床及解剖学特征：明显的三支血管或左主干血管病变，严重左室功能不全，糖尿病，既有的心律失常，或控制不佳的高血压（见表 8-2）。应激试验中有高危特征的患者，包括应激下心室扩张及大量心肌缺血，具有较高的风险继发成为类似患有多血管或左主干病变的患者。有充血性心力衰竭、近期急性心肌梗死、不稳定型心绞痛以及严重瓣膜病变（特别是严重的主动脉瓣狭窄）的患者在心导管插入术中或术后有较高的伤残和死亡率。在心导管室中，并发症的发生随着介入手术复杂程度的增加而增加。

表 8-2　增加心导管插入术和冠脉造影风险的可能因素

解剖学	临床
	急性心肌梗死±心源性休克
左主干病变	房/室性心律失常
三支血管阻塞性病变	高血压控制不佳
	失代偿性心力衰竭（特别是 NYHA Ⅳ级）
严重瓣膜病变（特别是主动脉瓣狭窄）	糖尿病

（续表）

解剖学	临床
严重左室功能障碍（EF<30%）	肾功能不全 肺部疾病（COPD、哮喘、OSA）
严重外周血管病变（血管通路障碍 也包括在内）	贫血±出血体质，活动性胃肠道出 血，INR升高，血小板减少症
	脑血管病变
隐静脉移植	静脉注射造影剂过敏
女性（?）	年龄>60岁或<1岁
体型偏小或偏大	药物
	勃起功能障碍药物
	华法林
	二甲双胍
	胰岛素
	利尿药
	急诊手术

COPD：慢性阻塞性肺疾病；EF：射血分数；INR：国际标准化比值；NYHA：纽约
心脏病协会；OSA：阻塞性睡眠呼吸暂停

并发症的预防

导管插入术前对患者进行仔细评估和识别潜在危险可减少手术相关并发症的发生。

"最好的并发症就是从未发生过。"

——匿名

患者用药

许多药物可能影响患者导管插入术的风险（见表8-3）。

术前至少72h服用华法林。国际标准化比（INR）在术前应达到小于1.5的目标值从而减少出血危险。明确患者需要服用华法林的原因非常重要，因为他们可能需要行旁路移植术并使用肝素，特别是当装有机械瓣膜时。

通常不要在手术日早晨使用利尿药。脱水可能会导致肾血流量减少并且增加造影剂肾病和低血压的危险。

表 8-3　影响心导管插入术风险的药物

华法林
呋塞米
二甲双胍
胰岛素（特别是长效胰岛素）
西地那非/伐地那非/他达拉非
ACE 抑制剂（赖诺普利、雷米普利、依那普利）
ARB（氯沙坦、坎地沙坦）
NSAIDs（布洛芬、萘普生）

ACE：血管紧张素转化酶；ARB：血管紧张素受体阻滞剂；NSAIDs：非甾体抗炎药

　　糖尿病患者在手术日早晨不要使用任何短效胰岛素，并减半长效胰岛素剂量可有效减少低血糖的风险。二甲双胍会引起轻微但确实存在的乳酸酸中毒风险。基于这点，二甲双胍至少应在术前 24h 服用，对于肾功能不全者应考虑在术前 48h 服用。术后 48h，在证实肾功能未减退的情况下，可重新开始服用这些药物。其他治疗糖尿病的口服药物也可开始使用。

　　因患者手术期间处于麻醉镇静状态，所以很难监测糖尿病患者的高血糖或低血糖指标/症状。因此需在手术开始前测量血糖，必要时应全程监测血糖以降低手术风险。如果条件允许，在围手术期间患者应当输入葡萄糖或胰岛素以避免发生低血糖或高血糖。

　　在心导管室，勃起功能障碍药物同样会造成极大危害。当联合硝酸盐治疗时，可能会造成血压急剧下降，且对扩容药和血管升压药反应不佳。因此西地那非（万艾可）、伐地那非（艾力达）需在术前停用至少 24h。他达拉非（希爱力）半衰期为 17.5h，因此需在术前 4 天停用。

放射摄影造影剂

　　在导管插入术中，始终应考虑到碘化造影剂是引起并发症的潜在原因。如今有多种造影剂可供使用，若想区分则需掌握其各自的特征（见第四章），并且熟识它们的化学名及商品名。低渗非离子型造影剂引起心动过缓、低血压和心肌缺血的概率较低，因此这类造影剂在心导管插入术中被常规使用。如今几乎所有心导管插入术都常规使用非离子型低渗造影剂。

造影剂引起的肾功能不全是导致住院患者急性肾衰竭的首要原因，详细内容见第四章。一些危险因素已被确定为有更高的可能性导致造影剂肾病（CIN）（见表8-4）。遗憾的是，其中许多因素是不可改变的，因此不能将造影剂本身作为避免CIN的方法。图8-1给出了风险因素评分以识别有CIN较高风险的患者。降低CIN风险的预防策略主要围绕以下三点：保证足够的血容量，限制造影剂释放剂量，以及避免使用加重肾功能不全的药物。

表 8-4 导致造影剂肾病的危险因素

患者自身因素	外在因素	可能因素
存在肾功能不全［est GFR< 60ml/(min·1.73m²)］	造影剂用量	管理代谢综合征
充血性心力衰竭	高渗造影剂	糖尿病
糖尿病伴有肾功能不全	使用主动脉内球囊反搏	糖耐量受损
年龄>70岁	肾毒性药物	高尿酸血症
血容量不足	多次使用造影剂（72h内）	ACEI 或 ARB
低血压	紧急/急诊 PCI	女性
贫血		多发性骨髓瘤
高血压		肝硬化
外周血管疾病		

摘自 Klein et al，The use of radiographic contrast media during PCI：A focused review. Cathet Cardiovasc Intervent 2009；74：728.

ACEI：血管紧张素转化酶抑制剂；ARB：血管紧张素受体阻滞剂；est：评估；GFR：肾小球滤过率；PCI：经皮冠状动脉介入

许多已出版的医疗方案概述了如何确保充足水化。最常用的方法是在术前和术后均使用0.9%生理盐水12h。用碳酸氢钠溶液水化也非常普遍［154ml的1000mol/L碳酸氢钠溶液加入846ml的5%葡萄糖，造影开始前以3ml/（kg·h）静脉输注1h，术中至术后6h以1ml/（kg·h）输注］。虽然有资料支持使用乙酰半胱氨酸（手术前一天及当天服用，每次600mg口服，2次/天）是适度的，但会导致患者造影剂肾病的高危险性。许多其他药物治疗（包括呋塞米、甘露醇、多巴胺以及非诺多泮）

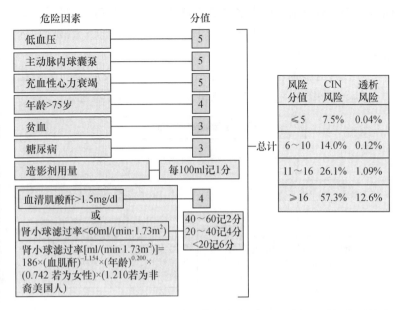

图 8-1 Mehran 等创立了上述危险因素评分方法以预测在经皮冠状动脉介入治疗后发生造影剂肾病（CIN）的可能性。每一种危险因素都有相应的分值，将患者各项危险因素评分累加计算总分值。在右侧图表中，给出了造影剂肾病及透析的风险评估（摘自 Mehran R，Aymong ED，Nikolsky E.，et al：JACC 44：1393-1399，2004.）

未显示有效，甚至可能引起更多损害，故不应使用。

为了使 CIN 的风险降至最低，很有必要对静脉注射造影最低使用剂量进行研究。此外使用等渗或低渗造影剂是否会减少 CIN 仍在研究中。

药物如血管紧张素受体阻滞剂（ARB）、血管紧张素转化酶抑制剂（ACEI）以及非甾体抗炎药（NSAIDs）需在术前 1～2 天停用，通常在术后 3～4 天也暂停使用。然而，从未有资料显示在无肾动脉狭窄的情况下使用 ACEI 或 ARB 会增加肾功能不全的风险。

造影剂过敏反应已在第一章论述。需谨记此类反应性质为过敏性反应，无需先前接触过造影剂（因此是循环 IgE 型），但通常导致肥大细胞脱颗粒。有多种食物和药物过敏史的患者以及之前对造影剂有过反应的患者具有高危性。认为对海鲜、贝类食物过敏的患者具有高危性的观点尚未证实，因此不能作为准则列入造影剂反应预防管理中。

对具有造影剂反应的高危患者的预防包括泼尼松和苯海拉明。图 8-2 和图 8-3 描述了轻型和重型反应的治疗流程。

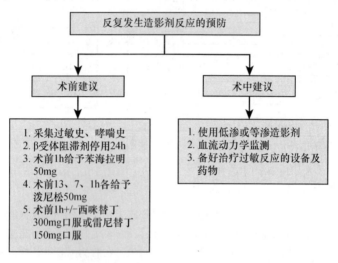

图 8-2 造影剂过敏反应的预防指导（摘自 Klein LW，Sheldon MW，Brinker J，et al：*Cathet Cardiovasc Intervent* 74：731，2009，fig 1c.）

血小板减少

在术前实验室检查中发现血小板减少（血小板计数减少）是个非常棘手的问题。如果是药物引起的血小板减少，则应停服该药。更加棘手的问题是终末期肝病患者脾功能显著亢进所致的血小板减少。血小板计数通常低于 50 000。针对术前输血小板是否有用仍存在争论，因为血小板会快速消耗掉而无助于凝血。如果确实要输注血小板，应该在术中而不是术前进行。对于出血高危患者，需考虑桡动脉路径。当然，非穿刺部位同样有出血的危险。

系统性高血压

高血压控制不佳会增加整个手术过程的风险。除了单纯高血压会增加脑血管意外及呼吸功能不全的风险外，血压升高也会增加血管通路并发症的危险。显著高血压患者封堵装置为相对禁忌。在鞘管拔除前应尽可能降低血压。术后口服肼屈嗪50mg可显著降低血压，有助于鞘管拔除。术后持续监测血流动力学非常重要，因为通过持续评估患者状态可尽早发现高血压相关的并发症。

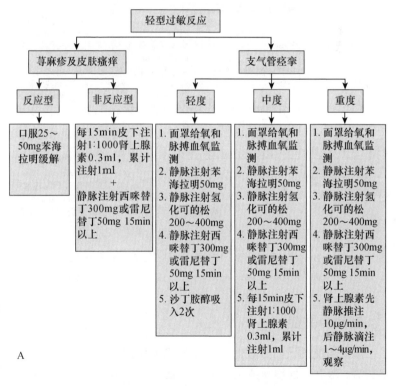

图 8-3 造影剂过敏反应处理原则。**A**：用于轻型过敏反应（待续）

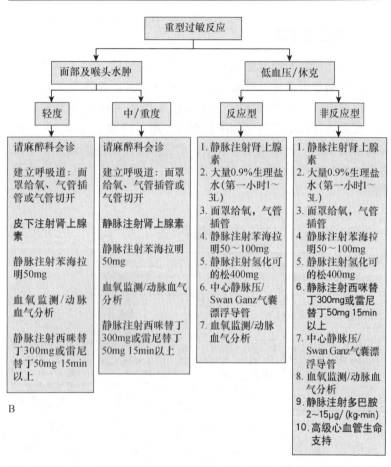

B

图 8-3（续） B：用于重型过敏反应（摘自 Klein LW，Sheldon MW，Brinker J，et al：Cathet Cardiovasc Intervent 74：731，2009，fig 1a and b.）

其他合并症

如果可能的话，有其他合并症的患者应在送入导管室之前稳定病情。应在术前诊断清楚贫血和出血倾向并弄清病因。尤其是那些需进行 PCI 和正在服用多重抗凝血药、抗血小板药物的患者。

对于可以延期行导管插入术的失代偿充血性心力衰竭患者，应进行利尿以增加手术中的舒适感。

慢性阻塞性肺疾病是另一种常与心血管疾病共存的疾病，病情急剧恶化的患者在情况许可下应延后手术。另一种医学上诊断未明确的疾病是阻塞性睡眠呼吸暂停。这类患者在镇静作用下常处于低氧状态，因此在术中应使用无创通气（持续呼吸道正压通气或双相呼吸道正压通气）设备，以最大限度减少基础呼吸功能不全恶化的风险。

心导管插入术中并发症的处理

高危患者冠状动脉造影术中的并发症应立即处理（见表 8-5）。

表 8-5 心导管插入术中并发症的处理

并发症和防范事项	处理
室性心动过速、心脏停搏或心室颤动（0.6%）	高危患者使用非离子型造影剂
	短暂咳嗽以增加血压
	移除右室、左室或冠状动脉口导管
	不要搅入冠状动脉导管，尽快洗出造影剂，心电图及血压正常后再行下一步注射
	心肺复苏后立即除颤（200J）
	当导管尖端压力下降时不要注射
	利多卡因（50mg 推注，静脉注射 2~4mg/min）
	低血压时使用阿托品，扩容药物，或胺碘酮（300mg 推注），然后间羟胺
	难治性心室颤动通常由广泛性冠状动脉疾病所致，考虑行急诊经皮心肺分流术
	限制造影剂注入冠状动脉，避免延长注射时间
空气栓塞（0.1%）	预防：注意血液回流和冲洗所有接口，确保所有连接紧固
	治疗：100% 纯氧，补液，吸引，如果有指征行高级心血管生命支持
股动脉血肿（0.1% 较大，1%~2% 较小）	穿刺点低于腹股沟韧带腹壁下动脉并高于股浅动脉和股深动脉分叉处
	很少需要抽空
	注意压迫
	对于增大的血肿、隔室综合征或肢端发凉需请外科会诊
	如果患者有咳嗽，或有主动脉瓣关闭不全、高血压，或肝素不能逆转则应延长压迫时间
	血管封堵装置

（续表）

并发症和防范事项	处理
腹膜后出血	避免高位（腹壁下动脉以上）股动脉穿刺
	逆转抗凝作用
	容量代替物
	术后 2～12h 注意低血压、下腹部或两侧疼痛。低血细胞比容，心动过速（如果未用 β 受体阻滞剂）
	血细胞比容低于 25 应补液
	外科专家会诊
	CT 扫描

CT：计算机断层扫描

血管并发症

应尽早明确外周血管并发症的病因。如果发生大的夹层或血栓阻塞，需立即咨询血管外科医生，或者如果可以行对侧股动脉路径，则可经皮介入治疗夹层（即支架置入）。

血肿增大需引起注意因为可能引起腿部神经血管并发症。直接压迫法通常足以达到止血效果，但有时患者需送回导管室进行止血。为了封堵出血部位，可在股动脉造影剂漏出部位用球囊充气止血。有些病例中，很有必要置入覆膜支架以确保动脉止血。血管外科医生通常能识别出缺陷动脉并在手术室完成止血。

其他部位动脉血栓栓塞，如脑部，也许不能立刻治疗，但需密切监测或依据神经学指征延长肝素使用时间。枕骨性失明是由高渗造影剂所致的较为罕见的事件，通常是暂时的，除了水化治疗及血压维持外，无需特别治疗。类固醇药物可用于治疗该症状。

中枢神经系统空气栓塞会引起患者产生急性脑卒中症状，如焦虑不安、神志不清或失语症。小的空气栓子通常能分解，并不会造成永久性损害。虽然高压氧舱已成功运用于治疗，但是未被广泛性使用。

很多情况下，术前、术中、术后都有可能发生低血压。在心导管插入术前，禁食（允许饮水）或利尿造成的低血容量可能引起低血压。

术中，血管迷走神经反射可能引起低血压。未经治疗的血管迷走神经反射伴发低血压可能导致不可逆性休克。血管迷走神经反射通常是由血管介入部位疼痛引起的。在一些老年患者中，迷走神经反射可不伴发心动过缓但却表现为无法解释的低血压。冠状动脉造影或左室造影引起的低血压通常是暂时的和自限的，且对静脉补液有反应。

术后，低血容量、心肌缺血、穿刺部位出血或抗凝相关的腹膜后血肿可能引起低血压。其他引起低血压的原因包括隐匿性心脏压塞，以及动脉路径出血造成的大失血。

急性心肌缺血可在任何时候引起低血压。如果低血压是由心肌缺血引起的，术者或许需在术前给患者置入主动脉内球囊泵（IABP），以确保手术安全完成。

低血压处理

低血压由血容量不足造成，可通过静脉输入盐水治疗。患者通常要求快速抬高下肢（大于 30°）以增加静脉回流（"自体输液"）。通常，由低血容量所致的低血压患者要求输入数百毫升盐水以维持足够的血压。术前预防低血容量可在术前 4～6h 开始输入盐水（大于 500ml，特别是那些将禁食超过 12h 的患者），术后 4～6h 再输入大于 1000ml 的溶液。

对于因出血所致低血容量的患者而言，血液制品的使用非常有必要。该类患者需立刻给予止血。充血性心力衰竭患者应注意预防容量超负荷。如果患者血容量状态无法通过临床判断，则有必要监测肺动脉压及肺毛细血管楔压。

对于因血管迷走神经反射或缺血所致的低血压，有必要使用药物治疗以确保足够的血压。首选阿托品（静脉输注 0.6～1.2mg）治疗迷走神经性低血压。静脉给予去氧肾上腺素（0.1～0.3mg）或肾上腺素推注（1ml 以 1∶10 000U 稀释）可暂时使血压升至正常范围，与此同时医护人员需继续评估患者病情并备好其他血管升压药。对于持续性低血压患者或无血容量不足的低血压患者，可开始行药物治疗并根据需要逐步加量。对于严重低血压患者可考虑多巴胺初始快速滴入 $10\mu g/(kg \cdot min)$。去甲肾上腺素为次选治疗药物。间歇推注去甲肾上腺素非常有效，因为可以迅速（3～

5min 内）升高血压，且易滴定，半衰期也相对较短。

药物引起的低血压可通过使用那些具有中和、改善、降低药物不良作用的药物来解决。麻醉药物所致的低血压可使用纳洛酮（盐酸纳洛酮）来治疗。剂量为 0.4mg（1ml 安瓿），根据需要每 2～3min 重复使用。苯二氮卓类药物所致的低血压或低通气量可用氟吗西尼来治疗。初始剂量 0.2mg（2ml）给予 30s 以上，可追加给予 0.3～0.5mg（3～5ml），累计最大剂量 3mg。

钙通道阻滞剂产生的负性肌力、负性频率、血管扩张作用可导致低血压。血管扩张作用至少部分可被氯化钙（1 安瓿，13.6mmol）所逆转。胰高血糖素（1mg）可部分改善 β 受体阻滞剂的作用。如果硝酸甘油引起低血压，需停止静脉滴入或者移除含硝基物质。

心脏压塞所致的低血压是紧急情况，需立刻行心包穿刺术。

难治性心肌缺血和血流动力学不稳定的处理

导管引起的痉挛、严重病变冠状动脉插管或严重冠状动脉口损伤均可导致短暂性缺血和冠状动脉闭塞。首先应从冠状动脉口移除导管。继发的心肌缺血需立刻用硝酸酯类药物治疗，可舌下含服硝酸甘油（每 5min 0.4mg），也可静脉或冠状动脉内注射硝酸甘油（100μg 推注，依据需要每 5min 重复）。在患者无低血压的情况下才可使用硝酸甘油。有心动过速、负性肌力的患者使用 β 受体阻滞剂，如美托洛尔（静脉输注每 5min 5mg），或使用钙通道阻滞剂，如维拉帕米（静脉输注每 5min 2.5～5mg），需考虑患者血流动力学是否稳定。

当通过最佳的药物治疗后心肌缺血仍然存在，或并存严重的血流动力学不稳定，包括肺水肿和（或）高血压，需考虑机械支持，通常置入 IABP。

心律失常处理

无论是左侧还是右侧心导管插入术，严重心律失常（包括心室颤动、室性心动过速、室上性心动过速、心脏停搏和心脏传导阻滞）发生率约为 1％。几乎所有病例中，心律失常可通过早发现早治疗得到有效控制。血管成形术中心内导管操作或造影剂引起的心肌缺血均可导致心律失常。

对于恶性室性心律失常伴低血压的患者而言，决定短期和长期生存率最重要的因素是恢复血流动力学、自体循环和呼吸功能所用时间的长短。下一部分将介绍最佳的治疗方案。这些方案不排除一些适用于特殊临床状态患者的治疗措施的使用。

心律失常的初级预防

心电图监测

持续心电图（ECG）监测对于安全进行心导管插入术是必不可少的。如果心电图导联或设备在术中出现异常，必须在手术继续进行前给予纠正。

静脉通路

在手术开始前，需给患者建立 18G 外周静脉通路。如果无法建立外周静脉通道，术者则需在股静脉置入一个足够容纳起搏器导线并能使盐水快速输入的鞘管。潜在病情不稳定或严重病情患者需置入 6F 或更大的股静脉鞘管。

备好经静脉起搏器

依据患者发生心动过缓或传导阻滞危险的大小和对这些心律失常耐受的能力决定是否使用预防性经静脉临时起搏器。使用柔性、球囊、漂浮起搏器导线，心脏穿孔的危险性最低。心动过缓的危险因素包括：

1. 左侧心导管插入术中先前存在右束支传导阻滞

2. 右侧心导管插入术中先前存在左束支传导阻滞，特别是当使用了不易弯曲的导管

3. 一度以上心脏传导阻滞

4. 明显的窦性心动过缓

5. 冠状动脉血管成形术涉及（占优势的）供应房室结的血管，特别是当使用了冠状动脉旋磨术或血栓抽吸装置

心导管操作限制

经心脏放入导管时操作要谨慎，动作要流畅。操作导管时要特别留意室性异位搏动。房性心律失常（心房颤动、室上性心动过速）可能由于右房用力牵张引起。室性心律失常与心导管接触刺激右室流出道或乳头肌有关。移除刺激性导管通常能终止心律失常。

冠状动脉闭塞限制

在注入造影剂前应时刻核查冠状动脉导管压力。冠状动脉（或移植静脉）导管内血流闭塞表现为压力波减弱。冠状动脉口闭塞伴随注入造影剂可导致心室颤动，特别是在右冠状动脉造影时。

冠状动脉显影限制

应当注射足够的造影剂使血管树显影，且注射量及速度不要过度。离子型造影剂易引起患者心动过缓和心室颤动，特别是经右冠状动脉注射造影剂时。在患者丧失意识（和心脏停搏）前若发现持续低血压应嘱患者咳嗽。用力咳嗽可以保证足够的血流流入脑部以维持意识直至采取有效的治疗措施。

阿托品使用

使用离子型造影剂或基础心率低于 60 次/分的患者在行冠状动脉造影前可静脉输注阿托品 0.6～1mg。

心脏除颤和心脏复律

任何情况下有效的电疗法均推荐首选。心导管室中除颤器应放在靠近患者处。手术开始前，应开启除颤器并将导电胶涂在电极板上从而避免延误除颤。成功除颤的时间是决定患者生存的主要因素。如果存在无脉室性心动过速或心室颤动，应立刻除颤。

图 8-4 给出了结合心肺复苏（CPR）治疗心室颤动的流程。

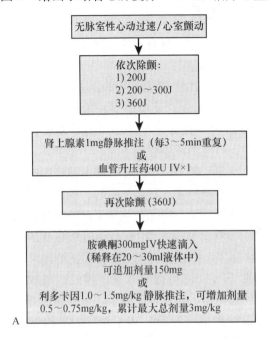

A

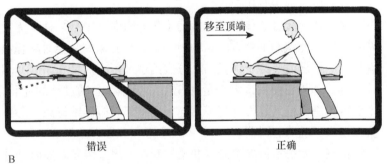

B

图 8-4 **A**：无脉室性心动过速或心室颤动的高级心脏生命支持流程。IV：静脉注射；J：焦耳；VF：心室颤动；VT：室性心动过速。**B**：在心导管插入术操作台上行心肺复苏时的注意事项。将台面推至底座以减少心脏按压时台面支撑断裂的发生

特殊心律失常的治疗

下面所列步骤广泛适用于导管室中心律失常的患者，但是依据临床状况步骤需适当调整。

血管迷走神经反射，往往在血压下降前先出现心率减慢，对静脉输注阿托品（0.6～1mg）反应明显。抬高患者下肢和输入盐水能暂时性升高血压。血管迷走神经反射早期表现有面色苍白、恶心、打哈欠、打喷嚏或咳嗽。

心动过缓（心室率＜60 次/分）可由自主神经影响（迷走神经）或心脏传导系统本身异常（缺血）引起。硫酸阿托品可用于治疗有症状的心动过缓，即心率无法维持正常的血流动力学状态（如：心率＜80 次/分伴低血压）。治疗心动过缓症状的初始剂量为 0.6～1mg 静脉推注，依据需要每 5min 重复给药，累计最大剂量 3mg。剂量少于 0.5mg 可能导致迷走神经过敏效应。心动过缓很少需要用到起搏器。异丙肾上腺素，一种纯 β 肾上腺素受体激动剂，具有正性频率（心率）和正性肌力（收缩力）的作用，在心脏停搏中禁用。

窦性或交接区心律以及二度房室传导阻滞（Ⅰ型）通常无需特殊治疗。此状态下伴有症状的患者，通常心律失常会对阿托品有反应。根据需要给予阿托品，分次给予（每次剂量 0.5mg）累计 3mg。如果在使用最大剂量阿托品后仍存在心动过缓的症状，术者需给患者植入经静脉起搏器。可用外部起搏器维持患者心跳直至植入经静脉起搏器。

出现二度房室传导阻滞（Ⅱ型）和三度房室传导阻滞时即使缺乏症状也应使用临时经静脉起搏器治疗。心动过缓如果伴发低血压、充血性心力衰竭、缺血或梗死，需给予阿托品（3mg）直至植入起搏器。

心室颤动

如果存在心室颤动，术者应迅速移除心内导管并立刻进行除颤。然后按如下指导原则进行治疗（见图 8-4）：

1. 依据需要建议给成年患者进行快速的三次连续非同步除颤。第一次非同步除颤使用 200J，第二次 300J，第三次 360J。儿童使用 2.5～50J（2J/kg）。

2. 如果除颤不成功，术者应开始行心肺复苏。给予肾上腺素 1mg 静注或血管加压素 40U 静注。患者可行气管插管或手动进行通气。如果无法行气管插管，则应放入咬嘴，给患者进行面罩通气。给予血管加压素并持续行心肺复苏直至脉搏搏动。此阶段成功治疗的关键在于充分的心肺复苏。除非给患者进行除颤或气管插管，否则心肺复苏不能间断 5s 以上。治疗潜在的可能导致心律失常的异常情况（如：低钾血症、低镁血症、缺血、梗死、气道阻塞或低氧）是至关重要的。

3. 重复再次除颤 360J。

4. 如果除颤失败，给予利多卡因（1mg/kg 推注）或胺碘酮（300mg 推注），并再次除颤 360J。

5. 使用各种抗心律失常药物后再次除颤 360J。

6. 如果心室颤动对上述方法无反应，应再次给予胺碘酮或考虑行急诊心肺分流术。

7. 如果在心脏停搏期再次出现心室颤动，则除颤能量应重新回到先前成功除颤时的水平。

持续性室性心动过速

如果在撤出心内导管后仍存在持续性室性心动过速，则依据患者病情稳定情况进行处理。如果患者血流动力学不稳定〔如：低血压（收缩压<90mmHg）、肺水肿或神志不清〕，行同步心脏复律 200J。

同步心脏复律使用最大 R 波。如果无法识别 QRS 波，可行非同步心脏复律：

1. 电极板涂上导电胶。

2. 避免使用过多的导电胶，因为可能使能量传导至术者或旁观者。

3. 在电极放电前所有人员应避开。

4. 电极板置于正确位置。

血流动力学稳定的患者，治疗持续性室性心动过速第一步是使用抗心律失常药物。首选利多卡因和胺碘酮。如果治疗失败，则行同步心脏复律，首先使用 100～200J。患者需镇静并给予镇痛药。

非持续性室性心动过速通常可通过复位或撤出心内或冠状动脉导管而终止。由急性心肌缺血而非导管刺激引起的频发非持续性心室颤动可用利多卡因治疗。

治疗室性异位搏动可选用胺碘酮，包括室性心动过速和心室颤动。病情稳定患者首先给予胺碘酮 150mg 静滴 10min 以上，然后 1mg/min 维持 6h，接着 0.5mg/min 维持 18h。病情不稳定或无脉患者首剂量 300mg。或可选用利多卡因，初始给予 1.0～1.5mg/kg 推注。在心脏停搏状态随后可追加 0.5mg/kg 推注（每 8～10min），累计总剂量 3mg/kg。在非心脏停搏状态，若存在以下任何状况则需首剂量减半：充血性心力衰竭、休克、肝功能不全或年龄大于 70 岁。在成功复苏后，若利多卡因使用顺利，则应开始持续滴入利多卡因 2～4mg/min。注意：病因不明的宽 QRS 波型心动过速（如：室性心动过速 vs. 反常性阵发性室上性心动过速）需按室性心动过速来治疗直至诊断明确。维拉帕米为禁忌。

心脏停搏往往因广泛性心肌缺血引起。应尽快施行右室起搏。给予阿托品（1mg），5min 后依据需要可再次给予。因为鉴别心脏停搏及细微心室颤动可能存在困难，所以心脏停搏需通过两个导联来证实。如果诊断不明确，医师则需假设患者存有细微心室颤动并据此来进行治疗。若右室起搏不能立即建立则可使用胸外起搏。代谢异常，包括低钾血症或严重酸中毒，均有可能导致心律失常，且对碳酸氢盐可能有反应。

肾上腺素具有血管收缩剂 α 肾上腺素能特性，因此优于其他 α 肾上腺素能药物（甲氧明、去氧肾上腺素）。肾上腺素剂量为 1mg，至少每 5min 可给予一次。如果心脏停搏对上述方法无反应，需考虑行急诊心肺分流术。

无脉性电活动（PEA）

无脉性电活动是一种致命的心律紊乱，除非能找出潜在病因并立刻进行治疗。导致无脉性电活动的原因有：

1. 低血容量，特别是由出血引起的。治疗方法是积极扩容和输液。通过逆转抗凝作用达到止血。

2. 心脏压塞，特别是有急性心肌梗死、近期行心脏活检、近期心内起搏器植入或尿毒症的患者。如果怀疑有压塞，有必要行心包盲穿（见第七章）。

3. 大的肺栓塞可突然引起无脉性电活动。在持续复苏过程中很少会发生栓子破裂。一些患者足以幸存到术者使用血栓抽吸导管处理此状况。

4. 经颈内静脉或锁骨下静脉建立通路后患者可能会发生张力性气胸。X线透视检查可以显示患者胸腔内的气体。如果术者怀疑有张力性气胸，则应小心向胸膜腔内插入一连有注射管的小口径针头。如果张力性气胸存在，那么气体会在压力作用下排出。

室上性心律失常

患者血流动力学的稳定情况决定了如何治疗阵发性室上性心动过速和心房颤动。

1. 对于不稳定患者（如：低血压、胸痛、充血性心力衰竭、急性缺血或梗死），应立刻行同步心脏复律。对于意识清楚、无低血压的患者，只要不耽误手术，可以给予快速起效的静脉药物（如：地西泮或咪达唑仑）使患者处于镇静状态。初始使用75～100J。如果转复后再次发生阵发性室上性心动过速或心房颤动，则不建议重复进行电复律。如果未产生转复，则需调高能量水平（如200J，300J）并重复心脏复律。如果以上策略失败，重复心脏复律之后静脉给予胺碘酮。洋地黄毒性是心脏复律的相对禁忌证，因为在复律后会引起严重的心动过缓或心脏停搏。血流动力学稳定心房颤动患者的心室反应可以用β受体阻滞剂或地尔硫草（静脉）予以控制。无规则性心律可以用普鲁卡因胺或选择性心脏复律来终止。

2. 阵发性室上性心动过速不伴发心房颤动者可首先通过刺激迷走神经来治疗，通常Valsalva动作可以起到作用。如果无颈动脉疾病或颈动脉杂音，可使用颈动脉窦按摩。如果不起效，则可以使用地尔硫䓬或腺苷（6～12mg 静脉推注）。对地尔硫䓬或腺苷无反应的患者，可能对胺碘酮、超速起搏、选择性心脏复律或 β 受体阻滞剂有反应。

维拉帕米（用于折返性室上性心动过速）是一种作用于房室结电生理活动的钙通道阻滞剂，轻度影响窦房结。同样具有负性肌力的特性。常用于那些增加迷走神经张力方法无效，但血流动力学稳定的窄 QRS 波型阵发性室上性心动过速患者的心率控制。维拉帕米也常用于心房颤动和快速心室反应患者的心率控制。初始剂量 5mg 静脉输入 1min 以上，如果阵发性室上性心动过速持续存在，且患者对初始剂量无不良反应，则每 5～10min 追加 2.5～5mg，直至最大剂量 20mg。维拉帕米的禁忌证包括：曾患或现有心动过缓、低血压、失代偿性充血性心力衰竭，或正在使用静脉 β 受体阻滞剂。维拉帕米不良反应包括严重的心动过缓、低血压、充血性心力衰竭以及预激综合征患者的快速旁路传导。低血压往往可通过静脉输入氯化钙（0.5～1g）扭转。

腺苷是一种自然存在的物质可引起房室结传导阻滞和增加冠状动脉血流。对于终止折返性室上性或房室结性心动过速有效率达 90%～100%（6～12mg 静脉推注）。30s 起效 60s 失效，一过性潮红是仅有的主要副作用。

β 受体阻滞剂（包括美托洛尔，5mg 静脉推注）可用于控制复发的阵发性室上性心动过速。当有心功能不全时使用 β 受体阻滞剂可能存在风险。普萘洛尔使用剂量为每 5min 1mg 静注，累计总量 0.1mg/kg。短效 β 受体阻滞剂（艾司洛尔）使用剂量为 5～15mg 推注，其半衰期为 5～10min。

表 8-6 列出了高危心导管插入术中发生心律失常的药物治疗。

循环支持装置

当今，大多数循环装置都被用于高危选择性心血管操作或用于支持患者的异常血流动力学（均与操作相关的，可能导致潜在疾病，即心力衰竭）。

表 8-6	高危心导管插入术中发生心律失常的治疗药物和剂量使用原则

稳定型室性心动过速

胺碘酮：根据临床情况采用两种方案中的一种
方案一：150mg 维持 10min 以上，然后以 1mg/min 速度滴注
方案二：300mg 稀释在 20～30ml 溶液中静脉快速滴注，依据指征
　　　　用同样方法追加 150mg 快速滴注
利多卡因 1～1.5mg/kg 静脉推注，依据指征追加 0.5～0.75mg/kg 静脉
　　推注，总剂量达 3mg/kg

无脉室性心动过速或心室颤动

肾上腺素 1mg 静脉推注，每 3～5min 可重复
血管加压素 40U 静脉推注∞1（肾上腺素、血管加压素均可在连续三次
　　尝试除颤失败后使用）
胺碘酮 300mg 稀释在 20～30ml 溶液中静脉快速滴注，依据指征用同样方
　　法追加 150mg 快速滴注
利多卡因 1～1.5mg/kg 静脉推注，依据指征追加 0.5～0.75mg/kg 静脉
　　推注，总剂量达 3mg/kg

　　最主要的循环支持治疗是 IABP。虽然 IABP 广泛可行且经常使用，但是缺乏随机数据支持它在最普遍情况下的使用。IABP 另一个缺陷是在 0.5L/min 的血流下支持受限，因为会增加出血和血管并发症的危险。

　　IABP 反搏术增加舒张压和冠状动脉血流并且减少心肌耗氧量（即减少后负荷）。球囊在舒张期（中心动脉压波形图的降中峡处）充气膨胀增加舒张压，从而增加冠状动脉压力和血流。球囊恰好在收缩前（舒张末期，动脉压波形图上升处）放气变瘪，以减少心室后负荷，从而降低心肌耗氧量和增加心排血量（见图 8-5）。

　　高危或不稳定患者，需在导管插入术前置入 IABP。在导管插入术或介入操作中，低血压（对扩容或静脉血管升压药无反应）及难治性心绞痛是 IABP 置入的适应证。IABP 的适应证和禁忌证见表 8-7。

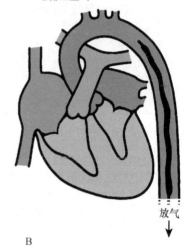

收缩期：球囊放气变瘪
减少后负荷
• 心脏做功 ↓
• 心肌耗氧量↓
• 心排血量 ↑

舒张期：球囊充气膨胀
增加舒张压
• 冠脉灌注 ↑

充气

放气

A

B

图 8-5 球囊在舒张期充气（A），恰好在收缩开始前放气变瘪（B）。舒张压升高增加了冠状动脉灌注，而恰好在收缩开始前球囊放气变瘪则降低了后负荷，从而减少心肌需氧量，减少心脏作功，并增加心排血量

方法

在经皮置入主动脉内球囊前，术者需对髂股动脉和主动脉的血管疾病进行评估。明显的外周血管病变是一个相对禁忌证。在 IABP 置入前，行腹主动脉造影有助于明确髂血管和股血管的血流和病变情况。

主动脉内球囊置入并发症通常是由穿刺点位置过低、股浅静脉穿孔或导丝推进过程中导致的动脉夹层引起。穿刺位置应与诊断性导管插入术时的标准股动脉穿刺位置相似或略靠前。低位穿刺可能会进入股浅动脉，因其太细小不能容纳 IABP 而引起随后的下肢缺血。

表 8-7 主动脉内球囊反搏适应证和禁忌证

适应证

难治性不稳定型心绞痛

心源性休克

术后血流动力学紊乱

急性心肌梗死伴发二尖瓣反流或室间隔缺损引起的机械损伤

心肌缺血导致的顽固性室性心动过速

左主干狭窄或严重三支血管病变患者接受心脏手术麻醉

高危 PTCA

PCI 后血流缓慢，维持血管通畅

禁忌证

股动脉-髂动脉解剖异常

髂动脉或主动脉粥样硬化阻碍血液流通

中重度主动脉反流

主动脉夹层或动脉瘤

动脉导管未闭（反搏可能增加血流由主动脉经异常通道流入肺动脉）

股动脉旁路移植术

出血体质

败血症

PCI：经皮冠状动脉介入术；PTCA：经皮腔内冠状动脉成形术

使用标准 Seldinger 方法经腹股沟处插入 IABP 球囊鞘管（或无鞘 IABP 导管）。在 IABP 导管插入前，使用 IABP 插入组件中备有的大注射器及单向阀抽净球囊内气体使囊内变成负压。IABP 组件中备有装有 0.46mm 或 0.64mm（0.018 英寸或 0.025 英寸）导丝的导管。在导丝的引导下经鞘管放入球囊。IABP 导管尖端标记应在主动脉弓顶部以下 1～2cm 处。撤出导丝。仔细冲洗中央管腔并与压力传感器相连。新型 IABP 导管带有光纤压力传感器。在肾动脉上方用 X 线透视观察球囊充气膨胀情况以确定最佳放置位置。

在导管放置好后，IABP 导管连接到 IABP 控制台并开始反搏。对于矮小患者，球囊导管的末端若仍然在鞘管内，充（放）气可能不会开始。从股动脉内撤出部分鞘管或许能解决这个问题。缝合固定球囊导管。在患者移动前再次确认球囊位置。在患者送回重症监护病房后，通过 X 线胸片再次确认 IABP 球囊导管的位置。

IABP 充气周期初始应为 1：2（每两个心动周期充气一次）。依据使舒张压波形最大化来调节球囊的充放气时间（见图 8-6）。通过 IABP 管腔内的中央主动脉压来评估血流动力学效力。

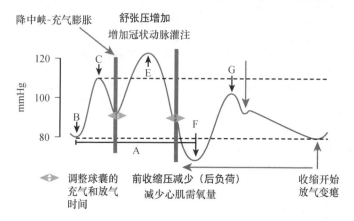

图 8-6 1：2 主动脉内球囊反搏动脉压力波形。**A**：一个完整心动周期；**B**：无辅助下主动脉舒张末期压力；**C**：无辅助下主动脉收缩压；**D**：降中峡（球囊充气膨胀）；**E**：舒张压增加；**F**：辅助下主动脉舒张末期压力；**G**：辅助下收缩。在球囊充气膨胀过程中舒张压增加，使冠状动脉灌注增加。球囊放气变瘪前收缩压（后负荷）减少，使心肌需氧量降低。辅助下收缩压（G）比非辅助下主动脉收缩压（C）低，因为主动脉舒张末期压力（F）减低了

通过直接压力读数来调节最佳的球囊充放气时间。如果无法获得压力波，则可通过心电图来调节球囊时间，然而并不推荐这样做。心电图是用来触发球囊的。IABP 充气膨胀应发生在主动脉波降中峡（心电图 T 波），放气变瘪应在收缩前立刻发生（在 R 波处或之前），从而提供最大舒张期流量和最大限度减少"前收缩"压力。在适当调整球囊充气和放气后，充放气周期设为 1：1。用于适当提高患者血流动力学状态的泵功能的影响因素见表 8-8。通过仔细调节球囊充放气时间和球囊放置位置来获得最佳的血流动力学。表 8-9 给出了球囊充放气时机错误导致的问题。

表 8-8 影响舒张压增加的因素
患者血流动力学
心率
每搏量
平均动脉压
全身血管阻力
IAB 机械因素
IAB 在鞘管中
IAB 未展开
IAB 位置
IAB 导管有扭曲打结
IAB 泄露
低氦气浓度
IABP 控制台因素
时间控制
IAB 增强标度盘的位置

IAB：主动脉内球囊；IABP：主动脉内球囊泵

其他装置如 Bard 心肺分流支持（CPS）系统和 Tandem-Heart 显示对一些高危患者有益处，但需要使用非常大的的鞘管尺寸，因此会导致更高的血管通路并发症概率。由于 CPS 或体外膜肺氧合（ECMO）会经常使用到，所以需要有专业人员负责操作。如果持续使用时间大于 6h，可能会继发溶血、血小板聚集、血浆丢失的问题。ECMO 最主要的好处是依据需要提供合适的全循环支持。在有研究显示对于高危患者预防性 IABP 具有相同的效果，且出血/血管通路并发症明显较少后，ECMO 的使用减少。此外 ECMO 不增加冠状动脉灌注压但确实会小幅度增加后负荷，使得左室排空能力降低，并潜在需要置入 IABP 以用于进一步支持。

TandemHeart 经皮心室辅助装置（pVAD）最初使用在二十世纪六十年代初，以帮助那些无法脱离心肺分流术的患者（见图 8-7）。此设备可以持续使用数天，并且能显著改善心源性休克患者的血流动力学，提供高达 3.5L/min 的血流量。这有益于减轻左室负荷从而改善充盈压、心脏负担和需氧量。此系统最大缺点包括：血管通路尺寸（22F 静脉和 15F～17F 动脉）；需经心间隔到达左房，这点要求需要有精练的操作手法，但这并不是所有术者均具备的；此外手术时间的增加，对于血流动力学不稳定的患者也是不可行的。与 ECMO 相比，右室衰竭患者不适于使用 TandemHeart，这点也在某种程度上限制了 TandemHeart 的使用。

表 8-9　球囊充放气时机不佳导致的问题

充放气时机欠佳导致的 IABP 扩大不佳

充气过早：在主动脉瓣关闭前充气

波形特征
降中峡之前充气
心室舒张增加妨碍到收缩

生理学影响
潜在主动脉瓣提早关闭
潜在增加左室舒张末期容量和左室舒张末期压力
增加左室壁应力（后负荷）
主动脉瓣反流
增加心肌需氧量

充气过迟：主动脉瓣关闭后 IAB 充气

波形特征
降中峡后 IAB 充气
无尖锐 V 波
舒张压增加不理想

生理学影响
冠状动脉灌注不理想

放气过早：舒张期间 IAB 放气过早

波形特征
IAB 放气显示为舒张压增大之后的明显下降
舒张压增加不理想
辅助下主动脉舒张末期压力可能低于或等于非辅助下主动脉舒张末期压力
辅助下收缩压可能增加

生理学影响
冠状动脉灌注不理想
潜在的冠状动脉和颈动脉血流衰退
冠状动脉血流衰退可能引起心绞痛
后负荷减少不理想
增加心肌需氧量

（续表）

放气过迟

波形特征

辅助下主动脉舒张末期压力可能低于或等于非辅助下主动脉舒张末期
　　压力

辅助下收缩压上升率延长

舒张压升高呈现出增宽

生理学影响

后负荷基本上未减少

因左室对抗更大的射血阻力，故心肌耗氧量增加

等容收缩期延长

IAB 可能妨碍左室射血和增加后负荷

心律失常导致的 IABP 扩大不佳

心房颤动

使用自动定时和心电图触发

异位

为了确保触发，选择能最大限度减少正常 QRS 波和异位搏动时幅度差距
　　的导联

心脏骤停或除颤

在心肺支持下使用心电图或压力触发

如果不能使用心电图或压力触发，可以使用体内触发

术者必须确保在除颤期间不接触 IABP

IAB 在原位固定不能超过 30min

IAB：主动脉内球囊；IABP：主动脉内球囊泵

　　近来，Impella 装置成为了下一代循环支持工具（见表 8-8）。
这种装置可通过 13F 动脉路径置入，并提供 2.5L/min 血流支
持，能在心导管室中方便快捷地完成。它被认为是一个跨瓣心室
辅助装置（tVAD），血液自左室泵到主动脉。正如 Tandem-
Heart，此装置的主要好处也包括直接减少左室负荷、减少充盈
压/容量和增加心排血量。此装置主要禁忌证是左室血栓、严重
的主动脉瓣狭窄及外周动脉疾病。

　　在 Impella 和 TandemHeart 装置的重大支持下，术者能够在
导管室进行高危经皮手术，并取得满意结果。表 8-10 列出了各
种装置的大致特征、血流动力学作用、装置相关的特有并发症和
潜在局限性。随着术者越来越熟练地掌握这些工具，可以期待在
未来几年有更多的改进。

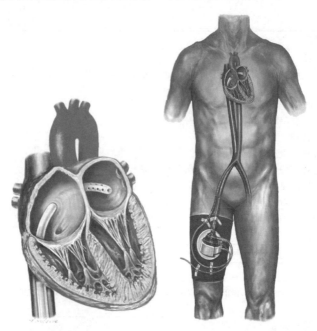

图 8-7 左图显示了 TandemHeart 装置的流入套管，从下腔静脉放入，经由间隔造口术的造口穿越房间隔置于左房。右图显示了泵，该泵置于腿部外面，摄取流入套管内的血液然后将其泵入主动脉中的动脉导管内。摘自 TandemHeart 网站

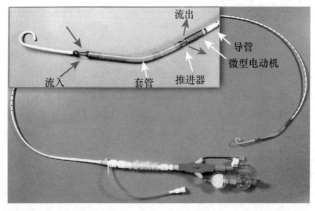

图 8-8 Impella2.5 导管如图所示。有多个部分：尖端成猪尾状，尖端上方有流入部分，套管上装有旋转器的地方产生流出的血流。套管部分置于跨主动脉瓣处以使血流顺利进入左室并从升主动脉流出。导管后端挂接在控制部分，该部分通过导管上的千分尺监测主动脉压力并调节泵的速度（摘自 Valmimigle M：*Cathet Cardiovasc Intervent* 65：264，2005，fig 1.）

表 8-10 各种心脏循环系统支持装置比较

类型	介入技术	主要并发症	对循环的作用
IABP	P 或 S	肢体缺血，主动脉夹层	增加 0.5～1L/min
CPS (ECMO)	P 或 S	出血，溶血，卒中，栓塞	完全支持
pVAD (TandemHeart)	P	心脏压塞，肢体缺血	增加至 3.5L/min
tVAD (Impella)	P 或 S	主动脉瓣损伤，肢体缺血	增加至 2.5L/min

类型	支持持续时间	优势	局限性	禁忌证
IABP	14d	减轻左室负荷	要求心律稳定	中度以上 AI，主动脉疾病或 PAD
CPS (ECMO)	6h	完全支持	持续时间有限，所有人	中度以上 AI，PAD，凝血异常
pVAD (TandemHeart)	14d	完全支持，持久	大套管，经房间隔穿孔	VSD，PAD，右室衰竭
tVAD (Impella)	5d	减轻左室负荷	主动脉狭窄	左室血栓，VSD，HOCM 中度以上 AS

AI：主动脉瓣关闭不全；AS：主动脉瓣狭窄；HOCM：肥厚型梗阻性心肌病；P：经皮；PAD：外周动脉疾病；S：外科手术；VSD：室间隔缺损

推荐阅读

Boehrer JD, Lange RA, Willard JE, et al: Markedly increased periprocedure mortality of cardiac catheterization in patients with severe narrowing of the left main coronary artery, *Am J Cardiol* 70:1388–1390, 1992.

Colyer WR Jr, Moore JA, Burket MW, Cooper CJ: Intraaortic balloon pump insertion after percutaneous revascularization in patients with severe peripheral vascular disease, *Cathet Cardiovasc Diagn* 42:1–6, 1997.

Ferguson JJ, Cohen M, Freedman RJ, et al: The current practice of intra-aortic balloon counterpulsation: results from the Benchmark Registry, *J Am Coll Cardiol* 38:1456–1462, 2001.

Folland ED, Oprian C, Giacomini J, et al: Complications of cardiac catheterization and angiography in patients with valvular heart disease, *Cathet Cardiovasc Diagn* 17:15–21, 1989.

Heupler FA: Guidelines for performing angiography in patients taking metformin, *Cathet Cardiovasc Diagn* 43:121–123, 1998.

International Consensus on Science: Guidelines 2000 for cardiopulmonary resuscitation and emergency cardiovascular care, *Circulation* 102(suppl I):1–370, 2001.

Kahn JK, Rutherford BD, McConahay DR, et al: Supported "high risk" coronary angioplasty using intraaortic balloon pump counterpulsation, *J Am Coll Cardiol* 15:1151–1155, 1990.

Kern MJ, Aguirre F, Bach R, et al: Augmentation of coronary blood flow by intra-aortic balloon pumping in patients after coronary angioplasty, *Circulation* 87:500–511, 1993.

Kern MJ, Aguirre FV, Tatineni S, et al: Enhanced coronary blood flow velocity during intraaortic balloon counterpulsation in critically ill patients, *J Am Coll Cardiol* 21:359–368, 1993.

Klein LW, Sheldon MW, Brinker J, et al: The use of radiographic contrast media during PCI: a focused review. A position statement of the society of cardiovascular angiography and interventions, *Cathet Cardiovasc Intervent* 74:728, 2009.

Landau C, Lange RA, Glamann DB, et al: Vasovagal reactions in the cardiac catheterization laboratory, *Am J Cardiol* 73:95–97, 1994.

Millereau M: Dilution of potent drugs, *Am J Cardiol* 68:418, 1991.

Ohman EM, Califf RM, George DS, et al: The use of intraaortic balloon pumping as an adjunct to reperfusion therapy in acute myocardial infarction: the thrombolyses and angioplasty in myocardial infarction (TAMI) study group, *Am Heart J* 1218:895–901, 1991.

Rihal CS, Textor SC, Grill DE, et al: Incidence and prognostic importance of acute renal failure after percutaneous coronary intervention, *Circulation* 105:2259–2264, 2002.

Sankaranarayanan R, Msairi A, Davis GK: Stroke complicating cardiac catheterization—a preventable and treatable complication, *J Invasive Cardiol* 19(1):40–45, 2007.

Tepel M, van der Giet M, Schwarzfeld C, et al: Prevention of radiographic-contrast-agent-induced reductions in renal function by acetylcysteine, *N Engl J Med* 343:180–184, 2000.

Tommaso CL, Johnson RA, Stafford JL, et al: Supported coronary angioplasty and standby coronary angioplasty for high-risk coronary artery disease, *Am J Cardiol* 66:1255–1257, 1990.

Vogel RA: Femoral-femoral cardiopulmonary bypass assisted coronary angioplasty, *Cardiac Surg* 78:213–220, 1993.

Voudris V, Marco J, Morice M-C, Fajadet J, Royer T: "High-risk" percutaneous transluminal coronary angioplasty with preventive intra-aortic balloon counterpulsation, *Cathet Cardiovasc Diagn* 19:160–164, 1990.

第九章　导管室研究技术和方法

BARRY A. BORLAUG·PAUL SORAJJA·MORTON J. KERN

（唐熠达　许亮　译）

在理解心脏病学的一般问题上，研究技术正在并将继续起到重大的作用。很多在过去只限于研究领域的临床方法已经进入到常规的诊断性导管插入技术中，例如血流储备分数（FFR）和血管内超声（IVUS）。本章对心导管室的常用研究技术进行了回顾（见表 9-1 和表 9-2）。

表 9-1　研究技术

目的	方法
Ⅰ. 心室功能	
1. 收缩功能	心室 P-V 关系（通过超声心动图、对比血管造影、核素血管造影或阻抗导管来同时测定左室压力和容积） 衍生变量：收缩末期 P-V 斜率、截距，收缩性（$+dP/dt$）
2. 舒张功能	心室 P-V 关系（如上） 衍生变量：舒张末期 P-V 斜率、截距，舒张性（$-dP/dt$，τ，K）
3. 运动研究	
4. 血流动力学和超声心动图研究	
Ⅱ. 心肌血流 （冠状动脉血流储备，药物作用）	
	指示剂稀释，惰性气体（氙、氮），热稀释法 多普勒血流速度 数字放射摄影研究

（续表）

Ⅲ. 内皮功能
1. QCA
2. 多普勒血流
3. QCA

Ⅳ. 电生理功能 （异常传导，激动）

电生理学研究
希氏束
心房和心室不应期
传导异常
诱导的异常室性心律
旁路传导

P-V：压力-容积；QCA：定量冠状动脉血管造影术

表 9-2　导管室中其他的研究技术

左室功能	方法
压力-容积关系	
收缩末期	高精度压力
舒张末期	左室容积
	左室图像（电影血管造影，数字）
	右室图像
	二维超声心动图
	阻抗导管
壁顺应性	
左室质量	定量心室造影分析
舒张功能	高精度压力
	多普勒二尖瓣血流
心室相互作用	右室/左室精度压力
心房顺应性	心房血流速度，高精度压力
冠状动脉生理学	
冠状动脉血流，冠状动脉储备，冠状动脉血管扩张（对药物的反应性）	关于罂粟碱、腺苷、乙酰胆碱的药理学研究介入操作（例如血管成形术和血流动力学研究）中的冠状动脉生理性血流反应
缺血检查	
诱导的心动过速	电生理学研究
异丙肾上腺素，多巴胺	药物注射
一过性冠状动脉闭塞	冠状动脉血管成形术

心导管室的辅助人员可能认为临床研究对患者不必要、不重要甚至是危险的。医生应该驳斥这些常见的误区说法，并且应该推进这些技术的可用性和安全性。只有技巧精湛的医生，在有明确的目的和研究机构的许可的条件下，才能使用这些研究技术。所获得的数据在鉴别新的治疗方法和推进心脏病治疗前沿技术方面，有着不可估量的价值。让护士和导管室医生认识到这个问题并向患者传达一种自信和热情的态度是很有帮助的。

定量冠状动脉和心室造影术

尽管在临床实际应用中，造影期间使用的都是目测法，但是在不同观察者之间会有很大的差别。定量冠状动脉血管造影术（QCA）和定量左心室造影术即用于克服这些主观性的不足。由于时间上的限制，这些方法通常在数据获得后离线进行。

定量冠状动脉血管造影术

QCA 可以通过使用数字（或者手持）的卡尺进行，更常见的是使用计算机辅助的自动边缘检测系统。为了获得准确的测量值，必须要使用已知直径的物体进行图像校准，最常见的就是充满造影剂的冠状动脉导管。为了得到校准系数（mm/pixel）需要将用于校准的导管放大后测量其直径，此校准系数用于计算血管管腔直径。QCA 软件接着会检测感兴趣区域的亮度值，并使用数字算法，在术者选定的中心线旁，通过自动边缘检测来计算血管直径。通常从 QCA 获得的变量有最小腔直径（MLD）、标准血管直径、经皮冠状动脉介入（PCI）术后急性管腔获得（术后即刻 MLD－基线 MLD）、PCI 术后晚期管腔丢失（随访 MLD－术后即刻 MLD）和直径狭窄百分比（见图 9-1）。

QCA 存在一定的局限性，使得数据有所变异。这些局限性包括图像采集时的不一致（例如血管的缩短、不同的成像平面或放大率）、帧数的选择和不同测量之间血管状况的差异。如

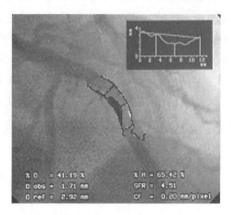

图 9-1 定量冠状动脉血管造影分析的图像。自动检测边缘和中心线，使用已知尺寸的物体（指引导管）进行尺度校准

果从 X 线发生器到用于校准的器械（即导管）与到冠状血管的距离有显著差别，那就会导致结果被低估或者高估。可以通过在冠状动脉内使用血管扩张药来获得最大程度的血管扩张、使血管完全充满造影剂以及不同测量之间使用一致的造影设备和平板来改进测量的准确度。

定量心室造影术

使用双平面成像可以得到最佳的定量心室造影影像，采用左前斜 60°和右前斜 30°视角。对一个非异位搏动的心动周期中透光良好的舒张末期和收缩末期，使用中心线弦法进行分析。在这种方法中，需要划一条于舒张末期及收缩末期等距处并与中心线相垂直的线弦，然后与舒张末期的周长进行标准化处理。局部的室壁运动在局部线弦缩短的程度的基础上实现定量化（正值＝室壁运动增强，负值＝室壁运动减弱）（见图 9-2）。

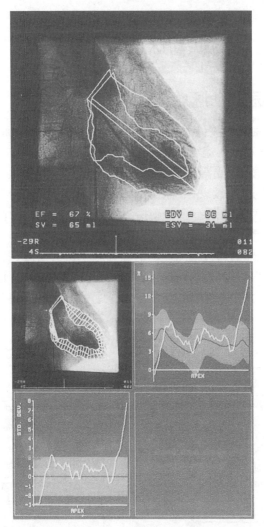

图 9-2 定量左室造影室壁运动分析。正常的左室室壁运动表现为所有室壁节段向心性运动。下图表示了线弦及其偏离中心线的程度。节段室壁运动的中心线分析利用了收缩末期和舒张末期的左室心内膜轮廓。再下面的图表示了计算机如何在两个边界线的中间创建中心线。通过沿着垂直这条中心线的方向创建的100 个线弦可以测量室壁的运动。每一个线弦的运动通过舒张末期的周长标准化以避免引入短轴缩短率。每个线弦的运动被作为一个点画出（黑线）。正常室壁组的平均运动（细线）和均值之上及之下的标准差（虚线）被同样画上作为参考。同时也将室壁运动和正常均值之间的差异用标准差画成点图（右侧的图）。正常室壁组的均值被标示为通过 0 的那条直线

冠状动脉血流定量分析

多普勒冠状动脉血流速度

冠状动脉血流储备是对冠状动脉血管整体扩张能力的测量（最大冠状动脉血流/休息时冠状动脉血流），能够被心外膜大血管和微血管循环异常所影响（见图 9-3）。冠状动脉血管扩张储备原来是通过连续热稀释法测量冠状窦血流。利用 0.36mm（0.014 英寸）的装有多普勒探头的导管对冠状动脉内动脉血流速度进行测量。多普勒探头发出脉搏波一样的声波（12～15mHz），然后通过检测流动的红细胞返回的回波进行成像（见图 9-4）。多普勒导管常连接压力传感器（见图 9-5）以同时检测狭窄部位之后的冠状动脉血流和压力。多普勒导管还可以用来测

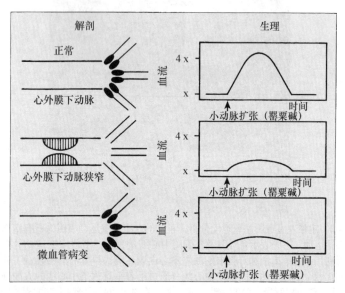

图 9-3 正常心外膜下冠状动脉和微血管床以及冠状动脉血流储备。当心外膜下冠状动脉和微血管均正常时，冠状动脉血管扩张储备（CVR）正常。而任何的心外膜下冠状动脉狭窄或者微血管病变都会导致 CVR 异常（摘自 White CW，Wilson RF：*Am J Cardiol* 67：44D-56D，1991.）

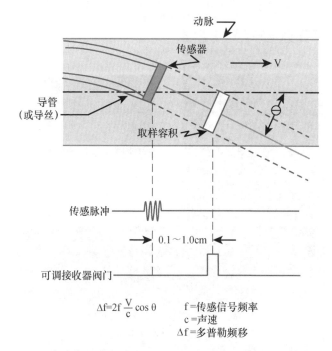

$$\Delta f = 2f \frac{V}{c} \cos \theta$$

f＝传感信号频率
c＝声速
Δf＝多普勒频移

图 9-4 多普勒血流速度测量原理。测量导丝头端的超声压力晶体不断产生高频声波，并检测从该段血管内流动的红细胞返回的声波信号，通过多普勒转换公式计算出血流速度（V）（摘自 Hartley CJ，Cole JS：*J Appl Physiol* 37：626-629，1974.）

量冠状动脉循环对药物、介入治疗的生理反应，以及狭窄部位在介入治疗术前术后冠状动脉血流的变化（见表 9-3）。冠状动脉血流量的变化可以和心肌氧耗结合起来（冠状动脉和冠状窦血流）判断血流的增加是因为心肌需氧量增加导致（例如代谢调节）还是药物作用导致（例如动脉扩张或收缩药物）。

多普勒方法学和设备

多普勒导丝检查系统可以在 10min 内准备完毕，通过测量距离导丝尖端 5mm（宽 2mm）处区域的红细胞回波来获得血流速度，这个距离也可以避免血流受到导丝的影响。回波信号再转化为实时的图像。灰阶图像滚动显示屏显示所有测量区域内的红细

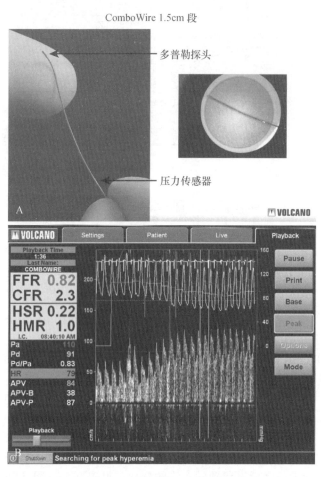

图 9-5　A：结合压力和流量传感器的导丝。多普勒晶体位于导丝最远端，而压力传感器位于柔软的不透射线的部分和后方硬质导丝的结合处。**B**：多普勒同时测量冠状动脉血流和压力时操作台记录。APV：平均峰值流速；-B：基础值；-P：峰值；CFR：冠状动脉血流储备；FFR：血流储备分数；HMR：微血管充血阻力；HSR：狭窄充血阻力；Pa：大动脉压力；Pd：远端冠状动脉压力；Pd/Pa：压力比（摘自 Volcano Therapeutics，Rancho Cordova，CA.）

胞流速。主要参数从自动追踪的最高血流速度中得出，因此位置对测量影响不大（见图 9-6）。

表 9-3 多普勒流速导丝的应用

冠状动脉血管扩张储备测量
  X 综合征
  移植的冠状动脉病变
侧支循环血流研究
冠状动脉血流研究
  药理和内皮功能研究
  主动脉内球囊反搏
  血管病变中的冠状动脉生理学改变
  缺血相关性检测

    多普勒导丝发出前向的超声波，沿长轴有 27°的发散角度（测量 6dB 往返超声波波束两点）。临床应用的多普勒超声导丝脉冲波发送标准频率超过 40Hz，时长+0.83s，样本延迟 6.5s。系统会连接到实时频谱分析仪、显示器和打印机等设备。频谱分析仪通过联机的快速傅里叶变换处理多普勒声波信号，产生图像。同时心电图和主动脉压力的数据也被一并记录（见图 9-7）。体内检测证实多普勒超声导丝测量的血流速度与电磁法测量的血流速度高度一致。

    在多普勒导丝置入动脉前，患者需要静脉内给予肝素（40～60U/kg，控制活化凝血时间>200s）。在诊断性血管造影后或者造影中，多普勒导丝依靠 Y 型头送入指引导管中，然后送入动脉内，到达靶病变（例如狭窄）远端约 5～10 倍动脉直径的距离（约 2cm）处，注意不要放入分支。分别测量休息时和充血时远端血流速度（见图 9-8 和图 9-9）。

    必须注意多普勒冠状动脉血流速度检测只反映流速的变化，冠状动脉血流量是流速（cm/s）和血管面积（cm^2）的乘积。测量绝对血流量，需要以下假设：

1. 血管横断面积在充血时被有意地固定。
2. 管腔为圆柱形，血流速度未被动脉病变影响。
3. 检测的多普勒探头晶体和靶血管间夹角固定且小于 30°。

冠状动脉血流储备

    通过冠状动脉内注射腺苷（24～30μg 右冠状动脉，24～40μg 左冠状动脉）使心脏充血。冠状动脉血流储备是充血状态

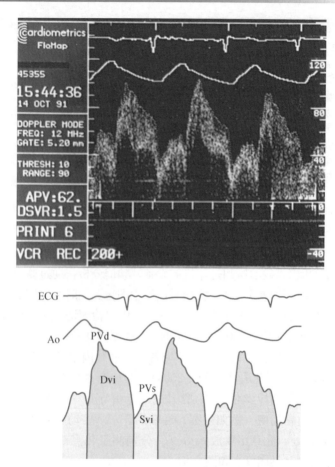

图 9-6 正常冠状动脉血流速度图谱显示收缩期时较低的血流速度和舒张期较高的血流速度。下图深色部分代表舒张期流速积分（Dvi），浅色部分代表收缩期流速积分（Svi），以及最高收缩期流速（PVs）和最高舒张期流速（PVd）。平均收缩期和舒张期流速以及整个心动周期的流速均可以通过计算获得。APV：平均峰值血流；Ao：主动脉压力；DSVR：舒张期和收缩期血流速度比值；ECG：心电图（摘自 Ofili EO，Kern MJ，Labovitz AJ，et al：*J Am Coll Cardiol* 21：308-316，1993.）

下平均血流速度和静息状态下平均血流速度之比，正常值大于2.0。比较冠状动脉血流储备和血流储备分数是无创评价心肌缺血的金标准（见表9-4）。

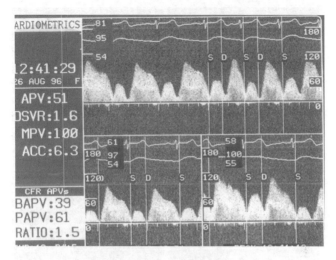

图 9-7 多普勒血流速度检测屏幕分为上方的连续信号检测以及下方静息血流和充血血流速度区域。心电图和主动脉压力在信号区域上方。最右侧流速刻度从 0 到 120cm/s。左上方黑框中的数字代表心率以及收缩期和舒张期血压。ACC：加速；APV：平均峰值流速；B：基础；D：舒张期；DSVR：舒张期和收缩期流速比值；MPV：最大峰值流速；P：峰值冠状动脉贮备比；S：收缩期

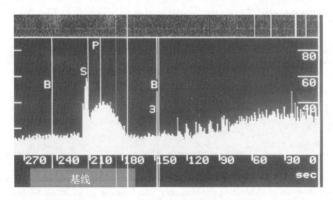

图 9-8 多普勒血流速度检测，血流速度峰值和平均值的连续图像。B 为基线值，冠状动脉内注射腺苷（注意 S 前的伪影），使得心肌充血，可以得到血流峰值（P）

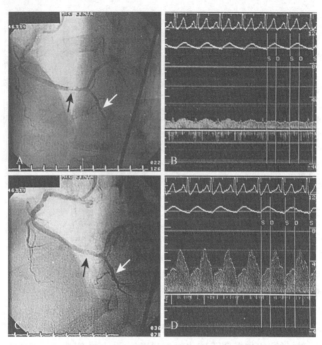

图 9-9 右冠状动脉远端 90% 狭窄处成功进行经皮腔内冠状动脉血管扩张术前（**A**）后（**C**）的冠状动脉远端血流速度。**B**：术前远端血流速度 12cm/s，波形递减。**D**：术后平均血流速度 35cm/s，波形正常。黑色箭头示意球囊扩张部位，白色箭头示意多普勒导丝检测管腔的位置

表 9-4 临床应用的生理指标				
指标	**CFR**	**rCFR**	**HSRv** [*]	**FFR**
检测缺血	<2.0	<0.8	>0.8	<0.75
择期血管成形术	>2.0	—	—	>0.8
血管成形术后	>2.0~2.5[†]	—	—	>0.9
支架术后	—	—	—	>0.9

摘自 Kern MJ, Lerman A, Bech JW, et al: Physiological assessment of coronary artery disease in the cardiac catheterization laboratory: a scientific statement from the American Heart Association Committee on Diagnostic and Interventional Cardiac Catheterization, Council on Clinical Cardiology, *Circulation* 114: 1321-1341, 2006.

CFR: 冠状动脉血管扩张储备；FFR: 血流储备分数；HSRv: 狭窄充血抵抗系数；rCFR: 相对冠状动脉血管扩张储备

[*] mmHg/ (cm·s)

[†] <35% 的狭窄

侧支循环测量

冠状动脉侧支循环血流也可以用多普勒流速导丝（见图 9-10）和压力导丝进行测量。0.36mm（0.014 英寸）的压力导丝调零，校正，然后通过球囊导管送至待测血管处。检测侧支循环血流的同时检测平均主动脉压力（Pao，mmHg）、冠状动脉闭塞压力（Poccl，mmHg）以及中心静脉压（CVP，mmHg）。侧支循环血流＝（Poccl－CVP）/（Pao－CVP）。

存在侧支循环的左前降支

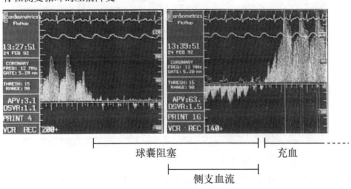

图 9-10　一例由右冠状动脉侧支循环供应左前降支的患者，球囊阻断时血流速度随时间变化的图像。注意球囊阻断 15s 后基线下方逆行的侧支循环血流灌注，而球囊抽瘪后，可以观察到血管远端立即出现的前向血流，而逆行侧支循环灌注消失，代表血管成形术成功。APV：平均峰值流速；Ao：主动脉压力；DS-VR：舒张期和收缩期流速比值；ECG：心电图（摘自 Kern MJ, Donohue TJ, Bach RG, et al：*Am J Cardiol* 71：34D-40D, 1993.）

冠状动脉内皮功能检测

内皮是血管内壁单层的内皮细胞。内皮功能障碍由多种病因造成，其中许多同样导致动脉粥样硬化产生。而内皮细胞功能降低会明显增加心血管事件发生风险，即使是造影显示为正常的冠状动脉。

在这个过程中，首先将指引导管和多普勒导丝按常规操作放至动脉内。检测静息血流（例如通过定量分析冠状动脉直径得到的多普勒检测血流速度），冠状动脉内直接注射梯度浓度的乙酰胆碱（$10^{-6} \sim 10^{-4}\,\mathrm{mol/L}$）。血管内皮功能正常的患者，乙酰胆碱可以引起内皮依赖性 NO 产生，引起血管扩张［例如心外膜血管扩张和（或）多普勒血流速度增加，见图 9-11］。相反，内皮功能受损的患者，冠状动脉血流没有增加，甚至由于血管收缩血流减少，多普勒血流速度无明显变化或者突然下降。血管造影可以发现血管收缩，并应迅速通过冠状动脉内给予血管扩张药（如钙通道阻滞剂或者硝酸盐类）进行处理。

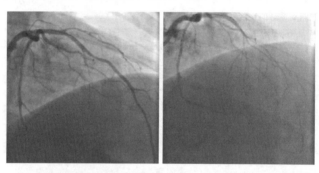

图 9-11 通过乙酰胆碱注射检测内皮功能。左图代表左冠状动脉基础造影，右图代表注射乙酰胆碱 $10^{-6}\,\mathrm{mol/L}$ 后左前降支明显收缩

有创性冠状动脉成像

血管内超声

高频二维血管内超声（IVUS）成像使用 2.9F 或者更小尺寸的导管，以及机械或者相控阵方法旋转 $20 \sim 40\,\mathrm{MHz}$ 压电晶体，处理血管的断层图像（见图 9-12）。超声导管通过导丝以快速交换方式引入血管，然后在手动或者自动回撤（$0.5 \sim 1\,\mathrm{mm/s}$）过程中进行图像采集。在轻度病变或者正常的血管中，通常可以观察到典型的三层结构。这些图像在确定血管内粥样硬化斑块负荷和性质（例如血管尺寸和钙化）方面比造影要准确得多。IVUS 同样可以展

正常LAD移植

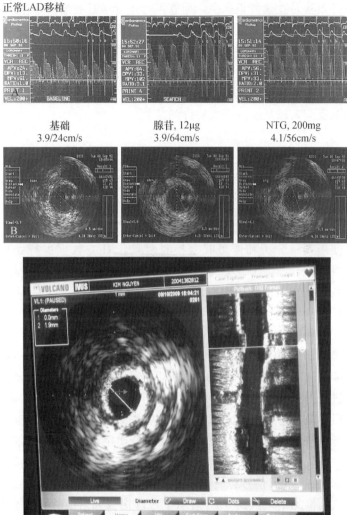

基础	腺苷, 12μg	NTG, 200mg
3.9/24cm/s	3.9/64cm/s	4.1/56cm/s

图 9-12 同时获得多普勒导丝血流速度信号（A）和血管内超声冠状动脉内腔尺寸（B）。在实验室中获得的血管内超声图像如 C 所示。横断面动脉图像显示管腔正常，直径在 3.9mm，对腺苷或硝酸甘油（NTG）的微小变动。APV：平均峰值速度；DPVi：舒张期峰值速度；LAD：左前降支；MPV：最大峰值速度；Ratio：冠状动脉储备比率；VEL：速率比例。C：心导管实验室血管内超声显示屏

现正性重构，在这种重构中，血管尺寸随着早期的粥样硬化斑块的增长而增大，以保证血管管腔面积。对于那些已经安放了支架或者计划要安放支架的患者，IVUS 可以用于评价参考管腔直径并评估支架扩张情况。该工具的应用可以用于在体内研究粥样硬化斑块的特性（即"虚拟组织学"成像）、进展和转归，对新的药物的反应，以及经皮介入治疗的结果。

虚拟组织学

灰度的 IVUS 能够定性显示粥样硬化斑块的程度和分布。但是，灰度的 IVUS 却不能很好地反映那些低回声的含有脂质或混合斑块的成分。

使用频谱分析和傅里叶变换对射频（RF）数据进行处理，超声背散信号产生了被称为虚拟组织学（VH）的图像，这样就使得我们能在组织学层次对斑块的构成进行分析。VH IVUS 技术（Volcano Therapeutics，Inc，Rancho Cordova，CA）已经被证实在体外区分 4 种不同类型的粥样硬化斑块具有 $80\%\sim92\%$ 的准确性（例如纤维、纤维脂质、致密钙化和坏死核）。使用 VH 鉴别冠状动脉粥样硬化斑块是基于 IVUS 背向散射数据频谱分析进行的自回归分类。纤维、纤维脂质、坏死核和致密钙化区域在目标斑块的组织学区域中，使用扫描采集的 RF 数据进行分析。纤维斑块区域被设定为绿色，纤维脂质用黄色，致密钙化用白色，坏死核用红色。被预测的斑块成分显示为一个色彩编码的组织图谱。IVUS 信号经由离散傅里叶变换处理后，得到高分辨率的空间推测结果。图 9-13 展示了 VH 图像和对应冠状动脉粥样硬化的组织学成分。

光学相干断层成像术

光学相干断层成像术（OCT）是在导管基础上使用近红外线光（波长 $1250\sim1350\text{nm}$）达到高分辨率的一种体内实时的冠状动脉成像

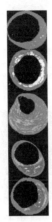

1. 纤维

2. 纤维钙化

3. 病理性内膜增厚（PIT）

4. 厚纤维帽斑块（ThCFA）

5. VH薄纤维帽斑块（VH-TCFA）（被认为是高危的）

图 9-13（见书后彩图） 血管内超声的 5 种粥样硬化斑块病理的虚拟组织学成像。1. 纤维；2. 纤维钙化；3. 病理性内膜增厚（PIT）；4. 厚纤维帽斑块（ThCFA）；5. VH 薄纤维帽斑块

系统。在这种技术中，成像导丝［直径 0.48mm（0.019 英寸）］在血管内旋转和回撤过程中同时发射光线并记录反射。用于传输光线的玻璃纤维和末端的透镜组成了一个光纤阵列，用于聚焦传输的光线。与 IVUS（150～300μm）相比 OCT 的优点是高轴向分辨率（12～18μm）和横向分辨率（20～90μm），还有相对较快的回撤能力（20～40mm/s）和较新的发生系统。OCT 需要一个无血区域，这可以通过球囊阻断和推注生理盐水获得，或者通过系统的快速回撤和造影剂一次快速推注（约 4ml/s）完成（见图 9-14）。

目前的 OCT 系统可以穿透组织 1.5～3.5mm（IVUS 可以达到 4～8mm）。OCT 可使用高分辨率用于鉴别和描绘薄纤维帽、钙化、血管夹层和血栓。对于 PCI 的患者，高分辨率的 OCT 还可以显示支架放置的详细图像，以及支架丝新生内膜组织覆盖程度（见图 9-14）。

血管镜检查

冠状动脉血管镜检查（见图 9-15）使得血管的内表面直接可视成为可能。这个技术提供了冠状动脉病变的病理学和急性冠状

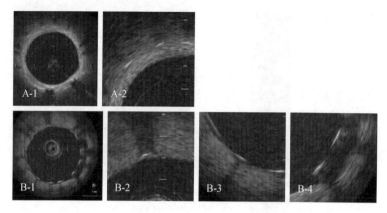

图 9-14（见书后彩图） 药物洗脱支架置入后的光学相干成像。A-1：支架置入后即刻的光学相干断层成像（OCT）。可以在 4 点和 6 点方向看到带着阴影的支架丝。A-2：放大后的支架丝被内皮覆盖的图像。B-1：支架丝贴壁不良，3 点到 6 点方向有支架丝显著离开了血管壁。B-2～B-4：放大后的 B-1 显示贴壁良好及贴壁不良的支架丝（摘自 Kubo T，Imanishi T，Kitabata H，et al：*JACC Cardiovasc Imaging* 1：475-84，2008.）

动脉综合征的病理生理学信息。冠状动脉血管镜（Vecmova，Clinical Supply Co，Gifu，Japan）使用纤维光学内核，通过导丝和输送导管进入冠状动脉。输送导管上有柔软的非损伤乳胶球囊，可扩张以阻断血流。然后将视野中的血液用 5～10ml 的生理盐水冲净。血管镜检查已经被证实在人类冠状动脉接受心导管插入术时是安全和可行的。它提供了一个全色彩、三维的冠状动脉血管内表面图像，可以用于评价已经破裂的斑块或与血栓相关的斑块。目前这一代的血管镜已经有了出色的图像分辨率和更强的灵活性，可以更好地进行复杂病变和易损病变的检查。进行血管镜检查同样存在很多的限制。血管镜只能看到血管内表面，而无法对很薄的内膜后进行成像。斑块的成分也只能通过推测斑块的黄色程度来推断。黄色斑块需要通过组织学间接确定为富脂质易损斑块。能否看清近端血管取决于在左主干之后是否有充分的空间可以放置阻断球囊。否则，远端的血管同样不能被很好地观察到。最终，球囊阻断可能会导致心肌缺血。

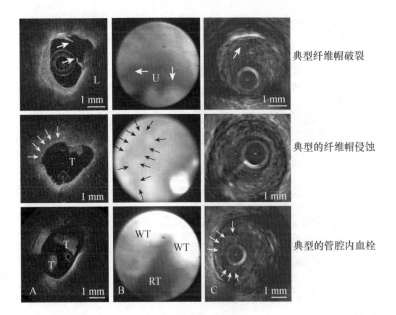

典型纤维帽破裂

典型的纤维帽侵蚀

典型的管腔内血栓

图 9-15（见书后彩图） 相应的光相干断层成像（左边一列）、血管镜检查（中间一列）和灰度的 IVUS 图像（右边一列）。最上面一行展示了典型的纤维帽破裂，中间一行展示了纤维帽的侵蚀，下一列展示了管腔内血栓的图像（摘自 Kubo T：*JACC* 50：933，2007.）

近红外谱冠状动脉成像系统

使用 IVUS 进行的有创冠状动脉血管成像能够提供详细的解剖结构的定量描述。VH 使用 RF 背向散射信号经由傅里叶变换和统计学对于四种组织病理学特征的识别而产生。彩色编码的 VH 信号使得我们可以鉴别薄纤维帽粥样硬化斑块和其他较为稳定的斑块类型（见图 9-16）。

与 VH 的方式类似，近红外波长红光可以用于检测血管内的胆固醇含量。胆固醇是另一种与易损冠状动脉斑块密切相关的成分。近红外 LipiScan 导管使用的频谱分析的基本原理，是一种被化学家使用的基于分子独特光谱特征鉴别分子的技术。基于这种原理，Infraredex 公司设计了一种发射特定波长激光的导管，该

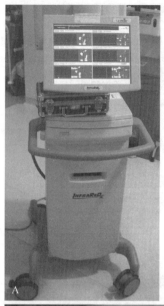

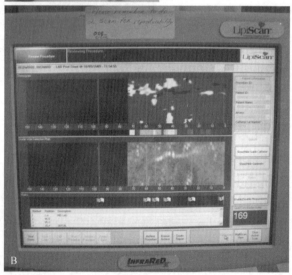

图 9-16（见书后彩图） **A**：LipiScan 控制台及显示屏幕、封闭的计算机和用于自动回撤并将 NIR 导管信号传送到控制台进行分析的附加电缆。**B**：LipiScan 屏幕的特写，显示了红色的低胆固醇区域和黄色的血管内高胆固醇含量

波长主要用于分析亚油酸，而亚油酸是斑块内胆固醇的主要化学成分。纤维核发射近红外光并像 IVUS 导管一样被用于模拟信号。一个自动回撤装置将红外线导管在进行胆固醇扫描的同时由血管的远端拉至近端。当光谱由血液到达血管壁，其反射就被采集并分析。由于血管壁吸收了一些谱线，分析的特征光谱就是发射光和接收光的一个函数（其差值就是吸收的光线）。胆固醇信号被设计为黄色，非脂质被设计为红色或黑色。无信号表示为白色。LipiScan 控制台可以实现多种分析功能。简而言之可以提供：①光谱检查所要用的近红外线光源；②对返回到回撤界面的信号进行分析的数据分析系统；③系统的用户界面；④数据存储的方式；⑤与回撤面的通讯，这个回撤界面驱动 LipiScan 冠状动脉成像导管的核心进行自动扫描。控制台则由以下的主要部分组成：激光和激光输送系统、计算机系统和软件以及电源模块。

这个技术可以提供动脉内胆固醇分布的"组织化学摄影"地图，显示方式如同将血管从远端到近端切开平铺。该"组织化学摄影"地图是基于一种将血管 2mm 区域内脂质核斑块存在的可能性量化的算法。该地图使用彩色编码，如果含有脂质核的可能性超过 90％ 就会使用亮黄色标记，如果无证据显示存在脂质核斑块就用红色显示。这种方法在一个尸检研究中得到了证实（发表在 Journal of the American College of Cardiology，2009）。（美国）食品和药品监督管理局也批准了 LipiScan 导管用于探测脂质核斑块。使用 LipiScan 导管的风险和限制类似于 IVUS 导管。

结合血流动力学和超声心动图的方式

虽然使用心导管插入术可以提供金标准数据例如心内压力，也能提供关键的数据例如腔室容积，这些都是使用普通的导管系统无法办到的。同时二维超声心动图能够提供必要的体积信息，作为组织多普勒对心室运动特性成像的一个补充。超声心动图的一个优势就是可以在研究期间连续地观察左室体积、形态、室壁运动和心搏间的变化，而无需额外增加射线量。

一些在心导管室中用于研究的超声心动图设备可以加以改良以便于接收来自生理记录仪的压力及其他信号（见图 9-17 和图 9-18）。备有专门用于超声心动仪的信号放大器，可以将压力和超声心动图的参数同时记录。使用多普勒超声心动图和同时记录的血流动力学信息，在理解心脏功能上存在优势，并能提供一种用来检验之前其他技术没有回答的问题的方法。

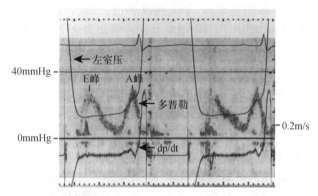

图 9-17 同时记录高精度左室（LV）压力（0～40mmHg）叠加在多普勒超声心动图上，展示了 E 峰和 A 峰在二尖瓣血流流入时的填充波。同样还叠加了 dP/dt 信号，该信号来自左室压力轨迹和心电图。这些联合分析的方法使得我们可以分析单靠一种技术不能得到的结果

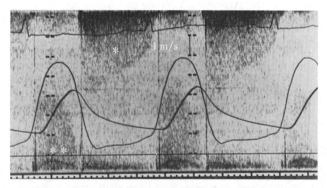

图 9-18 心房和左室压力叠加了多普勒升主动脉血流速度，显示了多普勒波形所表现的主动脉瓣狭窄和关闭不全的特征。将主动脉瓣狭窄叠加在收缩期射血梯度（**）上，主动脉瓣关闭不全可以通过舒张期降低的舒张速度（*）而被观察到

心肌的新陈代谢

测量特定的血液代谢物

经心肌采血（动脉和冠状静脉血）用于研究心肌的新陈代谢。常会测量丙酮酸、乳酸和氧提取量。在全身给药后也可以用经心肌采血的方法测量药物。在正常的循环下，乳酸被心肌摄取然后转化为随后需氧新陈代谢所需的丙酮酸——因此从冠状窦到动脉的乳酸梯度应该是正的。发生缺血时，这个梯度发生反转，乳酸会在冠状窦的血液中积聚。

用于采集各种不同物质的特殊采集管和用于血氧采集的肝素化注射器都应该被预先准备好，这样一旦医生完成采样就可以尽快将样本递给技术员，并由其插入采样管。除了准备采样管外，可能还会需要准备冰、离心机和一系列稀释管。尽管这些技术并不复杂，但是正确地贴上标签和预测何种样本会在何种部位采集，可以减少错误，避免研究被不必要地延长。

冠状窦导管插入术

冠状窦（CS）导管插入术可以通过上腔静脉或下腔静脉途径进行。冠状窦的开口位于三尖瓣的下后方。左 Amplatz 导管或者多用途冠状动脉导管通常情况下是适合 CS 插管的。小心地将导管插入右房后，导管将面对三尖瓣并位于后方。轻轻地向内侧推进，同时推注 1～2ml 造影剂能够帮助医生知道导管是否已经进入冠状窦。出现室性异位搏动表示已经和右室壁或者室间隔相接触，可以通过后撤或者轻微旋转后推进的方法进行纠正。冠状窦导管在前后位视图中通常可以看到导管向上穿过三尖瓣和脊柱。在左前斜位，导管似乎走行在面对观察者的那个平面上。在右前斜位，导管应该穿过后方并且离开心尖方向（即不进入右室）。应该注意不要插入心下静脉，同时要避免冠状窦、右室或心房穿孔。

高精度的微压力测量装置

对于大多数临床血流动力学研究来说，从标准的充满液体的导管系统中获得的压力数据已经能够满足其所需了，但是在一些需要准确评估心室特性的研究中，由于其广为所知的伪影和未达到标准的频率响应，这样的测量就不能满足了。如果需要高精度的数据用于进行血流动力学评估，就需要使用尖端有压力传感器的微压力测量导管。在有关心脏收缩性、舒张松弛、顺应性、后负荷减少和心肌新陈代谢等研究中，高精度的压力测量非常有帮助。高精度的压力同样可以和定量的容积测量联合分析以检查心腔功能。容积数据可以通过心室造影联合超声心动图来获得，或者在专门的中心也可以采用电导导管系统来获得。

评估收缩功能

收缩性代表了心肌细胞面对负荷时变短或变厚的能力。虽然射血分数（EF）是临床操作上最常用来评估收缩性的指标，但是它高度依赖于心室的后负荷。例如，在同样的收缩能力下，EF 值会随着后负荷的增加急剧降低。一个可靠的心室收缩能力测量必须要同时考虑到后负荷和前负荷。

在等容收缩期间压力增高的峰值速度（dP/dt_{max}，见图 9-19）是相对独立于后负荷的，并且可以使用高精度的微压力测量装置进行测量，测量时需要对压力（dP）求时间（dt）的一阶导。dP/dt 的最大值直接随前负荷的变化而变化，这会限制其在改变心室充盈容积的介入治疗中的应用，但是在前负荷相对稳定的情况下测量急性心腔收缩力变化是非常有用的，如同在心脏再同步治疗中的应用。dP/dt_{max} 前负荷的敏感性可以通过施以瞬间压力而得到降低，这个参数的一个优点就是不需要同时进行容积的测量。

其他独立于负荷的用于测量收缩性的参数包括每搏作功指数（SWI）、前负荷再充盈搏功（PRSW）和收缩末期弹性模量（Ees，

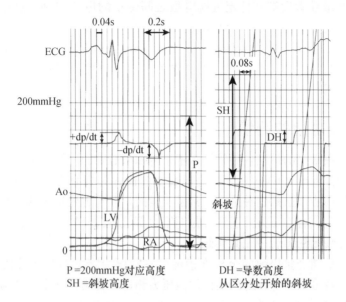

图 9-19 高精度尖端有微压力测量装置的血流动力学检测装置可以追踪主动脉和左室压力，与分化的 dP/dt 信号一起展示了计算 dP/dt 的方法。详见前文。要计算 dP/dt：

1. SH：从斜坡超过 80ms 后的偏转毫米数

2. DH：导数的方块偏差的毫米数

3. 计算 K＝（12.5×SH）/DH

4. 缩放因子 P＝200mmHg 代表的高度（mm）

5. 计算 dP/dt：

$$dP/dt = \frac{200mmHg}{P} K$$

dP/dt 的峰值可正可负，正常值范围：1500～1800mmHg/s

见图 9-19）。每搏作功定义为测量压力容积曲线面积，定量每个心动周期中由左室完成的功。通常在实践中会使用平均血压和射血量来推测这个值。和 dP/dt_{max} 类似，每搏作功直接随着前负荷变化而变化，当除以左室舒张末容积后，就使得 SWI 成为一个相对独立于负荷的测量收缩力的指标。

在测量 Ees 和 PRSW 时需要使用电导导管系统。这个系统包含了一个高精度的压力微测量装置并含有电极，这个电极可以测量导管尖端和特定近端电极之间微小的电压差别。这些点之间的电导随着心腔容积的变化而变化，在校准之后，可以实现左室容积变化的实时测量。使用这些方法需要用到特制的导管和分析系统，但是却可以提供关于心室收缩和舒张功能的准确数据。

舒张功能的测量

在常规的诊断性导管插入术中，如果心脏的尺寸正常但是左室舒张末压（LVEDP）偏高，通常会被认为是心室僵硬而影响舒张功能。虽然这种推测经常是正确的，但是也要切记胸膜腔内压升高、右心压力升高和心包缩窄也都会导致 LVEDP 升高，在心力衰竭的患者中尤其如此。

早期舒张松弛的金标准指标是左室压力降低的时间常数 τ，此常数可以在等容舒张期使用微压力测量导管测得（主动脉瓣关闭到二尖瓣打开的时间差）（见图 9-21）。在正常的左室中，τ 的值一般小于 $40\sim45ms$，但是在心力衰竭、心肌病和高血压性心脏病的患者中会延长。在等容舒张期中压力下降的最大速度（dP/dt_{min}）可以使用与 dP/dt_{max} 相类似的方法得到，作为另一个早期舒张的测量。

所谓的左室被动刚度更难测量，因为它需要同时测量心腔压力和容积，来画出一条舒张末压力-容积关系的曲线（EDPVR，见图 9-20 和图 9-21）。向上或者向左偏移的 EDPVR 表示舒张刚度增大。一个心动周期的 EDPVR 可以因为曲线是在不同的前负荷下测量而有很大不同，而 EDPVR 的金标准测量需要在很多不同的前负荷状态下，使用电导导管于舒张期（经二尖瓣的流量为 0 时）测量压力和容积。这个操作经常会使用下腔静脉（IVC）阻断导管进行，并且只有在高度特殊化的研究方案中才会采用。

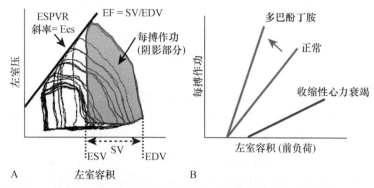

图 9-20　在压力-体积平面上心室的收缩性表现为收缩末期弹性模量（Ees），通过收缩末期压力-容积关系（ESPVR）的斜率和截距来定义。心室每搏作功通过 PV 循环的面积（画阴影部分面积）表示。每搏作功除以前负荷（舒张末容积，EDV）提供了收缩性的一个度量方法。每搏作功和 EDV 关系的斜率（前负荷再充盈搏功）在正常心脏中较高，而在收缩性心力衰竭的患者中较低。使用肾上腺素和多巴酚丁胺刺激能增加斜率，说明可以增加收缩力。EF：射血分数；SV：每搏量；ESV：收缩末容积（摘自 Borlaug BA，Kass DA：Heart Fail Clin 5（2）：217-228，2009.）

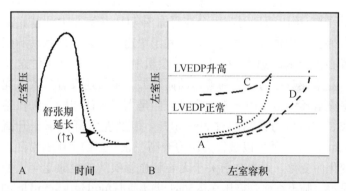

图 9-21　左室（LV）舒张的动力学可以通过等容舒张期压力下降速度得到定量化（主动脉瓣关闭到二尖瓣打开的间隔）。当舒张期延长时（时间常数 τ 增加），左室压力会在舒张早期保持升高更长的时间。评价舒张期左室顺应性的金标准依赖于测量舒张末期压力-容积关系（EDPVR）曲线的斜率。更陡的斜率（虚线），抬高或者左偏，表示了和正常 EDPVR（A）相比，舒张顺应性有所降低。心室僵硬可能会导致左室舒张末压（LVEDP）升高（B），收缩期心力衰竭会使心脏过度充血（曲线 D），如果在心包缩窄的患者中则存在增大的额外压力（曲线 C）。在大部分心力衰竭的患者中，上面每个因素都可能联合起作用（摘自 Borlaug BA，Kass DA：*Heart Fail Clin* 5（2）：217-228，2009.）

导管室的运动试验

广义来说心力衰竭可以被定义为心脏无法泵出与身体新陈代谢需求相称的血量，或者只有通过升高充盈压才能完成。但是，在那些没有表现出明显的容量过载的患者（尤其是 EF 值正常的患者），通常很难区别呼吸困难或者疲劳等症状是由于心脑血管病变引起的还是由于其他机制例如肺部疾病、肥胖或机能失调引起的。动态运动可以使得心脏和非心源性症状的鉴别难度降低。运动评价有助于将相关症状和反映心脏功能失调的血流动力学改变联系起来，并能在血流动力学响应正常时分辨出非心源性的呼吸困难。运动试验可以是动态的，也可以是等长的，前者更多地代表了日常生活的运动，后者更适合在大多数导管室开展。

在年轻的健康人群中，直立运动经常和左室前负荷（舒张末容积）增加有关，而左室充盈压力不变，收缩末容积变小（收缩性增强）。可以通过创造一个在舒张早期从左室心尖到基底部的吸力梯度来增强舒张的充盈，有利于快速充盈。在冠状动脉疾病或者心力衰竭的患者中，这些补偿机制可能不足以应付这些压力，左室充盈压力就会随着运动而增加。虽然还没有一致认同的左室充盈压力运动时异常的定义，但是大多数认同肺毛细血管楔压或者左房压力升高超过 20mmHg，以及左室舒张末压升高超过 25mmHg，就可以被视为压力升高。正常值的上限通常随着年龄变化而变化，因为之前关于无心脑血管疾病的健康老年人的研究显示，肺毛细血管楔压在运动时可以有 17mmHg±5mmHg 的升高而没有任何症状。有些导管室报道传统的吸气末值，而其他则使用呼吸均值。一般来说，这两种方法会得到相似的结果，除非存在显著的胸膜腔内压变化（当存在肺部疾病或者病态肥胖时）。

在运动期间，心排血量（CO）会随着氧耗量增加而增加。当氧气的输送不能满足新陈代谢的需求时，摄取率增加，之后导致动静脉的含氧量差别增大。Dexter 指数是一种被建议的用于定量对运动反应"正常"的 CO，在这种情况下预计心指数（CI）等于 2.99＋0.0059×（运动时测得的氧耗量指数）。这个等式是由 Dexter 等从若干正常志愿者的研究中总结出来的。如果观察到的 CI 峰值小于 Dexter 公式预测值的 80％，那么就会出现异常的心指数反应。相关的进程依赖于"运动因子"：运动时耗氧量每增加 100ml/min，CO 就会至少增加 600ml/min，因此正常的运动因子是 6 或者更大。这些方法都是从少量人群中得到的经验数值，可能不适用于其他选择性的人群。除此之外，还需要同时进行耗氧量的评测，这对于很多甚至大部分实验室来说都是不可能的。总之，CO 在仰卧位达到个体最大运动负荷时应该增加至少 2 倍。

动态体能运动测试

运动时的血流动力学指标在仰卧位或者直立位进行测量，取决于可用的设备和血管的路径。在直立位和仰卧位进行运动有很多重要的区别：

1. 心室舒张末容积（前负荷，EDV）、舒张末压力（EDP）和每搏量在直立位的静息情况下较低。EDV 在仰卧位的静息时最大，并且在之后的运动中不会继续增大。相反，直立位的运动，EDV 会随着回心血量的增加而增大。

2. 静息心率和舒张期动脉压在直立位时都比较高，而肺动脉和心室内充盈压则比较低。

3. 在直立位最大运动量时，每搏量会增加 1.4～2 倍，且相对于仰卧位增加的比例更大，因为 EDV 开始于一个比较低的静息水平。在仰卧位的运动中，每搏量增加较少。

4. 运动后的肺动脉压和毛细血管楔压以及每搏量在直立位时较低，但是总体的运动改变（即运动-基线）在直立位和仰卧位是相似的。

Mayo 导管室的仰卧位脚踏车运动方案如下：

1. 当患者处于仰卧位时采集静息时的基线血流动力学数据。采集数据时保持脚平放。紧贴面部的面罩连接到有呼气分析设备的代谢仪，用于测量呼吸、耗氧量和生成的二氧化碳。测量新陈代谢可以定量运动能力并使用 Fick 法测定 CO。

2. 从 20W 开始运动，每 3min 增加 10～20W 直到能够忍受的最大工作负荷。连续记录心率，在每个运动级的中途记录压力。如果进行了呼气分析，可使用 Fick 法计算 CO。如果不能测量耗氧量，可以使用热稀释法测 CO 因为 Fick 法不能在没有同步气体分析的情况下用于运动过程中。

3. 当患者快要达到能承受的最大运动负荷时，这种判断是基于主观或者是呼吸商大于 1.0 时进行的，应该记录血压峰值并多次估算 CO。

4. 基于个案的偏差，可能需要进行额外的测量（例如，评估二尖瓣或主动脉狭窄造成的跨瓣压力阶差）。

5. 记录一组恢复数值，将脚从脚踏车上放开。

如果脚踏车运动不能进行，那么可以使用手臂踏板运动或者提举重物。心率和 CO 在手臂运动中增加较少，因为运用了比较少的肌肉，但是仍然可以测量到充盈压力的变化。

对血流动力学研究的阐释包括绝对压力水平、决定其升高原因的优先度（例如左边或者肺）以及每搏量和 CO 的变化。可以计算肺阻力和跨瓣压力阶差。有心力衰竭的患者表现为左室充盈压力和肺血管压力的异常升高，同时伴有血管舒张不充分、CO 降低以及心率的响应降低。有肺血管疾病的患者伴有肺动脉高压（平均肺动脉压＞30mmHg），没有显著的左室充盈压力变化，因此表现为肺阻力的升高（即其值＞2.5WU）。

等长运动

等长运动（骨骼肌收缩不缩短）可以通过使用有分级握力测量仪的手柄实现。按照预先设定的范围，手柄提供 30%～50% 最大收缩力并维持 3～4min，在这个时间内测量血流动力学数据和心室功能。参与肌群的多少并不重要，提供最大程度的自主收缩并维持之，是为了增加等长运动期间的耗氧需求。等长运动不参与机体的运动，也就不会干扰血流动力学的测量，因此适用于大部分导管室。等长运动能增加心率和 CO，同时不会对血管阻力产生明显影响。在无监督的等长运动中，在持续紧张时可能会不自主地发生 Valsalva 动作，因此应该观察呼吸方式。小心监测、患者配合和对手柄的使用进行练习可以使得假血流动力学信息减少到最低。

其他的生理学动作

Valsalva 动作

　　Valsalva 动作是让患者憋气并紧闭声门，并像排便一样保持紧张。这个动作增大了胸膜腔内压，在保持紧张阶段最初可以减少后负荷（透壁压），然后可以减少静脉回流，并在随后的阶段减少每搏量（见图 9-22）。Valsalva 结束后很短的时间内，静脉回流增加，导致每搏量的增加和血压的上升，同时出现反射性的心动过缓（超射期）。Valsalva 动作的大小可以通过测量压力和患者呼气的关系得到量化。一个充分的动作需要在 10～15s 内维持约20～30mmHg正向胸膜腔内压。Valsalva 动作在几乎所有患者中都可以安全地进行而无并发症发生。血压在 Valsalva 动作中的反应可以用于评估左室充盈压力，因为在肺毛细血管楔压升高的患者中，肺静脉已经极度充血而不能降低 EDV，致使心房收缩压的正常下降会消失（见图 9-22 和图 9-23）。此外，肥厚型心肌病和多种瓣膜病变在 Valsalva 动作期间表现出的血流动力学反应会更明显，因为 Valsalva 动作改变了心室负荷和射血（见第三章）。

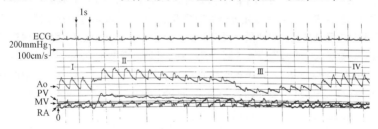

图 9-22　Valsalva 动作表示对主动脉（Ao）压、平均冠状动脉流速（MV）、相位性冠状动脉流速（PV）和右房（RA）压力的影响。这里列举了四个曲线在 Valsalva 动作时发生的改变（Ⅰ、Ⅱ、Ⅲ和Ⅳ）

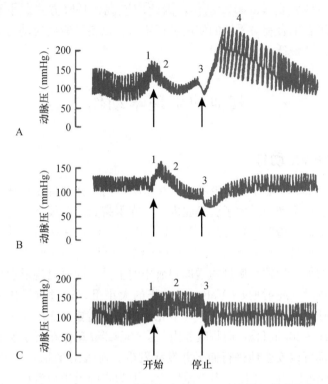

图 9-23　动脉血压对 Valsalva 动作的反应。Valsalva 最初的紧张期（1）产生了与胸膜腔内压增加相关的压力增大。在声门紧闭的情况下做强迫呼气动作（2）导致正常心脏的前负荷降低（A），会降低血压。Valsalva 的放松阶段（3）会立即导致压力的降低，因为胸膜腔内压降低了。放松之后会有一个超射阶段（4），这是由于静脉回流增加和每搏量的增加而导致的。在有心力衰竭或者左心充盈压力显著增加的患者中（C），Valsalva 动作不能引起前负荷显著降低来减少每搏量（因为充血太多了），所以压力会在释放前保持升高。这被称为"方波"反应，同时表现为肺毛细血管楔压＞25mmHg。反应 B（标记为"缺乏超射"）介于正常和方波反应之间，反映了充盈压力的中度升高（摘自 Zema MJ，Restivo B，Sos T，et al：*Br Heart J* 44：562，1980.）

Muller 动作

患者通过紧闭的声门吸气完成 Muller 动作。这个动作在本质上是与 Valsalva 动作相反的。患者吸气，减少 $30\sim60\text{mmHg}$ 胸膜腔内压持续 30s。这在增加静脉回流到右心的同时增加了左室的后负荷（增大了透壁压）。可以观察左室的舒张末和收缩末容积的增加，同时每搏量减少，CO 减少，EF 值降低。这个动作是为了增加右心的杂音并通过降低左室流出道梯度来减少梗阻性心肌病的表现。

冷加压试验

冷加压试验激发了交感神经系统，这种激发经由前臂、手或者前额的低温介导的痛觉感受器传导。冷加压试验引起的血流动力学改变包括心率加快（5%~15%），收缩压和平均动脉压升高（15%~20%），CO 增加。这些反应通常在应用冷刺激的 2min 内会发生。在正常个体中，冷加压试验会增加冠状动脉血流并减少冠状动脉血管阻力，可能与增强的血流介导的血管舒张有关系。在一些有冠状动脉疾病的患者，冷加压刺激可能或导致冠状动脉收缩，这可能是由于 β 肾上腺素能阻滞造成的。很少会发生心绞痛，但是偶尔会发生左室局部功能的变化。

通气过度

通气过度曾被用于诱导冠状动脉痉挛。深呼吸（30 次/分呼吸持续 5min）是一种常用的方法。通气过度很少引起缺血，但是常出现在快速呼吸结束时。在通气过度时，心率、耗氧量、动静脉血氧差、动脉 pH 值都会增加，而动脉压力、肺动脉压和动脉二氧化碳分压下降。在正常患者中，虽然左室 EF 值增加，但是外周血管阻力、CO 和左室每搏量没有发生改变。这些不正常表现在稳定型心绞痛或者变异性心绞痛的患者中可能不会被观察到。

药物负荷

药物负荷可用于评估心室功能的改变。

硝酸盐

硝酸盐可以降低收缩压和平均动脉压，从而在静息状态没有充血的患者中产生反射性的心率增加。硝酸甘油是一种主要的血管扩张药，用于优先降低前负荷，虽然也能观察到后负荷的降低，尤其是静息时动脉压力增高的患者。硝酸盐对左室的表现没有直接效果，只能间接地通过刺激自主神经反射。硝酸甘油能够解除冠状动脉痉挛和缺血，在某些患者中可以直接改进左室功能。

亚硝酸异戊酯通常以吸入的方式给药，作用类似于硝酸甘油但是起效更快。这种能快速降低前负荷的作用使得亚硝酸异戊酯在检测肥厚型心肌病的动态梗阻中非常有用。硝普钠是一个对动脉更具选择性的血管扩张药，并可以显著地减低左室后负荷。由于对后负荷敏感性的增强，收缩期心力衰竭的患者可以通过硝普钠改进心排血量、减低充盈压力，同时不降低或只轻微降低血压。硝酸甘油和硝普钠是在心力衰竭患者中用于降低左心压力和确定肺动脉高压可逆性的常用药物。硝普钠也可用于低梯度低排血量的主动脉瓣狭窄，确定是否有严重的瓣膜狭窄。

β肾上腺素能刺激

多巴酚丁胺和异丙肾上腺素是合成的儿茶酚胺类药物，可以增加心肌的收缩力，并在降低血管阻力的同时增加心率。使用静脉推注和二维超声心动图检查左室壁运动来检查心肌缺血。这些药物也用于低梯度低排血量的主动脉瓣狭窄患者，用于确定真实的严重程度和评价肥厚型心肌病患者左室流出梯度的可改善性。

起搏

临时经静脉起搏可用于导管室以增加心肌需氧量和血流，也可用于检查心率和收缩力（强制-频率响应）或舒张性的关系（心率-舒张响应）。在心房颤动的患者中，起搏可以识别心率（例如在心包缩窄的研究中检视心室的相互依赖需要一个标准化的心率）。与运动以及β肾上腺素受体激动剂相比，起搏不会增加 CO 和静脉回血量，因此它不能被视为一种概述体能消耗的生理压力测试。

快速容量负荷试验

推注冲击量的生理盐水能够揭露右房基线压力正常患者的舒张功能障碍或心包缩窄。在正常的情况下，心脏能够代偿这部分充盈量并通过 Frank-Starling 机制增加排血量。在舒张功能障碍和（或）心包狭窄的患者中，这个代偿能力受到限制，收缩的压力或者迹象可能变得更为明显。一个更简单的替代方法就是将腿伸直抬起，这也会增加静脉的回流。然而，随着容积负荷的变化，压力和排血量变化的"正常范围"尚无定论，解释也较为主观，尤其是在充盈压没有发生剧烈变化时。

护士和技术员的观点

应该给护士和技术员一份清晰、简洁的研究方案。该方案应包含以下内容：

1. 有着明确界定目标的项目总览
2. 患者的安全性
3. 可能用到的特殊仪器
4. 可能需要的额外人员
5. 数据表（准备好，用于促进研究进行）

如果需要额外的无菌设备，就需要一个包含所有额外设备的"方案包"。很多研究性技术需要使用特殊导管，这些导管要连接到各种不同的流速计、计算机和其他设备上。在将导管连接到接口电缆时操作人员应该注意不要污染无菌区域。有两种方法来处理这个问题。一是将所有接口电缆消毒，一是把没有灭菌的电缆装在一个无菌挂袋中。如果使用了后一种方法，那么操作医生应该注意不要把没有灭菌的电缆拉出来而进入无菌区域。如果还涉及用药，那么应该准备一个计算药量表以方便工作人员准备药物。

推荐阅读

Bezerra HG, Costa MA, Guagliumi G, et al: Intracoronary optical coherence tomography: a comprehensive review, *JACC Intv* 2:1035–1046, 2009.

Borlaug BA, Kass DA: Invasive hemodynamic assessment in heart failure, *Heart Fail Clin* 5(2):217–228, 2009.

Borlaug BA, Nishimura RA, Sorajja P, et al: Exercise hemodynamics enhance diagnosis of heart failure with preserved ejection fraction, *Circ Heart Fail* , 2010 Jun 11:[Epub ahead of print].

Chapman CB, editor: Physiology of muscular exercise, *Circ Res* 20(suppl 1):I1-I255, 1967. (Also available as Monograph 15 from American Heart Association.)

den Heijer P, Foley DP, Hillege HL, et al: On behalf of the European Working Group on Coronary Angioscopy. The "Ermenonville" classification of observations at coronary angioscopy—evaluation of intra- and interobserver agreement, *Eur Heart J* 15:815, 1994.

Dexter L, Whittenberger JL, Haynes FW, et al: Effect of exercise on circulatory dynamics of normal individuals, *J Appl Physiol* 3:439, 1951.

Gibons CM, Cannon CP, Murphy SA, et al: Relationship of TIMI myocardial perfusion grade to mortality after administration of thrombolytic drugs, *Circulation* 101:125–130, 2009.

Kass DA, Maughan WL: From 'Emax' to pressure-volume relations: a broader view, *Circulation* 77:1203–1212, 1988.

Kern MJ, De Bruyne B, Pijls NHJ: Current concepts of integrated coronary physiology in the catheterization laboratory, *J Am Coll Cardiol* 19:55(3):173–185, 2010.

Kern MJ, Dupouy P, Drury JH, et al: Role of coronary artery lumen enlargement in improving coronary blood flow after balloon angioplasty stenting: a combined intravascular ultrasound Doppler flow and imaging study, *J Am Coll Cardiol* 29:1520–1527, 1997.

Lerman A, Zeiher AM: Endothelial function: cardiac events, *Circulation* 111:363–368, 2005.

McLaurin LP, Grossman W: Dynamic and isometric exercise during cardiac catheterization. In Grossman W, editor: *Cardiac catheterization and angiography*, Philadelphia, 1974, Lea & Febiger.

Mirsky I: Assessment of diastolic function: suggested methods and future considerations, *Circulation* 69:836–841, 1984.

Mitchell JH, Harris MD: Exercise and the heart: physiologic and clinical considerations. In Willerson JT, Sanders CA, editors: *Clinical cardiology*, New York, 1977, Grune & Stratton.

Nair A, Kuban BD, Tuzcu EM, et al: Coronary plaque classification with intravascular ultrasound radiofrequency data analysis, *Circulation* 106:2200–2206, 2002.

Nasu K, Tsuchikane E, Katoh O, et al: Accuracy of in vivo coronary plaque morphology assessment: a validation study of in vivo virtual histology compared with in vitro histopathology, *J Am Coll Cardiol* 47:2405–2412, 2006.

Ofili EO, Kern MJ, Labovitz AJ, et al: Analysis of coronary blood flow velocity dynamics in angiographically normal and stenosed arteries before and after endoluminal enlargement by angioplasty, *J Am Coll Cardiol* 21:308–318, 1993.

Sagawa K, Suga H, Shoukas AA, Bakalar KM: End-systolic pressure-volume ratio: a new index of contractility, *Am J Cardiol* 40:748–753, 1979.

Seiler C, Fleisch M, Garachemani A, et al: Coronary collateral quantitation in patients with coronary artery disease using intravascular flow velocity or pressure measurements, *J Am Coll Cardiol* 32:1272–1279, 1998.

Sheehan FH, Schofer J, Mathey DG, et al: Measurement of regional wall motion from biplane contrast ventriculograms: a comparison of the 30 degree right anterior oblique and 60 degree left anterior oblique projections in patients with acute myocardial infarction, *Circulation* 74:796–804, 1986.

Takashi Kubo T, Toshio Imanishi T, Shigeho Takarada S, et al: Assessment of culprit lesion morphology in acute myocardial infarction: ability of optical coherence tomography compared with intravascular ultrasound and coronary angioscopy, *J Am Coll Cardiol* 50:933–939, 2007.

Tolle JJ, Waxman AB, Van Horn TL, et al: Exercise-induced pulmonary arterial hypertension, *Circulation* 118(21):2183–2189, 2008.

Van't Hof AWJ, Liem A, Suryapranata H, et al: Angiographic assessment of myocardial reperfusion in patients treated with primary angioplasty for acute myocardial infarction. Myocardial blush grade, *Circulation* 97:2302–2306, 1998.

Weiss JL, Frederiksen JW, Weisfeldt ML: Hemodynamic determinants of the time-course of fall in canine left ventricular pressure, *J Clin Invest* 58:751–760, 1976.

第十章　冠状动脉介入治疗和结构性心脏病的介入治疗

MORTON J. KERN·MICHAEL S. LEE

（许仲英　译）

目前，随着导管技术的广泛应用，对于缺血性心脏病及结构性心脏病（如房、室间隔缺损）的患者而言，在经诊断性血管造影术后，进行经皮冠状动脉及结构性心脏病介入已极为普遍。本章节更为详细地叙述了介入技术的适应证、禁忌证及并发症。表10-1列出了导管室内诊断及治疗的过程。

表 10-1　导管室内诊断及治疗过程

诊断步骤	治疗步骤
冠状动脉造影	血管成形术——球囊支架及 DCA
心室造影	瓣膜成形术
血流动力学	分流封堵术
分流探测	溶栓
主动脉和外周动脉造影	钢圈栓塞术
肺动脉造影	心包穿刺术，开窗术
冠状动脉血流动力学	经皮瓣膜治疗
心内膜心肌活检	

DCA：定向冠状动脉斑块切除术

经皮冠状动脉介入治疗

冠状动脉球囊成形术于 1977 年首次应用于临床。在这之前，冠状动脉旁路移植术（CABG）是除药物以外治疗冠状动脉病变的唯一手段。冠状动脉旁路移植术是指应用自身下肢静脉、上肢动脉和（或）胸壁动脉的一部分连接于心脏，绕过冠状动脉狭窄段，达到治疗目的。经皮腔内冠状动脉球囊成形术（同时置入支架，PTCA 现在称为 PCI）提供了除 CABG 以外的另一种治疗方式。PCI 无需经外科处理，只需经导管插入一球囊，选择性的对梗阻冠状动脉进行扩张。如今单独应用球囊已经较少，冠状动脉球囊多用于输送冠状动脉支架（金属支架），或同切割、旋磨、激光、抽吸等导管同时使用，以解决冠状动脉的广泛病变。这些方法被统称为 PCI。命名如下：

percutaneous——导管的插入是通过皮肤上小穿刺点进入动脉的，而并非外科途径；

coronary——确定具体需要扩张的动脉；

intervention——是一种通过导入可膨胀支架、球囊导管或其他特殊材料对病变血管进行重塑。

图 10-1 演示了 PCI 的过程。一根指引导管位于冠状动脉口。一根极细的、可操控的导丝经定位通过狭窄段到达血管远端。一根较指引导管细的血管成形导管在导丝的定位引导下经前者通过血管狭窄段。球囊或支架装载于 PCI 导管上。当球囊或支架准确定位于病变处以后，球囊被反复扩张，每次持续 10～30s。通过球囊的扩张与收缩，置入支架，从而恢复原有缺血部分的血流供应。在支架置入后若无并发症发生，患者于医院观察一夜后可于次日出院。几天后患者即可康复。

球囊成形术的机制

目前已提出多种有关球囊成形术的机制。

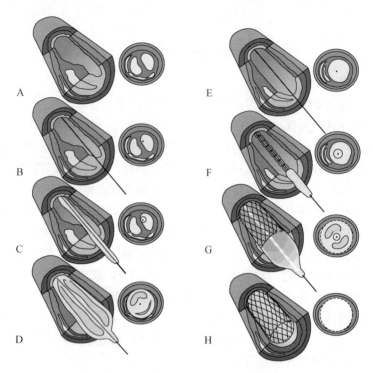

图 10-1 血管成形术及支架的工作原理。**A**：动脉内充满了粥样硬化物质使管腔受累。**B**：导丝通过狭窄段管腔。**C**：通过导丝导入球囊导管。**D**：球囊扩张。**E**：球囊排气并收回。**F**：将球囊导管换为支架（在球囊上）。**G**：支架膨胀。**H**：球囊排气并取出后支架仍留于原处（摘自 the American Heart Association.）

破坏斑块及动脉内壁

膨胀的球囊靠其压力作用于斑块及动脉内壁导致斑块破裂和分离。同轴斑块的破裂和分离发生在其最薄弱部位，而偏心斑块则发生于血管壁与斑块交界处。从血管内侧壁破裂和分离的斑块通过"跷跷板"效应从病变处释放出并进入更大的管腔。这就是球囊成形术最主要的机制。

减少弹性回缩

球囊扩张导致动脉内侧壁拉伸、变薄，同时失去弹性。弹性回缩变弱的程度取决于球囊与血管直径的比例。经过一段时间（1～6周）之后，冠状动脉可能由于自身弹性回缩发生再狭窄，支架的置入可以有效防止再狭窄的发生。

斑块成分的再分布和压缩

剪切力导致内皮细胞的裸露和剥脱，同时导致斑块成分的受压和推移，较软的脂质斑块有可能重新塑型，但此效果在球囊成形术中不甚显著。

支架的机制

支架撑开斑块和管腔，阻止动脉内壁摆动、血管回缩及管腔再狭窄。

表 10-2 为 PCI 的适应证、禁忌证和并发症。

表 10-2　经皮冠状动脉介入治疗（PCI）的适应证、禁忌证和并发症

PCI 的适应证

1. 药物治疗无效的心绞痛导致较多的临床症状
2. 有缺血客观证据（异常的负荷试验或生理改变）的轻度心绞痛和大面积心肌供血血管的重度病变（狭窄程度＞70%）
3. 不稳定型心绞痛
4. 急性心肌梗死（MI）的初次治疗或溶栓失败后持续或再发缺血
5. 冠状动脉旁路移植术后心绞痛
6. 成功的 PCI 后再狭窄
7. 具有客观证据证明存在有供应心肌血管的左室功能不全
8. 缺血继发心律失常

PCI 的禁忌证

1. 冠状动脉解剖不适于行 PCI
2. 极度高危的冠状动脉解剖结构，血管阻塞后可能导致患者死亡
3. 冠状动脉旁路移植术禁忌者（但是，一些患者仍选择 PCI 作为其血运重建的唯一方法）
4. 出血倾向
5. 患者不遵守双重抗血小板治疗或不愿遵从 PCI 术后指导治疗
6. 多发支架内再狭窄
7. 患者不能做到知情同意

（续表）

PCI 相关并发症

1. 死亡（<1%）
2. 心肌梗死（<3%～5%）
3. 急诊冠状动脉旁路移植术（<1%）和血管突然阻塞（0.8%）
4. 冠状动脉穿孔（<1%）
5. 所有在行心导管插入术时可能的并发症，包括：穿刺点出血、假性动脉瘤形成、房室瘘、缺血性血管并发症、卒中、造影剂过敏和肾衰竭

再狭窄是指在经过冠状动脉球囊扩张及支架置入术后，管腔再次变窄而导致心绞痛症状的再次出现。再狭窄并不被认为是真正意义上的并发症，但确实是需要接受再次治疗或 CABG 的不良事件。再狭窄绝大部分是由于血管内膜的增生所引起，而极少由于支架术后血管的弹性回缩所致。其发生率在药物洗脱支架后约占 10%。典型的再狭窄发生于 PCI 术后 6 个月之内。发生支架内再狭窄在药物洗脱支架中不足 10%。支架血栓形成不同于再狭窄，常可导致心肌梗死或死亡等严重不良后果。支架血栓形成的发生率约 1%～2%，最常见于过早停止双重抗血小板治疗（如阿司匹林和硫酸氢氯吡格雷片）。

器材

PCI 的器材基本包括三项：指引导管、球囊支架导管以及冠状动脉导丝（见图 10-2）。

指引导管

是一种特殊的粗管腔导管，用来指引冠状动脉球囊导管到达冠状动脉并对其病变处进行扩张（见图 10-3）。与诊断性导管不同，指引导管管壁较薄且管径较大，有利于球囊导管到位后注射造影剂。同时，指引导管的硬度较诊断性导管高，便于对球囊支架导管进入冠状动脉提供有力的支撑。由于指引导管尖端并不是圆锥形的，所以偶尔会阻塞冠状动脉开口导致压力嵌顿等情况出现。6F 指引导管较为常用。有些导管的尖端更短更软，理论上降低了导管所致的损伤。还有一些导管带有侧孔，这样可以使 PCI 过程中有持续的血流。

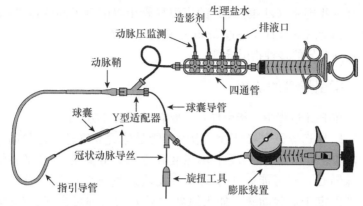

图 10-2　经皮冠状动脉介入治疗的器材组成示意图。　（摘自 Freed M，Grines C，Safian RD：*The new manual of interventional cardiology*，Birmingham，MI，1996，Physicians' Press.）

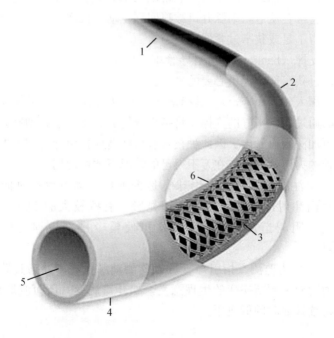

图 10-3　指引导管示意图。1：较硬的体部；2：较软的可弯曲部分；3：钢缆；4：可防损伤的尖端；5：大管腔（可选的不透射线的标记）；6：光滑的涂层（摘自 Boston Scientific，Inc.）

还有一些更粗（7F 或 8F）的指引导管用以配合不同的球囊/支架，如旋磨头（直径超过 2mm）和切割球囊。还有适用于不同的解剖变异的多种指引导管。

指引导管的功能

在 PCI 过程中，指引导管主要有以下三种功能：

1. 输送球囊支架导管。指引导管是球囊导管进入冠状动脉的输送装置。如果指引导管不能准确定位，导管方向偏离冠状动脉轴心，则可能导致球囊导管无法通过狭窄部位。当指引导管固定于冠状动脉（插入冠状动脉）后，即可为球囊/支架通过狭窄提供必要的支撑和"平台"。

以下是几个重要的有关指引导管的常用术语：

回退（backing out）：当施压推送球囊穿过病变部位时，指引导管常会从冠状动脉开口被喷回到主动脉根部。这主要是由于支撑力不足或狭窄过紧造成。

支撑（backup）：指引导管牢固固定于冠状动脉开口，为球囊通过狭窄部位提供必要的平台。

深入（deep seat）：是指对于一些复杂病变，为了使球囊导管的通过得到更好的支撑，将指引导管放置越过冠状动脉开口甚至更加深入血管内。因此种技术有可能造成指引导管相关的近端血管的夹层，故只有在万不得已的情况下才可使用。

2. 注射造影剂。无论球囊是否到位，都可以通过向指引导管内注射造影剂而使靶血管显影。有些较大的 PCI 装置有可能会阻碍造影剂的注射，这可使整个操作过程变得更加困难。

3. 压力监测。指引导管可以监测动脉血压，并通过跨狭窄压力阶差来判断病变的生理意义，如开口病变（压力波形衰减）或持续缺血时的低血压。

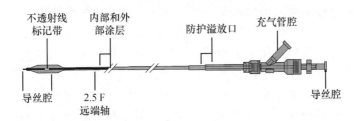

图 10-4 典型的经导丝（OTW）血管成形术球囊导管的设计方案。导丝延伸至导管全长（摘自 Talley JD，Joseph A，Kupersmith J：Cathet *Cardiovasc Diagn* 20：108-113，1990．）

表 10-3 各类血管成形术球囊的优越性和局限性		
	优越性	**局限性**
经导丝（OTW）系统	远端导丝定位	需两名术者进行交换
	远端部分可测压、注射造影剂	需要用多根导丝
快速交换导管（单轨）	使用简单	需要良好的引导支持
	单术者操作	
	增强可视程度	"Y"型接头转换过程中失血 球囊追踪欠佳
导丝固定球囊	增强可视程度 单术者操作	缺乏通过腔 交换球囊需要进入狭窄远端并将球囊完全撤回
	使用较小指引导管	球囊较小

球囊导管

冠状动脉成形球囊导管的发展

球囊导管的精密和术者经验的积累极大地提高了 PCI 的成功率。

经导丝（OTW）血管成形术冠状动脉介入系统

标准的 OTWPCI 导管（见图 10-4）适于导丝通过的全程的内腔和用于球囊扩张的分腔。OTW 导管一般长 145～155cm，可通过直径通常为 0.36mm（0.014 英寸）的长或短的导丝。

表 10-3 列出了 OTW 血管成形术球囊导管的优势及局限性。这些导管适用于多种导丝，以应对有些额外器材的交换可能需要的更粗、更硬导丝。在冠状动脉成形术中，保持导丝远端越过狭窄部位是至关重要的。对于 OTW 球囊导管而言，即便是在球囊导管完全撤回的情况下，导引导丝的远端依旧需位于冠状动脉狭窄部位以远，这样可以直接交换并引导不同型号的球囊再次进行扩张，而无需重置导丝。较常用的是 300cm 长的交换导丝。

OTW 血管成形术球囊导管的使用很少受限。主要术者和有经验的医师常常需要交换导管。一些设备可以帮助实现使用 155cm 的导丝来交换 OTW 导管，而并非使用 300cm 的导丝。这些设备目前应用较少，主要包括圈套导丝、球囊抓捕器及磁固定系统（见后）。

快速交换（单轨）冠状动脉介入导管

快速交换球囊导管是目前应用最为广泛的导管系统，其已发展至只需一位术者即可完成 PCI 导管交换操作。快速交换导管与 OTWPCI 导管的区别在于其具有一条可以改变长度的主轴和两个内腔（见图 10-5A）。一个内腔用来扩张球囊，而另一个内腔只延伸至导管主轴的一部分，用来保持导丝。由于仅有一部分的球囊需要双腔，所以导管主轴可以比 OTW 系统更小。

快速交换球囊导管弥补了一些 OTW 导管固有的局限性。首先，OTW 球囊的交换需要延伸远端导丝或使用长导丝，而快速交换导管因其长度较短，则无需此操作。其次，一名术者在无辅助的情况下即可保持远端导丝定位，并促使球囊到位。

单轨导管也有其局限性，需要包括性能优越的指引导管的支持，以及术者对导丝、球囊导管及指引导管的熟练操作。在取出单轨球囊导管后旋转止血阀门时出现的失血需要引起注意，但通过更好的技术及阀门连接装置，可以减少出血。

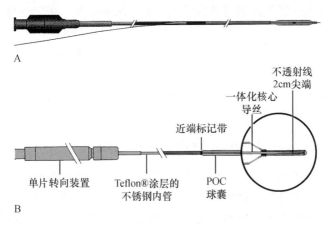

图 10-5　A：典型的快速交换血管成形术球囊导管的设计方案。导丝延伸"通过"至导管的远端，允许单术者操作。**B**：典型的导丝固定血管成形术球囊导管的设计方案。本设计只有一个"通过"膨胀球囊的内腔，该设备本身也可作为一个"可控导丝"（A 图摘自 SciMed Life Systems，Maple Grove，MN. B 图摘自 Talley JD，Joseph A，Killeavy ES，et al：*Cathet Cardiovasc Diagn* 22：310-316，1991.）

导丝固定血管成形术球囊导管

导丝固定导管目前已很少用，其球囊是装载在导丝上的，同时具有一个柔软的、可操控的远端（见图 10-5B）。导管近端由一个独立、固定的端口组成，连接于一空心金属管（hypotube）。核心导丝通过空心金属管延伸至可操控的尖端。以上装置表面再覆以薄的塑料主轴，可以增强其灵活性。导丝导管仅有一个封闭的内腔用于球囊扩张。

表 10-3 列出了导丝固定球囊导管的优越性及局限性。小主轴直径及单内腔设计可以使冠状动脉显影更加清晰。由于球囊直接装载于导丝远端，十分利于单术者操作。导丝固定球囊导管对于远端病变、分支狭窄及扭曲小血管的病变尤其适用。

导丝固定球囊导管也有明显的局限性。由于球囊直接装载于导丝，导致其安全性较 OTW 导管及快速交换导管大打折扣。当需要换不同型号的球囊时，就需要将导管完全撤回，并将不同型号的球囊导管重新通过狭窄段。而不是保持导管于病变远端，将第二根导丝安全送至病变处。导丝固定球囊可以撤回，整个操作过程依照标准的技术。狭窄或分裂病变可能会使球囊通过不顺畅甚至闭塞血管。内腔远端的缺乏妨碍了远端血管压力的测量或造影剂的注射，从而无法判断远端血管的血流情况。此导管在临床实践中并不常用。

经皮冠状动脉介入治疗的过程说明

球囊是由一个带有压力表的手持式注射装置来实现膨胀与收缩的。球囊导管膨胀后可达到不同的直径（1.5~5mm）。球囊直径的选择取决于造影所示血管的直径。冠状动脉球囊导管由塑料制成，这就决定了导管的灵活性及球囊的特性（如爆破压力及不同压力下球囊的实际直径）。还有一些特殊用途的冠状动脉球囊导管（如逆行高压球囊、加长球囊及装有显微手术刀片的球囊）。切割球囊是一种在其纵行方向上安装了3~4个刀片的特殊球囊，在可控的情况下对病变进行切割，对血管进行塑型。

血管成形术导丝

冠状动脉血管成形术导丝是一种细口径［0.36~0.46mm（0.014~0.018英寸）］可操控的导丝。它们被送至需扩张的冠状动脉或其分支血管越过病变部位进行膨胀。术者可以通过对 J 型尖端不同程度地塑型以通过分支或扭曲的血管。球囊支架导管由导丝引导进入，在球囊扩张后撤出，而导丝仍保留在病变以远。加长导丝（300cm）用来交换 OTW 球囊导管。这些导丝尖端的灵活性及扭矩控制特点各不相同。通常较软的导管通过迂曲的血管更为安全及容易，而较硬的导丝因其能够提供更好的扭矩，更适于通过一些重度病变或闭塞病变。一些导丝因其有特殊涂层而更易于通过部分或完全闭塞病变。这些亲水的导丝即使其尖端没有位于主管腔或夹层内膜片下，也不易造成血管穿孔。

导丝的交换和延伸及导丝固定装置

交换导丝类似于之前提到的导丝，不同之处在于其长度约

280～300cm。当需要更换OTW球囊导管时，这种长导丝将替代原导丝。此外，一种长120～145cm的延长导丝也可连接于原导丝末端，实现球囊导管的交换。

有时需要用到一些导丝固定及交换系统，包括一些特殊的附着于导丝的短球囊。扩张时，球囊在指引导管内紧紧固定于导丝，从而可以实现将球囊导管撤出而保持导丝位置不变。这个系统通常要求导管口径为7F或更粗。另一种导丝固定装置，是通过一种缠绕丝抓住和固定导丝，从而实现球囊的回收和交换。第三种系统包括磁体和特殊的导丝，可适用于任何指引导管和球囊系统。当球囊导管进行交换时，磁体可固定导丝。

其他设备和器材

"Y"型接头（可调节的止血装置）

当球囊导管插入指引导管时，"Y"型接头是一种能够最大程度减少回血的辅助装置。该设备可实现随时通过指引导管注入造影剂或监测压力变化，而与球囊导管的位置无关。同时还有一可转动的阀门，用来防止在通过指导导管推送球囊/支架导管时回血。

膨胀装置

以标准大气压（atm）为单位，通过对膨胀压力的精确测量，在球囊导管上被用于扩张球囊的一种一次性的注射装置。球囊膨胀压力一般为3040～15 200mmHg（4～20atm）。尽管支架膨胀的压力一般仅为7600～13 680mmHg（10～18atm），但通常都给予球囊充足的膨胀压力去挤压斑块，充分扩张"哑铃"或凹陷，未能扩张的狭窄则表现为膨胀球囊出现腰部。有时，对于一些坚硬的病变（钙化或纤维斑块），常需较高的膨胀压［>10 640mmHg（14atm）］来消除狭窄。但是，不必要的球囊过分扩张可能会增加血管夹层及球囊破裂的风险。

旋扭（工具）装置

一个小的圆柱形虎钳滑动着钳夹血管成形术导丝的近端，使术者能够通过转动该旋扭工具而实现对导丝的操作（即虎钳夹于导丝上）。图 10-6 展示了膨胀装置、"Y"型接头、导丝插入器及旋扭工具。

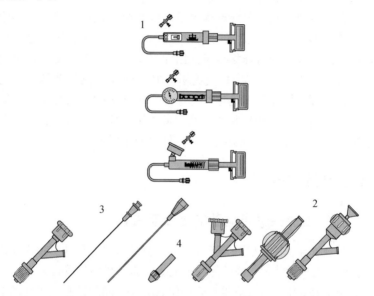

图 10-6 球囊膨胀装置和"Y"型接头、导丝插入器及旋扭工具示例（摘自 Meritt Medical，Inc，Salt Lake City，UT.）

临床程序

A. 对于无明确临床证据证实缺血的患者，首先推荐无创性检查方法

1. 心电图（ECG）（适用于静息时的缺血和近期的梗死）

2. 单纯运动负荷或伴灌注显像及超声心动图

3. 冠状动脉造影评价（需要对可疑病变的血流及压力进行生理性评估，有缺血的确切证据时，才需行介入检查）

注释：检查的选择主要取决于临床表现

B. PCI 术前准备

1. 患者准备［静脉（IV）通路，药物治疗，知情同意］

2. 向患者及其家属宣教（过程、结果、并发症）

3. 心外科医师会诊，特别是对于一些高危患者及多支病变患者（特别是糖尿病患者），或左室功能不良者

4. 适当的实验室检查［测血型、配血，全血细胞和血小板计数，国际标准化比值（INR），部分凝血活酶时间，电解质，血尿素氮，肌酐］

C. 导管检查患者准备

1. ECG（前壁和下壁导联）：12 导联（可透视）ECG

2. 备皮：腹股沟区域股动脉和手腕桡动脉

3. 临时起搏用静脉通路不再作为常规；对于一些高危患者、急性心肌梗死患者、需要行右冠状动脉 PCI 的左束支传导阻滞患者或需要使用旋磨或是抽吸设备的患者需考虑股静脉路径

4. 抗血小板治疗：阿司匹林（325mg 口服），若 PCI 术前未遵医嘱服用阿司匹林，则发生急性心肌梗死、支架血栓形成等急性并发症的概率要高出 2～3 倍。常规于 PCI 术前或术后即刻给予氯吡格雷 600mg 口服

5. 钙拮抗剂仅应用于高血压或已知冠状动脉痉挛的患者，目前已非常规使用

6. 可用苯海拉明（25mg 静推或口服）

7. 静脉补液

8. 抗凝：肝素，单次给予 40～70μg/kg（若使用糖蛋白 Ⅱb/Ⅲa 受体拮抗剂，则可以适当降低剂量），使活化凝血时间不少于 200s，或用比伐芦定代替肝素

9. 急性冠状动脉综合征需要使用糖蛋白 Ⅱb/Ⅲa 受体拮抗剂

10. 芬太尼镇静（25～100μg 静推）

D. 选择性冠状动脉造影（于冠状动脉内注射 100～200μg 硝酸甘油后进行）

1. 确定冠状动脉解剖和侧支供应（如果有的话）

2. 存储造影图像，作为"路径"参考以利于球囊支架的定位

3. 选择器材的尺寸：通过测量指引导管的直径选择球囊支架的直径

注释：8F＝2.87mm，6F＝2mm（PCI 器材的大小取决于远段正常血管；球囊直径与动脉直径的比＜1：1.2）

E. PCI 过程

1. 依据血管的开口及能否提供最好的支撑选择指引导管
2. 指引导管就位，同轴对准最好
3. 导丝送至血管狭窄部位的远处定位
4. 通过指引导管上的止血阀插入球囊支架
5. 球囊支架送入病变的中央
6. 利用球囊上不透射线的标记保持球囊对准中心
7. 膨胀球囊支架，必须选择适当的膨胀压力（使病变部位的哑铃形球囊压迹消失）按耐受程度膨胀球囊 10～30s，支架一般膨胀 10～20s

F. 评价球囊支架扩张的效果

1. 动脉内腔扩大（残余狭窄＜10%）
2. 造影显示良好的血流［心肌梗死溶栓治疗（TIMI）Ⅲ级］
3. 观察造影显示的不良征象（血栓或夹层）
4. 无残余缺血（ECG 改变伴或不伴胸痛）

G. 考虑是否需额外支架

1. 支架近端或远端的新发病变（即边缘夹层）
2. 大的夹层向任一方向扩展
3. 慢血流可能需要通过血流储备分数（FFR）或血管内超声明确原因（如隐性夹层）

H. 术后造影和穿刺点止血

1. 冠状动脉内注射硝酸甘油，取出导丝后行冠状动脉造影
2. 选择右股动脉闭合器前先行右股动脉造影（右前斜超过 30°，左股动脉选择左前斜）
3. 选定股动脉闭合器
4. 如果没有动脉闭合器，则可以在适当的位置固定动脉或静脉鞘。4h 后移除或当手工止血而活化凝血时间低于 160s 时移除。除非特殊情况，肝素使用一般无

需延长（>6h）

   5. 对于桡动脉操作，加压止血绷带的使用需要保证双手的良好血供。若止血成功，则于 2h 内撤除绷带

I. 导管室外处理

   1. 交代手术过程和出血问题、晚期并发症及再狭窄

   2. 通知部门、重症监护（或其他适当的患者护理区）、手术室及手术团队撤离

   3. 实验室检查和 ECG

J. PCI 术后药物治疗

   1. 阿司匹林（每日 325mg 口服）

   2. 氯吡格雷（600mg 负荷量和每日 75mg 口服，裸支架至少服用 4 周，药物洗脱支架至少服用 12 个月）；若之前未曾服用则开始服用他汀类药物；视患者的临床情况可以再次使用抗高血压药及抗心绞痛药物

K. 随访

   1. 首先检查穿刺点

   2. 若无症状，在 PCI 术后早期及每年例行检查无需行压迫实验

   3. 若在 PCI 术后早期有缺血的症状和体征，则需重复冠状动脉造影

   4. 患者恢复日常活动

应用血流储备分数，通过导丝压力感受器评价狭窄

当冠状动脉充血时［腺苷静脉输入或冠状动脉内（IC）推注］，主动脉压力（指引导管测得）与通过压力导丝测得的狭窄后压力之比即为血液储备分数（FFR），FFR 可用来判断可疑病变或中等程度病变的血流动力学意义。

为测量 FFR，术者需在通过狭窄之前匹配导丝和指引导管测量的压力。压力的标准化（匹配）是为了消除任何内在的差异。图 10-7 显示了在静息和充血状态下跨病变的压力阶差。腺苷

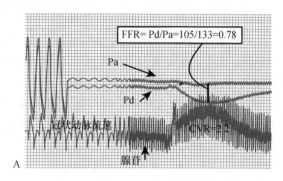

66岁女性，第一对角支支架术后合并新发心绞痛

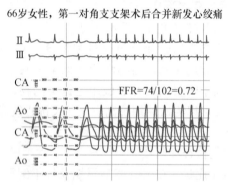

66岁女性，既往左前降支经皮冠状动脉球囊成形术

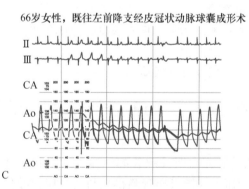

图 10-7 血流储备分数（FFR）的应用。**A**：指引导管近段压力（主动脉，Pa）与冠状动脉远端压力（Pd）以及在静息和冠状动脉内注射腺苷（箭头）后的冠状动脉血流速率。充血可以扩大压力阶差，并在血流速率达到最大值时 Pd 降低［冠状动脉血管扩张储备（CVR）＝2.2］，FFR＝Pd/Pa＝105/133＝0.78，高于缺血阈值（0.75）。**B**：一病例在经皮冠状动脉介入治疗之前，FFR＝0.72。**C**：经皮冠状动脉介入治疗之后，FFR＝0.98。CA：冠状动脉压；Ao：主动脉压

诱导〔首选 $140\mu g$（kg·min）×4min 或右冠状动脉（RCA）内注射 $20\sim30\mu g$ 和左冠状动脉（LCA）内注射 $40\sim60\mu g$〕充血时测得的远端压力的绝对值反映血流。FFR 能精确反映狭窄出现缺血的潜在可能。PCI 术前患者，通过指引导管测得近端主动脉的压力（见图 10-7B）。近端压力（Pa）为 145/68mmHg。经导丝感受器测得的远端压力（Pd）为 110/50mmHg。当冠状动脉内注入腺苷后，用充血的平均压力来计算 FFR，示 FFR＝0.72（FFR＜0.75 与可诱导的缺血有关）。静息时的压力阶差与可诱导的缺血无明显相关性。

PCI 术后，病变远近端的压力阶差下降。FFR 高于 0.9 即认为效果良好。正常动脉的 FFR 大于 0.94。此例患者 PCI 术后 FFR 为 0.98（见图 10-7C）。

对于 FFR 较低（＜0.75），特别是造影未达标的患者，往往预示着需进一步扩张或置入支架。FFR 对术者判断临床意义不甚明确的病变具有重要价值。表 10-4 列出了 PCI 术中辅助成像和诊断技术的应用。血管内超声成像仅能明确解剖结构，而非血流，其可以用来评价狭窄的解剖严重程度和选择合适的支架。

支架置入

几乎在所有造影检查中，支架置入较球囊成形改善预后的效果更好。相比于裸支架，药物洗脱支架能降低再狭窄率。若无长期双重抗血小板治疗的禁忌证，则多选择置入药物洗脱支架。支架置入目前已广泛应用于 PCI 治疗，其可降低血管弹性回缩、管腔突然闭塞及球囊成形所致急诊旁路移植的发生率。

相比于经皮腔内冠状动脉成形术，支架置入可以扩张最小管腔的直径、保持动脉开放并且明显降低远期再狭窄率。目前已有多种不同类型的支架应用于临床（见图 10-8）。

支架置入禁忌证

禁忌证是以患者和解剖因素为基础进行分类的。相对禁忌证是以患者因素为基础，与球囊成形术相似，主要包括：

1. 无法接受常规双重抗血小板治疗
2. 有既往出血史或其他导致阻碍抗凝的情况
3. 2 周内需行非心脏手术

图 10-9 和图 10-10 均为 PCI 病例。

表 10-4　诊断和成像辅助经皮冠状动脉介入治疗（PCI）

血流储备分数（FFR）

适应证：血流动力学意义不明或存疑的冠状动脉病变（任意位置）。最常用于评价造影后显示为偏心狭窄或是中等程度狭窄（狭窄 40%～70%）的病变。

推导：FFR 为最大充血时 Q_{sten}/Q_{normal}。normal：理论上无狭窄的同一动脉；Q：血流；sten：狭窄动脉。

$Q_{sten} = P_{sten}/阻力_{sten}$，

$Q_{normal} = P_{aorta}/阻力_{sten}$，因此 $Q_{sten}/Q_{normal} = P_{sten}/P_{aorta}$

故 $FFR = P_{distal\ to\ stenosis}/P_{aorta}$，

（完整的推导包括静脉压 Pv 的 $FFR = P_{distal\ to\ stenosis} - Pv/P_{aorta} - Pv$，见 Pijls 等）

其中，aorta：主动脉；distal to stenosis：狭窄远端；P：血管压力。

特征：非缺血阈值 $>0.75～0.80$，对于任何患者和血管正常值为 1.0，心外膜血管病变较为特殊，与相对最大血流量呈线性相关，不受血流动力学改变的影响，其值的大小表示心肌血流量，包括同时性、高可重复性、高空间分辨率（压力回调记录）。

冠状动脉流速储备（CFVR）

适应证：当无意义的心外膜病变无法解释胸痛等临床症状时，用来评价冠状动脉微循环。

推导：$CFVR = Q_{hyperemia}/Q_{base}$。Q：在保持横截面积不变情况下充血（hyperemia）后的速度。base：基础。

特征：冠状动脉血管扩张储备（CFR）的非缺血阈值 >2.0。FFR 在非阻塞血管评估微血管完整性，用于研究冠状动脉内皮功能。当已知血管横截面积时，可精确评价容积流量。

（续表）

血管内超声成像（IVUS）

适应证：

1. 对于患者积极要求功能研究和有可疑血流限制的狭窄病变，而造影图像又不能评价病变严重程度
2. PCI 术后造影结果显示欠佳的评价
3. 心脏移植术后冠状动脉病变的诊断和处理
4. 评价支架是否充分展开，包括支架放置的范围和支架内最小管径的测定
5. 斑块位置及其周围分布的测定
6. 明确支架内再狭窄的机制（支架扩张不充分还是内膜增生），决定进一步治疗方案（斑块切除还是重复球囊扩张）
7. 介入术前评价病变的特征，以利于选择最适合的血运重建装置

三个常见临床适应证的生理学标准			
指征	CFR	HSRv[*]	FFR
发现缺血	<2.0	>0.8	<0.75
择期 PCI	>2.0	—	>0.80
支架终点	（首选 IVUS）	—	>0.90

PCI 器械适应证				
特殊病变类型	支架	切割球囊	旋磨器	血栓抽吸
A 型病变	+++	+	±	—
复杂病变	++	++	+	—
开口病变	++	++	+	—
弥漫病变	+	+	++	—
完全闭塞	++	+		—
钙化的分叉病变	±	++	+++	—
SVG（局限性）	+++	±	±	—
SVG（弥漫性）	+	±		—
SVG（血栓性）	±			++
并发症	+++	—	±	±
急性闭塞	++	—	—	±
血栓	+	—	—	+++
穿孔	@	—	—	—

HSRv：狭窄充血抵抗系数

+++：非常适用；++：某种程度上有帮助；+：可应用；±：根据情况应用（临界）；—：不可应用；@：覆膜支架；SVG：大隐静脉移植血管

* mm Hg/(cm · s)

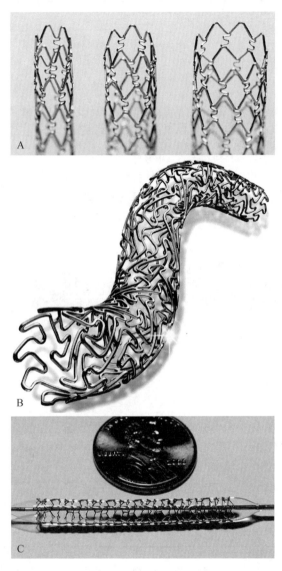

图 10-8 支架图

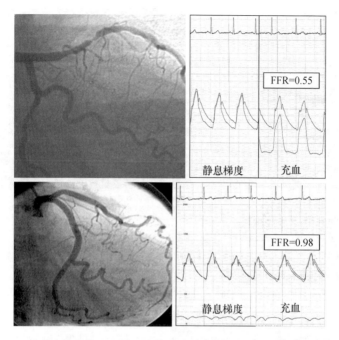

图 10-9　单支血管支架。上图：左前降支 90% 狭窄，在经皮冠状动脉介入治疗（PCI）前有显著的血流动力学梯度和低血流储备分数（FFR）。下图：PCI 术后无残余狭窄，病变处压力正常（摘自 Drs. Bernard De Bruyne and Nico Pijls.）

冠状动脉斑块旋切术

由于球囊扩张后粥样硬化斑块仍在冠状动脉内，将其自冠状动脉内清除有可能改善预后。为此设计发展的三种装置，目前仅有高速旋磨仍在使用。定向旋切导管（DCA）已用于外周血管病变，经皮血管内切吸导管已基本不用。

斑块旋切术（旋磨术）

旋磨器由一个"橄榄形"钢制毛刺（直径 1.25～2.5mm，见图 10-11A）构成，其前半段嵌入了显微金刚石颗粒，连同旋

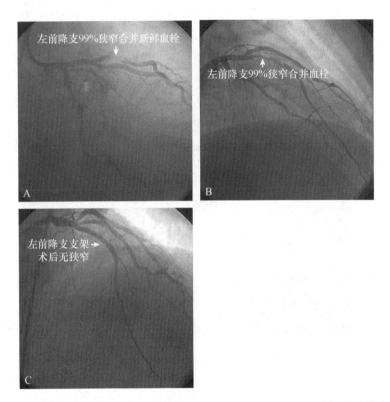

图 10-10 左前降支急性 ST 段抬高型心肌梗死（STEMI）经皮冠状动脉介入治疗（PCI）。**A**：左前降支右前斜头位造影后显示血栓形成狭窄。**B**：左前降支前后头位造影。**C**：左前降支支架置入术后

转扭矩丝在外部空气涡轮的作用下以 200 000 转/分的速度旋转。该装置在一个特殊的 0.23mm（0.009 英寸）不锈钢导丝的引导下由 6F～9F 指引导管插入。对该装置持续加压输注肝素化盐水是为了润滑和散热。当钢刺位于病变近端后，系统被激活，钢刺以缓慢、稳定的方式通过病变。钢刺的粗糙表面选择性地切除（粉碎）硬斑块，保留正常的管壁（微分切割）。在取出钢刺前，钢刺需维持 30s，然后决定是否用更大的钢刺或者是使用球囊进行补充扩张。在最终支架置入前，可能还需要球囊额外的扩张以解决残余狭窄。旋磨头的最大直径不能超过正常动脉管径的

70%～80%。

旋磨术特别适用于坚硬的斑块及球囊成形术成功率低的长段病变。其并发症和再狭窄率与球囊成形术相似。随机对比研究表明再狭窄率并不明显增高，但是操作成功率在小钙化血管或长段病变更高。旋磨术的一个特殊并发症是一些患者出现暂时的无复流现象伴肌酐激酶的升高。此种情况特别是右冠状动脉病变，可能需要预防性植入起搏导线。其他可能的并发症包括冠状动脉夹层和穿孔。

切割球囊（见图 10-11B）

切割球囊装有显微外科刀片，沿斑块全程对其 3 或 4 个点进行切割。对斑块的切割是为了对病变进行更好的扩张。切割球囊多用于开口病变和支架内再狭窄病变。

血栓抽吸系统

血管内特别是冠状动脉内血栓可以通过多种抽吸导管（见图10-12）将血栓手动抽吸出来或通过高压流变血栓清除系统（Angiojet，Possis，Minneapolis，MN）将其清除。Angiojet 导管利用导管内向后高压喷射的水流，在导管尖端前方产生强大的吸力，以便血栓的有效排出（见图 10-13）。

有研究（TAPAS 试验）显示，对于接受 PCI 治疗的心肌梗死患者，应用手动血栓抽吸导管取出血栓可以降低其死亡率。在其他方面也可以看到对此设备的充分讨论（见推荐阅读部分）。

外周动脉球囊成形术（见第五章）

外周动脉病变是动脉粥样硬化的常见表现，常在因冠状动脉疾患行心导管插入术时发现。尽管一些患者需要进行血运重建治疗（外科或外周动脉球囊成形术），但是通常外周动脉病变可以保守治疗。某些解剖因素决定着患者的治疗方案。就冠状动脉疾病而言，球囊成形术对局限性病变往往有较好的效果，而对弥漫

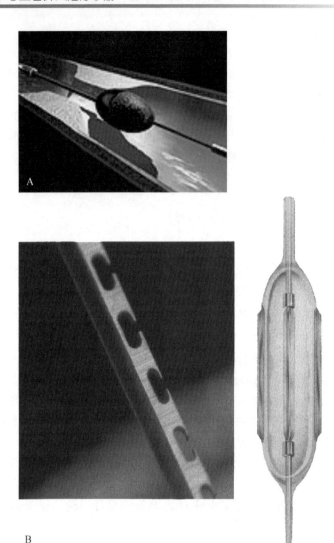

图 10-11 **A**：旋磨术钢刺。**B**：安装有显微外科刀片的切割球囊

性病变或长段闭塞，旁路移植术则效果更好。治疗小组应综合介入医师和血管外科医师的意见，给予患者最适合的治疗。横膈膜下外周血管的命名见图 10-14。

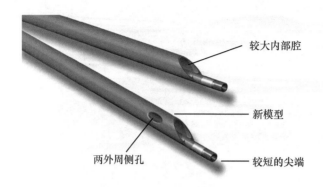

较大内部腔

新模型

两外周侧孔

较短的尖端

图 10-12　手动血栓抽吸导管

适应证

外周动脉血运重建的适应证主要包括超过 6 个月以上的间歇性跛行（生活方式限制）、严重的肢体缺血、静息时疼痛及不愈合的溃疡。血运重建一般都选择对非糖尿病患者和吸烟的间歇性跛行患者进行，这是因为：①血运重建并不影响远期生存率；②由于远端血管的开放，严重的肢体动脉缺血发生率低。

下肢外周血管成形术的血管穿刺技术

1. 顺行股总动脉：由股骨头上方中点进入股总动脉。绝大多数股浅动脉（SFA）、股深动脉分叉都位于该点下方，因此，由该穿刺点穿刺可以进入同侧的 SFA、股深动脉、腘动脉及膝下血管。

2. 逆行股总动脉：穿刺同侧的髂动脉可以进入对侧的髂动脉病变处及 SFA。

3. 肱动脉-腋动脉（桡动脉需要加长导管）需要加长的导管和球囊（120~145cm）。选择穿刺该处主要用于双侧的髂股动脉闭塞。

4. 腘动脉：逆行进入 SFA 闭塞处以防止侧支完全闭塞。有关节间隙（膝）受损的风险。

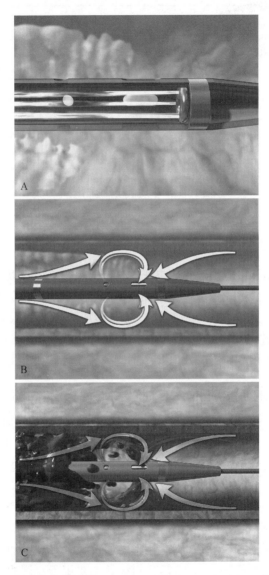

图 10-13 流变血栓清除导管（Angiojet；Possis Medical Inc，Minneapolis，MN）。**A**：高压水流束自导管尖端向其后管腔内喷射。**B**：喷射的水流自尖端产生文氏抽吸效应（**C**）可以抽吸斑块物质

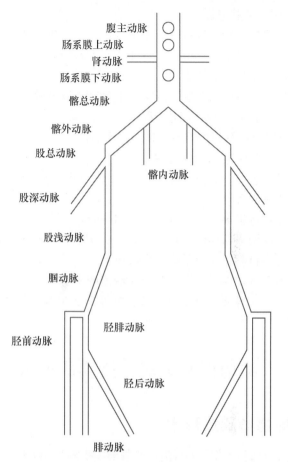

图 10-14　下肢外周动脉介入治疗穿刺点（摘自 CJ White，SR Ramee，and TJ Collins，Ochsner Medical Institutes，New Orleans.）

血管造影术

1. 导管室设备，必须可以进行数字减影血管造影

● 影像增强器，23cm（9 英寸）模式

● 数字成像减影降低放射暴露

● 电影帧率显示血流动力学（有助于评价循环）

● 以 15 帧/秒速率为宜

2. 腹主动脉造影

● 导管置于肾动脉或其上水平（L1 或 L2 椎间盘）

● 注射造影剂，15ml/s×3s 或 20ml/s×2s

● 图像采集至髂股血管

● 侧位观察腹腔动脉、肠系膜上动脉或肠系膜下动脉起源

● 左前斜 20°观察肾动脉起源

3. 选择性髂股动脉造影观察足部血流

● 导管位于髂总动脉近端

● 可以使用 Simmons、Cobra、internal mammary、NIH 或猪尾导管

● 注射造影剂，6～8ml/s 持续 4～6s

● 影像增强器侧位成角 30°（SFA 与股深动脉分叉处）

● 图像自髂总动脉采集至足部血管

● 第五章提供了外周动脉介入治疗的图解

并发症、球囊与支架及旋磨装置等都已在第五章讨论。

图 10-15 为一肾动脉支架病例。

结构性心脏病：瓣膜成形术

经皮球囊瓣膜成形术

经皮导管技术作为外科治疗心脏瓣膜疾病和先天性心脏病以外的又一项治疗方法，最早应用于二十世纪八十年代，经过充分的研究、实践，已确立了其在介入心脏病学中的地位。对于儿童来说，球囊瓣膜成形术常用来解除先天性瓣膜疾病，特别是肺动脉瓣和主动脉瓣狭窄。对成人而言，主动脉瓣球囊成形术仅是对于无法接受外科手术的主动脉瓣狭窄患者的姑息治疗，而二尖瓣球囊成形术则被认为是涌现出的除二尖瓣闭式扩张术或瓣膜置换术以外的又一种优秀治疗方案，并且已被认为是部分患者最初机械治疗的选择。

经皮二尖瓣球囊成形术

经皮二尖瓣球囊成形术（PBMV）治疗二尖瓣狭窄已得到广

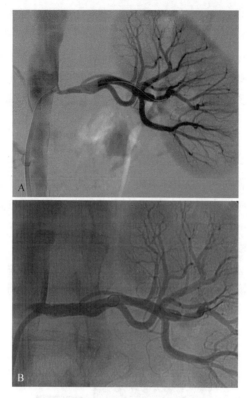

图 10-15　肾动脉支架置入前（**A**）后（**B**）的左肾动脉造影

泛研究，当治疗成功时，将会得到显著的血流动力学改善和长期的临床获益。对入选患者进行 PBMV 和二尖瓣闭式扩张术的前瞻性研究显示，随访血流动力学及临床效果并无显著差异。尽管如此，并不是所有患者都适合行 PBMV 治疗。术前必须行超声心动图以评价二尖瓣功能及除外左房血栓。

适应证

有症状的二尖瓣狭窄

对于单纯症状性二尖瓣狭窄或二尖瓣狭窄合并中度以下的二尖瓣反流的混合瓣膜疾病，同时又具备合适的瓣膜条件的患者，即可行 PBMV 治疗，因其具有相对较低的风险和较简化的操作过程。对于固定的、瓣叶严重增厚的及瓣叶融合或钙化的二尖瓣，球囊瓣膜成形术可能效果不理想。而对于具有上述不利条件的症状性二尖瓣狭窄患者，当无法行手术治疗时，仍是有益的。左房血栓是二尖瓣狭窄的禁忌证，其最易被经食管超声心动图检测出。

过程

使用单一、特制的球囊导管（Inoue 导管）（见图 10-16）顺行穿刺房间隔到达二尖瓣，是最简单、可靠的方法。临床成功率高，而并发症发生率低。由于单球囊的设计而较易通过二尖瓣，Inoue 球囊的使用较之前双球囊技术能够有效地减少透视的时间和操作的过程。

进入左房　获得血流动力学测定基线后，行穿房间隔导管插入术（见第七章）。要注意穿刺点不要太靠近房间隔上部。这

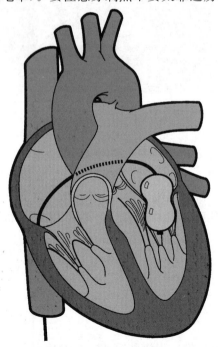

图 10-16　二尖瓣成形术时 Inoue 球囊导管通过二尖瓣定位示意图

个位置很难通过二尖瓣和定位球囊导管。有时，可能需要将球囊导管漂浮通过二尖瓣并进入左室。

扩张房间隔　当导丝定位后，需用 6～8mm 球囊扩张房间隔穿刺孔，以便于更大的扩张导管顺利通过。这些小的房间隔穿刺孔缺损通常无临床意义。

Inoue 球囊技术　Inoue 球囊导管独特的设计可以使其球囊尖端膨胀，从而有利于球囊导管通过二尖瓣。带刻度的注射器可以使瓣膜扩张逐级递增。球囊大小的选择取决于患者的身高。当房间隔穿刺成功后，扩张房间隔，Inoue 导管在特殊导丝的引导下进入左房。膨胀球囊的尖端，通过操纵管心针使其随血流通过二尖瓣。要注意使球囊导管游离于心室腔，不要被瓣下腱索缠绕。撤出部分膨胀球囊使其与二尖瓣瓣叶咬合，然后完全膨胀球囊以达到分裂瓣膜粘连处的作用。在每一次球囊扩张后，推荐测量二尖瓣跨瓣压力阶差，同时对瓣叶粘连处分离情况和瓣膜反流情况进行超声心动图的评价，以判断是否需要使用更大的球囊膨胀直径，在不导致二尖瓣反流的基础上，努力获得最大的二尖瓣口面积。

在最后一次扩张结束后，需要测量左房-左室压力及右侧血氧饱和度（检测房间隔水平左向右分流）。二尖瓣跨瓣压力阶差平均下降约 50%～70%，瓣口面积通常增加 100%（平均 2cm^2）。图 10-17 和图 10-18 显示为一 PBMV 病例。

并发症

术中和住院期间死亡率极低（0～2%），且常由于心室穿孔所致。房间隔穿刺并发症如心包积血或心脏压塞亦罕见（<2%），约 1%～2% 的患者出现体循环栓塞。20%～50% 的患者二尖瓣反流会增加，但只有 8%～10% 的患者可能会增加严重（超过一个造影级）。PBMV 术后晚期也可能会出现严重的二尖瓣反流。约有 0.9%～3% 的患者在 PBMV 术后因重度二尖瓣反流需要行瓣膜置换术，这大多是由于二尖瓣瓣叶交界处的撕裂或腱索断裂所致。房间隔左向右分流可以在 8%～87% 的患者中被检出（取决于检查方法的敏感性），大多数缺损的肺内分流量低于 1～1.4，基本无临床意义，在随访的过程中减少或消失。

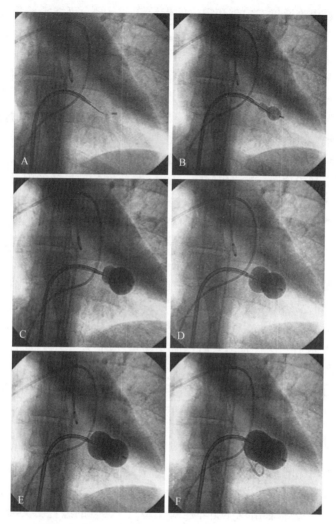

图 10-17 **A 和 B**：球囊前半部分膨胀并通过二尖瓣口。其操作方法类似于右心导管插入术时将球囊漂浮导管自右房送入右室。**C**：回撤部分膨胀的球囊直到其与二尖瓣咬合。**D**：膨胀球囊的前后部分，使球囊形成"狗骨"形状，定位于二尖瓣口。**E**：几乎完全膨胀球囊打开二尖瓣粘连。球囊下方的切迹不如球囊上方显著，标志着粘连部分分离。**F**：完全膨胀球囊

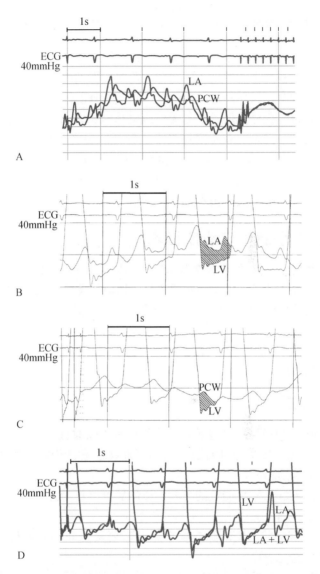

图 10-18　A：在行二尖瓣球囊成形术时，常需监测肺毛细血管楔（PCW）压。不同的 PCW 和左房（LA）压可能会导致最终压力阶差测量的误差。**B**：术前测量左房-左室（LV）压力阶差为 18mmHg。**C**：术后测量 PCW-LV 压力阶差仍超过 8～10mmHg。PCW 波形衰减。**D**：同一患者，术后 LA-LV 无压力阶差，结果良好（摘自 Kern MJ，Aguirre F：*Cathet Cardiovasc Diagn* 27：52-56，1992.）

随访

患者的临床症状在术后即刻及随访过程中通常都能得到改善。绝大多数患者的临床症状在短期内均得到改善。在一些筛选后的患者中，长期随访（≥5 年）结果依旧良好，特别是对于一些术前超声积分较低、提示无瓣膜畸形（活动度、增厚、钙化、瓣下疾患）的患者和左室舒张末压较低的患者。在这些患者中，5 年无事件存活率高于 80%。具有瓣膜畸形或者较高超声积分的患者容易出现再狭窄。PBMV 术后长期随访结果及再狭窄的发生率与二尖瓣闭式扩张术相似。

经皮主动脉瓣球囊成形术

经皮主动脉瓣球囊成形术（PBAV）于 1985 年首次成功应用于治疗小儿先天性主动脉瓣狭窄。PBAV 治疗成人钙化性主动脉瓣狭窄最初是有效的，但其再狭窄率很高（接近 50%）。PBAV 是仅适用于一组选定患者的短期姑息治疗，但是正在成为进行经皮主动脉瓣植入术（撰写本文时仍处于研究阶段）的先决条件和步骤。

适应证

成人 PBAV 的适应证自其应用以来不断改进：

1. 无法接受外科瓣膜手术的有症状患者。患者年龄本身并不是手术禁忌证。

2. 对于 LV 功能差的患者，PBAV 可以作为外科术前的过渡性治疗。

3. 有症状的主动脉瓣狭窄患者需要接受非心脏外科手术或其他有创性治疗。

注释：在进行 PBAV 术前，必须要评价严重的冠状动脉病变及外周动脉病变。重度的主动脉瓣反流和严重的左主干病变是 PBAV 的禁忌证。

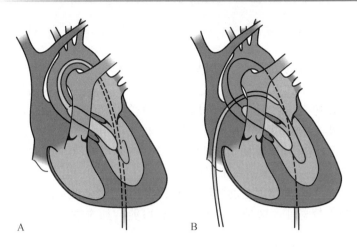

图 10-19 主动脉瓣球囊成形术的两种操作方法。**A**：逆行路径。**B**：顺行路径，穿刺房间隔

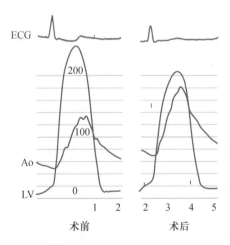

图 10-20 对一位 86 岁的女性患者在主动脉瓣膜成形术前后同步测量主动脉（Ao）及左室（LV）压力，显示主动脉瓣压力阶差的降低及瓣口面积自 0.4cm² 扩张至 0.9cm²

过程

1. 评估动脉路径。PBAV 的球囊导管一般较粗（>10F），这可能会增加血管损伤的风险，尤其是对一些血管既脆又细的老年女性患者。对于一些有外周血管疾病的患者，可以从肱动脉插入较小号的球囊导管。

2. 需除外严重的冠状动脉病变。对于可能存在的左主干病变必须行冠状动脉造影加以排除。

3. 需除外重度主动脉瓣关闭不全。高于 2+ 的主动脉瓣反流即视为禁忌证，这是因为 PBAV 有可能会加重主动脉瓣反流的程度。

4. 可以用单球囊或是双球囊。现在的方法都始于单球囊。23~25mm 大小的球囊进出阻力较小。球囊的直径不能大于主动脉瓣环的直径。对于球囊大小的选择目前尚无共识。我们的经验一般是从 18~20mm 的球囊开始扩张，增加球囊直径至 23mm 或 25mm，使主动脉瓣跨瓣压力阶差减少超过 50%。

5. 球囊的定位（见图 10-19）。给予患者 5000U 肝素抗凝。在标记血流动力学基线后，一根带有大的猪尾弧度的硬导丝（Amplatz 300cm）通过主动脉瓣并进入左室。扩张皮肤穿刺点。球囊导管（经过造影剂的冲洗稀释，然后负压吸引）通过导丝进入左室并定位于主动脉瓣。较长的球囊（4~5cm）在膨胀时具有较好的稳定性。也有一些术者通过逆行的方式用 Inoue 球囊对主动脉瓣进行扩张。

6. 瓣膜扩张。球囊是在对动脉血压和心律的持续监测下由手动进行膨胀和收缩的。应严密监测患者是否有在短暂但严重的低血压状态下晕厥或抽搐的现象。多次膨胀直到球囊的切迹或"腰部"消失。在每次膨胀之前，都应使动脉压力及肺动脉血氧饱和度（由肺动脉血氧导管监测）回到基线水平。静脉起搏器可行快速心室起搏以防止膨胀时球囊"滑动"。

最终结果

当 LV-主动脉压力阶差下降（>30mmHg）及瓣口面积扩大

（＞基础面积的 25％）均达到满意程度时，可以终止操作（见图 10-20）。升主动脉造影用以显示扩张后主动脉瓣反流的情况。用硫酸鱼精蛋白对抗抗凝后，可以将球囊导管及鞘管取出，同时对穿刺点进行手法压迫。

术后，必须严密监测患者是否有出血、血肿、假性动脉瘤、动静脉瘘等并发症出现。如果没有并发症出现，患者可下地行走并于术后第二天出院。注释：尽管程度较术前有所减轻，但 PBAV 术后仍可出现重度主动脉瓣狭窄。

并发症

最常见的 PBAV 并发症为包括动脉穿刺点在内的血管并发症。在约 5％～20％的患者中出现严重的血管损伤和出血。栓塞现象并不常见（1％～2％）。术中及院内死亡率低（4％～7％）。LV 穿孔、心脏压塞、急性主动脉瓣反流等罕见（＜2％），但均为严重并发症。

随访

尽管 PBAV 术后瓣口面积增加仅约 0.5cm^2，但绝大多数患者的呼吸困难及心绞痛症状都得以缓解。约 50％LV 功能差的患者在随访过程中射血分数都有所改善。晕厥次数的减少比较难以考证。对于一些年老的患者或是 NYHA 分级心功能Ⅳ级的患者，1 年死亡率达到 25％。尽管该死亡率与未经治疗的有症状的钙化性主动脉瓣狭窄患者死亡率（1 年死亡率 40％～50％）相比较为乐观，但 PBAV 仍未被证实能有效改善生存率。在 PBAV 术后的最初 6～12 月内（50％的患者），症状的再次出现和瓣口的再狭窄较为常见。随访资料强调了 PBAV 的本质仍为姑息治疗。

肺动脉瓣球囊成形术

肺动脉瓣狭窄（肺动脉瓣跨瓣压力阶差＞50mmHg）较易通过球囊成形术治愈。操作技术与二尖瓣球囊成形术相似。以股静脉作为路径。导丝通过并定位于肺动脉瓣以利于球囊膨胀。肺动脉瓣跨瓣压力阶差及右室压力的下降作为评判治疗成功的标志（见图 10-21）。肺动脉瓣球囊成形术可能的并发症为右室流出道梗阻（严重的右室收缩功能障碍）。当出现继发于右室流出道肌肥大的右室流出道梗阻时，可以通过静脉输入 β 受体阻滞剂如艾司洛尔治疗。

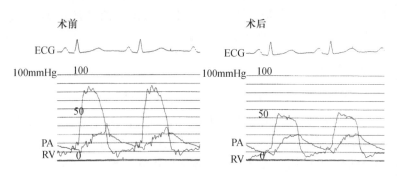

图 10-21 对一名肺动脉瓣狭窄患者行单球囊扩张法进行肺动脉瓣球囊成形术后，右室（RV）压力自 80mmHg 降至 50mmHg。PA：肺动脉压力

结构性心脏病：房间隔缺损和卵圆孔未闭

经验丰富的术者行房间隔缺损（ASD）和卵圆孔未闭（PFO）封堵术已成为大多数导管室日常工作的一部分。简短来说，其操作技术包括通过缺损放置 8F 或 9F 的鞘管（见图 10-22）。将适当大小的 Amplatzer 或其他封堵器材（见图 10-23）输送至左房。部分展开封堵器材，回撤至间隔缺损处，然后释放右房侧伞盘，抓住房间隔。术中需要持续经食管或心内超声监测。术后处理包括取出粗大的静脉鞘，以及阿司匹林及硫酸氢氯吡格雷片联合服用 6～12 个月。

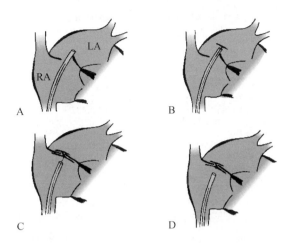

图 10-22 房间隔缺损（ASD）和卵圆孔未闭（PFO）的封堵方法。**A**：输送导管通过 PFO。**B**：展开左房侧伞盘。**C**：PFO 封堵器回撤和右房侧伞盘展开。**D**：确认封堵器固定于缺损处，释放封堵器。LA：左房；RA：右房

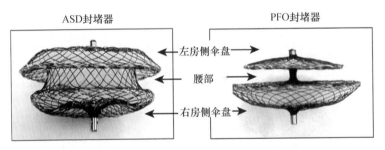

图 10-23 Amplatzer 房间隔缺损（ASD）（左）和卵圆孔未闭（PFO）（右）封堵器。主要区别就在于左房侧伞盘的大小和连接腰部的直径

　　本书中给出了有关适应证、禁忌证、并发症及疗效的全面讨论。

推荐阅读

Baim DS: Approaches to mechanical coronary thrombectomy, *J Invasive Cardiol* 18(suppl):1–10, 2006.

Baim DS: *Grossman's cardiac catheterization, angiography, and intervention*, ed 7, Philadelphia, 2006, Lippincott Williams & Wilkins.

Berger A, Kees-Joost B, et al: Long-term clinical outcome after fractional flow reserve-guided percutaneous coronary intervention in patients with multivessel disease, *J Am Coll Cardiol* 46:438–442, 2005.

Boden WE: Optimal medical therapy with or without PCI for stable coronary artery disease, *N Engl J Med* 356:1503–1516, 2007.

De Bruyne B, Bartunek J, Sys SU, et al: Simultaneous coronary pressure and flow velocity measurements in humans: feasibility, reproducibility and hemodynamic dependence of coronary flow velocity reserve, hyperemic flow versus pressure slope index and fractional flow reserve, *Circulation* 94:1842–1849, 1996.

Gruntzig A, Sennig A, Siegenthaler WE: Nonoperative dilatation of coronary artery stenosis: percutaneous transluminal coronary angioplasty, *N Engl J Med* 301:61–68, 1979.

Harper RW, Mottram PM, McGaw DJ: Closure of secundum atrial septal defects with the amplatzer septal occluder device: techniques and problems, *Cathet Cardiovasc Intervent* 57(4):508–524, 2002.

Inglessis I, Landzberg MJ: Interventional catheterization in adult congenital heart disease, *Circ J* 115:1622–1633, 2007.

Katritsis DG, Ioannidis JPA: Percutaneous coronary intervention versus conservative therapy in nonacute coronary artery disease: a meta-analysis, *Circulation* 111:2906–2912, 2005.

Kern MJ, Lerman A, Bech JW, et al: Physiological assessment of coronary artery disease in the cardiac catheterization laboratory: a scientific statement from the American Heart Association Committee on Diagnostic and Interventional Cardiac Catheterization, Council on Clinical Cardiology, *Circulation* 114:1321–1341, 2006.

Pijls NHJ, de Bruyne B, Peels K, et al: Measurement of fractional flow reserve to assess the functional severity of coronary-artery stenoses, *N Engl J Med* 334:1703–1708, 1996.

Sant'Anna F, Silva E, ER, et al: Influence of routine assessment of fractional flow reserve on decision making during coronary interventions, *Am J Cardiol* 99:504–508, 2007.

Tonino P, et al: Fractional flow reserve versus angiography for guiding percutaneous coronary intervention, *N Engl J Med* 360:213–224, 2009.

Varma C, Benson LN, Silversides C, et al: Outcomes and alternative techniques for device closure of the large secundum atrial septal defect, *Cathet Cardiovasc Intervent* 61(1):131–139, 2004.

Zanchetta M, Onorato E, Rigatelli G, et al: Intracardic echocardiology-guided transcatheter closure of secundum atrial septal defect: a new efficient device selection method, *J Am Coll Cardiol* 42:1677–1682, 2003.

第十一章　导管室的危险因素控制、患者安全性保障和资料管理

JOSEPH D. BABB·JODY C. COOK

（王　斌　译）

心导管插入术主要是在急救室实施，那里可能有或没有心脏外科支持，只有少数情况下是在没有辅助设施的医疗部门如门诊施行。心导管插入术和其他经皮冠状动脉介入术（PCI）通常都是安全的手术，由非常有经验的医师完成，同时还有一个强有力的多学科团队辅助。目前的专家共识认为，出于对患者安全的最佳考虑，在急诊室仍应优先考虑择期 PCI。但是，正如任何其他诊疗手术，这些手术对于患者、心脏病专家、医疗团队以及医疗机构来说都存在一定的风险。本章将简要阐述心导管室每一级管理和领导减少风险的职责。

风险管理

风险管理是一个系统的、前瞻性的过程，可以完善现有心导管室的患者安全和质量改进方案。这是每个人的责任，不应该委托给某个人完成。风险管理方案成功与否不能通过医疗事故诉讼数量来衡量。

患者安全

患者安全被定义为患者不受来自医疗方的意外伤害。心导管室团队有责任对每一位患者及团队成员之间作出这一承诺。换言之，心导管室领导者必须创造并培养一种安全文化，即每一位成员都被视为团队的灵魂，在呼吁安全问题上有发言权，并参与解决已发生的安全问题。联合委员会要求授权的管理机构制订患者安全计划，目的是防止医疗事故伤及患者，并且在损伤发生后有一个反应机制。

具有安全文化的完善机构在临床上会取得更好的质量结果和较高的院内外患者满意度，从而规避了单位不规范所带来的风险。

领导者与医疗机构的责任

医疗机构中的领导者必须确保有足够的基础设施支持心导管室运作。美国心脏病学会、美国心脏协会、（美国）心血管造影和介入学会以及美国心血管护理学会是少数能制订心导管室标准的专业机构。

领导者的主要责任是确保工作符合（美国）联邦和州法规。如果州法规规定心导管室在首次开展手术前需要取得资格证书（CON），那么领导者必须确保申请材料的及时完成和提交。

要有必要的政策和程序以制订行为准则和操作标准。如果心导管室附属于较大的机构或组织，那就至少需要两级政策和程序。第一级政策适用于机构内的所有人员，包括患者安全、感染控制、血液污染处理、不良或意外事件的沟通、内部的交流、人力资源管理、设备管理和供应商管理，其中供应商管理规定何时以及在哪些情况下供应商可以参与到术中。第二级政策仅适用于心导管室的运作。虽然领导者最终对于医疗机构内所有的政策和程序负主要责任，但是不应该参与制定方案的专项要求和心导管室的定位。

领导者的责任还包括确保有足够的有资质的工作人员以及齐全的心导管室设备。

部门或单位领导与管理

通常一个心导管室会有一个非医疗专业的领导者和一个医疗专业的领导者。领导团队的规模取决于心导管室的功能和规格。这种领导体制负责心导管室的日常运作，建立运行预案，促进工作准则和工作程序的完善和实施，包括应急反应和其他安全标准（包括档案管理），并依照联邦、州和地方的法规和政策规定确保设备安全及运行良好。

领导团队还应负责确保所有工作人员都熟悉心导管室的工作，获取和掌握最新的临床知识，熟悉新的设备和流程，认识、了解并遵守所有现行工作准则和工作程序。

领导团队也要负责一些特殊的质量控制，例如患者满意度、内部职工满意度、治疗效果、并发症发生率以及对外部监督和（或）评审本身的依从性，同时要监督内部政策和程序的执行。

介入心脏病学专家和其他工作人员

心导管室工作人员都应遵守所有的政策和规章制度，而关心接受心导管插入术和（或）其他 PCI 的患者更是一个多学科团队共同努力的方向。每名工作人员对于患者、其他团队成员和机构均负有安全责任。

知情同意

患者有权利自行决定其治疗方案，包括是否接受心导管插入术或其他 PCI。心脏病学专家有责任向患者或责任方提供有关治疗方案的详尽信息，包括采用该方案的原因、获益、实施中带来的潜在风险以及拒绝该推荐方案所带来的风险，并有责任在患者拒绝该方案后提供其他可选方案。患者应有机会提出的问题并得到能够理解的满意答复。心脏病专家与患者或责任方关于拟行治疗方案的讨论结果需要记录在病历中。在临床实践中，这往往是住院医师或心脏病学专科轮转医师的工作。

每个州均已规定在患者不能决定治疗方案时该由谁来决定。同时也规定了医生在何种情况下可以认定患者病情属紧急情况，并可以实施监护以及包括心导管插入术和（或）其他 PCI 在内的治疗。一般来说，每个机构都有依据机构政策制定的治疗知情同意书。未能正确获得知情同意的操作均属人身侵害。

知情同意书是一种管理手段，在由患者或责任方签署后，就意味着心脏病专家已经提供了关于推荐方案的详尽信息。除了心脏病学专家和（或）患者家属，必须有其他人见证患者或其责任方签署知情同意书的过程，并将带有患者签字和日期的知情同意书保存在病历中。如果患者或责任方并不完全理解建议的方案时，心脏病专家必须进一步向其解释。

患者安全性的要求

联合委员会每年都会发布国家的患者安全目标。2010 年发布了 15 项医疗机构必须符合的目标，并通过病历来监测现行标准的遵守情况。适用于心导管室的 6 项目标包括：①通过使用 2 个独特标签来提高患者身份识别的准确性，并且预防因此引起的输血错误；②提高医护团队间交流的效率；③完善药品使用的安全性，包括对所有药物、药物容器和溶剂进行标示，对手术周围环境和其他有创性器械进行定期消毒，并减少患者在抗凝治疗中受到的伤害；④降低医源性感染的风险；⑤准确、完整调整用药；⑥通过实行术前核查程序及短暂的休息来预防失误、违规的操作或患者身份的错误。

心导管室的监护病历

联邦医疗保险和联邦医疗辅助计划服务中心（CMS）声明了规定管理医院和其他卫生保健措施、专业组织机构、法律诉讼结果以及当地的政策，所有能影响病历记录的规范。每个医疗机构都必须制定内部政策来管理和保存医疗档案。

在撰写本书时，电子病历（EMR）的发展和使用及其对于传统手写或机打病历的替代才刚刚开始。不同机构使用的电子病历在很大程度上有所不同，对于数据的归档和整理还没有统一的规定。因此，与医学数字成像中是以 DICOM 格式作为所有制造商的标准不同，目前的电子病历还远远不能在各个供应商之间通用。因此，我们涉及的仅是医疗文件的宽泛标准而不是具体的要求。

病历作为一个有效的沟通工具，在医疗保健中具有诸多用途，但其主要目的是协助患者的诊疗过程，使其更具计划性、协调性和持续性。也可以用于与其他医疗人员的沟通，在医疗质量评估中进行数据收集、编码识别和记账，最后还可为医疗事故诉讼提供证据支持。

病案记录应注明日期、时间，并签名。对于病历的更正、修改和（或）补充都应在组织政策的监管下进行。

在心导管室，病历的记录应在患者进入导管室时开始，直至患者离开导管室。病历包括患者到达导管室时的一般情况、生命体征、用药史、过敏史、实验室检查和其他检查结果。正在进行监测的结果和患者对治疗的反应都应永久地记录入病历中。同样需要记录给予患者及其家属的出院指导以及患者和家属对出院指导的理解。如果患者被转入另一科室或者其他诊疗机构，接收医疗团队收到完整的病历记录是很重要的。

如果使用了规范化或预先印好的患者材料，需要明确病历中哪些资料是给患者的。依据国家和当地的病历保存规定，这些材料应在心导管室保存。

手术记录

心脏病学专家需要负责手术记录。传统的对于有创性操作的记录模式是在操作完成后立即书写一个简要的操作记录，随后于24h内完成一个详尽、完整的记录。然而随着电子病历的发展，这种做法可能会改变，因为最终的标准化报告通常在导管室计算机上即可完成。在电子病历彻底替代传统病历前，标准的记录模式仍然需要一个简短的手术记录，通常是手写的，简要说明实施介入手术的原因、操作的流程、所使用的导管尺寸/类型，以及初步血流动力学、生理学及血管造影的结果。这些结果通常应清晰地标注为"初步的结果"，因为在随后的数据分析之后，最终结果可能会有所改变。记录也应该包括术者名单、造影剂使用剂量、手术时间，以及任何导管室围手术期发生的并发症。记录应该由主要术者签字。这种简单的手术记录的必要性在于，它是医护团队其余人员在完成完整的最终书面报告过程中唯一可以参考的书面记录。

口述的最终报告应包括手术指征、介入路径、使用的导管和鞘管型号以及手术顺序（如右心导管插入术后进行左心导管插入术、左室造影以及选择性冠状动脉造影）在内的所有相关信息。血流动力学数据应该是术者口述的，并且只有在经过术者亲自回顾储存在导管室生理记录仪上的记录之后才能被视为有效。换句话说，单纯转录生理记录仪上的报告是不恰当的，也是不可取的。否则，可能因疏忽导致错误（例如右室收缩压38mmHg，肺动脉收缩压28mmHg，这提示的10mmHg压力阶差事实上并不存在，而是导管的误差）。此外，应注意不要将计算机分析出的不准确报告作为书面报告，例如舒张末压力、收缩压和压力阶差不应该记录至小数位。这种"虚假的准确性"表明操作者只是简单地转抄计算机分析的平均值而没有仔细分析原始数据。同样，心排血量也不应记录超过一位小数。出现这样的情况意味着分析者没有恰当处理数据，并且表明其缺乏审慎思考的能力。保证最终报告的准确性是介入医师的职责，其重要性在于这对进一步的治疗决策具有参考价值。

最终的报告也应该阐明术中并发症，这一点对于治疗方法以及医疗事故档案管理十分重要。手术记录应该选择参照点以使得所有数据保持一致。无论是否有并发症发生，患者手术开始时和术后的状态都应如实记录。一些医师在心导管检查结果的基础上给出总结报告并提出治疗建议。尽管这看似不完全合理，但是通过心导管检查来研究并得出治疗方案要比贸然地做临床处理更为妥当，特别是在有其他医师参与的情况下。在后一种情况下，临床处理策略合理的差异可能会产生混乱，即如果心导管检查结果提示患者需要行冠状动脉外科手术治疗，但经治医师可能屈于患者及其家属的意见，决定对其实施强化的药物治疗方案。

不良临床结果

不良或意外临床结果可出现在心导管室中，也可以是心导管插入术或其他 PCI 的结果。患者及其家属或责任方应该在不良或意外结果出现后尽早被告知。对于不良或意外临床结果的沟通应仅包括被及时告知的信息，不应包括对发生了什么和（或）为什么以及谁应该负责的猜疑。这一交流不应仅限于最初的谈话。患者或家属可能需要多次、持续的沟通才能理解临床结果及其对健康的影响。

这种沟通必须在患者病历中有所体现。应该记录包括谁参与了沟通，患者或家属被告知内容的简短描述，以及进一步治疗或护理的方案，如果需要的话，还应进行进一步沟通交流。

不良或意外临床结果的类型可能需要心导管室进行根本原因的分析。医疗机构内的风险管理、质量管理或患者安全部门通常会推动这一进程。进行根本原因分析的目的在于明确可能促发不良或意外临床结果的体制或流程。不是所有的不良临床结果都是医疗差错导致的，也不是所有的医疗差错都会导致不良临床结果。

结 论

心导管室是一个高度专业化、复杂化的单位，然而，正如手术室或分娩室一样，心导管室对于患者、工作人员以及医疗机构来讲都是高风险的地方。风险可以通过有能力的领导团队、安全文化、健全的政策和规程及其严格遵守以及训练有素并且敬业的专业人士来加以管理控制。

医疗事故中的问题

医疗事故往往源于未能解决患者一方的愤怒与失望。患者一次又一次的抱怨，诸如"没有人回答我的问题"、"没有人花时间给我解释病情"以及"没人回复我的呼叫"等，这些均可引起医疗纠纷。在一个原告的证言中，辩护律师披露了促使患者成为原告的动机，即原告在发起诉讼后，坚定地认为："这回他们会马上回复我的问题了吧"、"他们会马上将所有的解释给我了吧"或是"这回他们会回复我的呼叫了吧"。

避免诉讼最好的方法就是医护人员（医师、护士以及技师）和患者之间始终保持开放的沟通，必须花时间来让患者知道他们对于医护人员是很重要的。

一份医学研究所的报告引用的数据估计，在美国医院中每年医疗事故会导致 44 000～98 000 名患者死亡。如果每年死亡44 000 名，那么医疗事故将成为美国的第八大死亡原因。这一死亡人数是惊人的。来自医疗保健行业的回应是通过改变程序体制来提高医疗服务和患者安全的质量。通过改变程序体制，而不是关注人为差错，可以帮助并确保医护人员不断避免医疗差错的发生。研究证实保持患者病历中内容的清晰性和医疗机构中医疗服务的规范性可预防医疗差错。患者病历中医嘱的字迹清晰是最重要的，这也解释了越来越多的医院使用电子病历、个人数据助理以及可立即识别药物相互作用的医疗软件的原因。许多用药差错是由于病历条目不清楚甚至被曲解造成。表 11-1 列出了预防用药差错的方法。

这些工具的使用，不仅能给患者提供更好的医疗服务，同时也为医护人员提供预防职业责任诉讼的专业保护。

虽然病历中的书面沟通很重要，但同样重要的是医护人员和患者及其家属之间有开放的交流平台。让患者清楚其对于医护人员的重要性是良好的医疗服务的重要组成部分。本章将协助医护人员了解如何记录患者病历中所提供的卫生保健服务。

表 11-1 防止用药差错的方法

为了防止用药差错，要求执行下列措施：

1. 以书面形式计算剂量。
2. 遵医嘱给药。
3. 警惕（英文）名称相似的药品［如奎宁和奎尼丁（quinine *vs.* quinidine）、氢氧化铝和莫拉格斯（maalox *vs.* marax）、苯妥英钠和氢吗啡酮（dilantin *vs.* dilaudid）、哌替啶和甲基麦角新碱（meperidine *vs.* methergine）］。
4. 明确药物剂量的调整范围。
5. 在接受电话用药指导时，药品名称应通过（英文）拼写与医师进行确认。
6. 准备药物时，切忌分心。
7. 倾听患者。如果他们询问用药途径、时间或者调整用药，需要再次核对医嘱。
8. 了解药品的最新使用说明。
9. 应经常确认药品的有效期。
10. "相像"的药物不应该摆放在同一货架上（如氯化钾、氯化钠）。
11. 给药时，应用合适大小的针管。

病历：总结

尽管医护人员为了给患者提供最高质量的服务，并对保持其高效性和便利性作出了巨大的努力，仍然会有诉讼发生。一份准确和清晰的病历对于保护患者、医师以及工作人员利益的重要性是不可忽视的。原因有以下两个方面：首先，这份记录可能作为决定患者进一步治疗的基础。难以辨认的、不准确的或是不清楚的记录可能导致医疗差错甚至对患者造成伤害。其次，病历构成了患者诉讼的基础，也是医疗工作者在职业责任诉讼中辩护的基础。

在大多数医疗纠纷案件中，病历不仅可以作为证据，而且也是诉讼结局的决定性因素。尽管双方可能提供多种类型的证据支持各自的立场，但病历往往被视为最可靠的、最值得信赖的和最公正的证据，因为病历是在诉讼发生前对医疗护理的实时记录。

整个病历，包括 X 光片，一般是保存在病案室，并归属于医院或者由心导管室单独拥有。尽管患者及其法律代表方或监护人均有合法权利来查阅相关病历，但每个机构都有特定的政策管理病历查阅。

由于病历里的信息是医院在为患者提供医疗服务时产生的，因此病历所包含的信息，除了法律许可的情况外，是需要保密的。记录在病历及其复印件中的医疗信息，只有在患者、授权代表、监护人书面同意，或是法院指令、法律传票的情况下才可以被公开。

健康保险可携带性和责任法案（HIPAA）对患者的信息及其保存有所规定。新的 HIPAA 规定对病历也有影响，因为很多病历是以电子病历的形式保存的。CMS 已经通过了一些新的隐私条款。每个医疗机构都应该遵守这些新的规定并制定相应的隐私政策和程序。

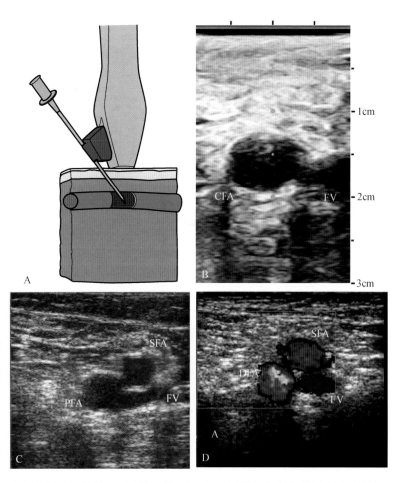

彩图 2-12 超声引导下动脉穿刺。**A**：手持无菌超声探头引导穿刺针穿刺。**B**：股总动脉（CFA）和股静脉（FV）超声成像。**C**：股深动脉（PFA）和股浅动脉（SFA）及股静脉超声成像。**D**：股深动脉（DFA）、股浅动脉和股静脉多普勒血流图，股浅动脉血流为蓝色，股静脉血流为红色

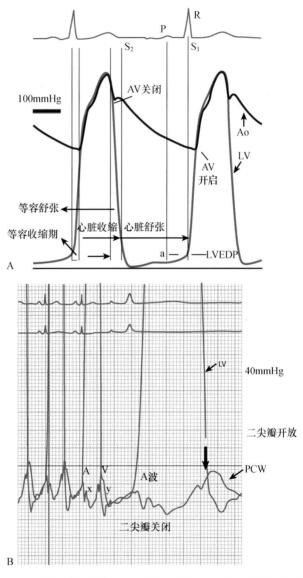

彩图 3-1 **A**：正常左室（LV）和主动脉（Ao）压力及心电图。P：P波；R：R波；S₁、S₂：第一和第二心音；LVEDP：LV舒张末期压；AV：主动脉瓣；a：a波；标尺表示100mmHg。**B**：在0～40mmHg范围内的LV和肺毛细血管楔（PCW）压。A：A波；V：对应于二尖瓣开放和关闭的V波；x：X下降；y：Y下降

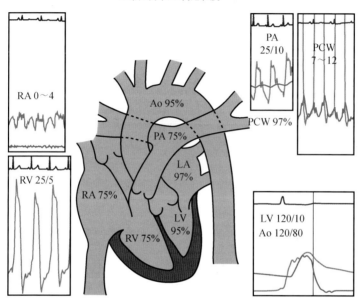

正常压力和血氧饱和度

RA 0~4

RV 25/5

Ao 95%

PA 75%

RA 75%

RV 75%

LA 97%

LV 95%

PA 25/10

PCW 7~12

PCW 97%

LV 120/10
Ao 120/80

彩图 3-2 心房室腔、大血管内的正常血氧饱和度、氧容积百分率和压力范围，以及压力随心电图的跟踪变化。RA：右房；RV：右室；Ao：主动脉；PA：肺动脉；LA：左房；LV：左室；PCW：肺毛细血管楔

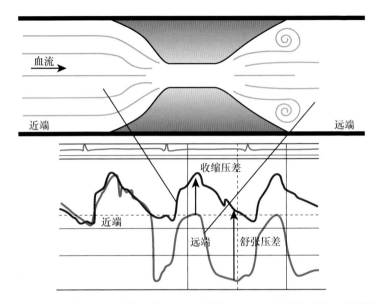

彩图 3-3 狭窄或缩窄中的压力阶差示例图。压力阶差是指近端和远端的压力差。狭窄远端的压力呈收缩性和舒张性压力阶差

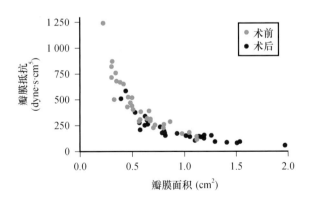

彩图 3-6 在主动脉瓣膜成形术前后比较用 Gorlin 公式计算的瓣膜面积和瓣膜抵抗。小于 200dyne·s/cm⁵ 的瓣膜抵抗与微小阻塞有关；大于 250dyne·s/cm⁵ 者与明显阻塞有关。这一测量补充并完善了利用瓣膜面积的判定（摘自 Feldman T，Ford L，Chiu YC，et al：*J Heart Valve Dis* 1：55-64，1992.）

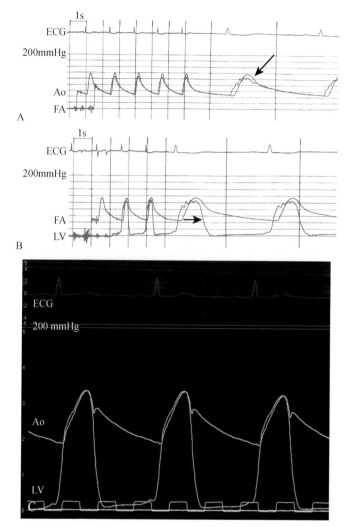

彩图 3-29 **A**：同步记录股动脉（箭头所指，8F 鞘管测量）及主动脉（7F 猪尾导管测量）血流动力学描记图。股动脉压力超射（箭头）及上升支滞后是股动脉描记的正常特点。**B**：股动脉及左室（箭头所指）压力图。**C**：微型流体压力计同步记录主动脉和左室压力图（双换能器导管）。注意正常的左室流出道的较小脉冲阶差

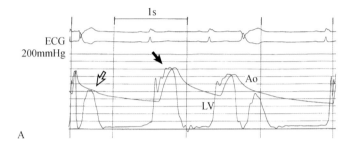

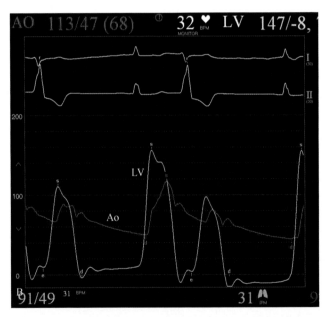

彩图 3-34　**A**：室性期前收缩时（空心箭头）左室和主动脉压力图，该患者没有主动脉狭窄，室性期前收缩时没有产生足够的压力打开主动脉瓣。**B**：主动脉瓣狭窄患者室性期前收缩时增强血流动力学（A 图摘自 Kern MJ，Donohue T，Bach R，et al：*Cathet Cardiovasc Diagn* 27：223-227，1992.）

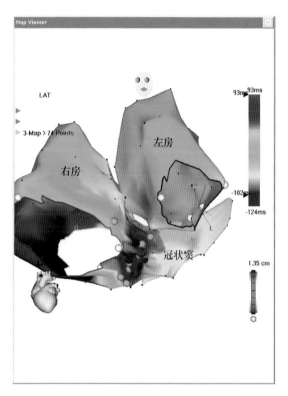

彩图 6-7 局灶性心动过速图像。该图显示了右房、左房和冠状窦的电解剖图像。图像中可看到房性心动过速的激动顺序，从红色的最早激动点开始，然后是蓝色，直到紫色的最晚激动点。激动模式图显示局灶性心动过速的起源点位于冠状窦口前壁。紫红色点代表导管消融位点

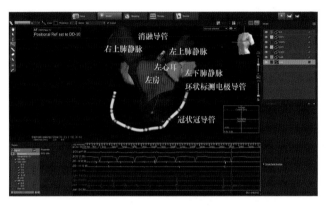

彩图 6-8 NAVX 系统下左前斜头位的左房（紫壳）与四支肺静脉和左心耳（绿壳）的电解剖图。同时可以看到冠状窦导管、消融导管尖端和环状标测电极。此图为心房颤动导管消融术中的图像（摘自 St Jude Medical Inc.）

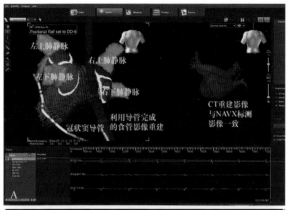

左上肺静脉　右上肺静脉

左下肺静脉

右下肺静脉

利用导管完成
的食管影像重建

冠状窦导管

CT重建影像
与NAVX标测
影像一致

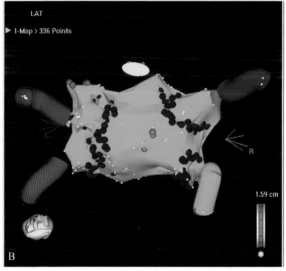

LAT

▶ 1-Map > 336 Points

R

1.59 cm

彩图 6-27 **A**：本图显示左房及四根肺静脉的 NAVX 标测图（左后斜位）。同一体位的三维 CT 重建解剖影像与 NAVX 标测图像一致。黄点和黄线显示射频消融能量释放的位置；栗色柱显示重建的食管图像，引导左房后壁消融。（摘自 St. Jude Medical，Inc.）**B**：CARTO 构建的左房（青色）及四根肺静脉（蓝、紫、红和绿管）头位图像。这是 CARTO 引导心房颤动消融时的图像。栗色点显示完成肺静脉隔离的射频消融能量释放位点。本图中未显示左房激动标测数据（待续）

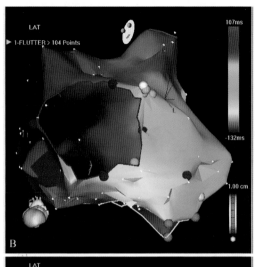

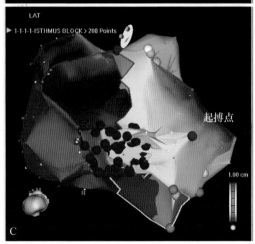

彩图 6-28（续） **B**：经典心房扑动是围绕三尖瓣环的折返性心律失常。CARTO 系统的彩色激动标测图显示激动沿着三尖瓣环呈逆钟向传导。该图显示了右房及三尖瓣环在左前斜足位的"首尾相接"现象，即红色与紫色相邻，反映了非常经典的折返性心律失常。**C**：心房扑动成功消融后右房及腔静脉-三尖瓣环峡部的电解剖图（左前斜足位）。消融后，对冠状窦近端进行起搏（红色区域）。CARTO 标测显示电冲动并未穿过腔静脉-三尖瓣环峡部。双向传导阻滞是远期成功的关键。栗色点显示腔静脉-三尖瓣峡部消融的位点

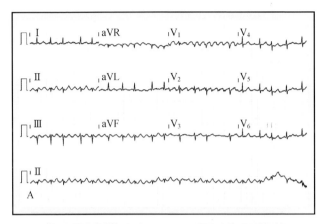

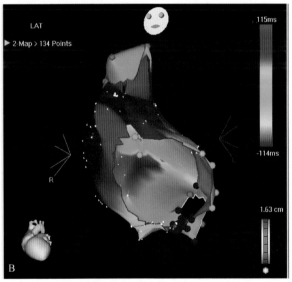

彩图 6-29　A：顺钟向折返性心房扑动的 12 导联体表心电图。Ⅱ、Ⅲ、aVF 和
V_6 导联的 P 波直立，V_1、V_6 导联 P 波负向（与经典的逆钟向心房扑动相
反）。**B**：折返环与典型逆钟向心房扑动一样围绕三尖瓣环，但激动传导方向
相反。右房的左前斜足位电解剖图显示，冲动顺钟向穿过腔静脉-三尖瓣环峡
部。这种情况并不常见，但其消融靶点仍然位于腔静脉-三尖瓣环峡部

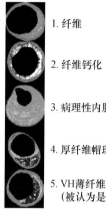

1. 纤维

2. 纤维钙化

3. 病理性内膜增厚（PIT）

4. 厚纤维帽斑块（ThCFA）

5. VH薄纤维帽斑块（VH-TCFA）
（被认为是高危的）

彩图 9-13 血管内超声的 5 种粥样硬化斑块病理的虚拟组织学成像。1. 纤维；2. 纤维钙化；3. 病理性内膜增厚（PIT）；4. 厚纤维帽斑块（ThC-FA）；5. VH 薄纤维帽斑块

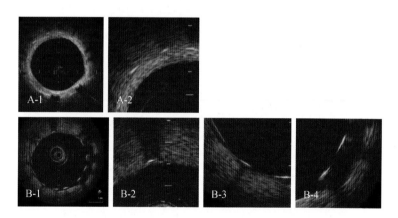

彩图 9-14 药物洗脱支架置入后的光学相干成像。A-1：支架置入后即刻的光学相干断层成像（OCT）。可以在 4 点和 6 点方向看到带着阴影的支架丝。A-2：放大后的支架丝被内皮覆盖的图像。B-1：支架丝贴壁不良，3 点到 6 点方向有支架丝显著离开了血管壁。B-2～B-4：放大后的 B-1 显示贴壁良好及贴壁不良的支架丝（摘自 Kubo T，Imanishi T，Kitabata H，et al：*JACC Cardiovasc Imaging* 1：475-84，2008.）

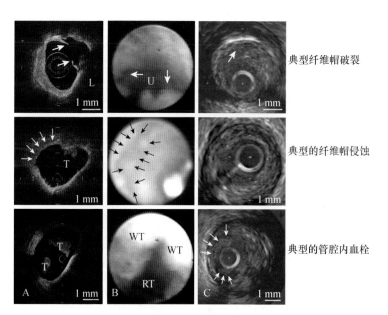

典型纤维帽破裂

典型的纤维帽侵蚀

典型的管腔内血栓

彩图 9-15 相应的光相干断层成像（左边一列）、血管镜检查（中间一列）和灰度的 IVUS 图像（右边一列）。最上面一行展示了典型的纤维帽破裂，中间一行展示了纤维帽的侵蚀，下一列展示了管腔内血栓的图像（摘自 Kubo T：*JACC* 50：933，2007.）

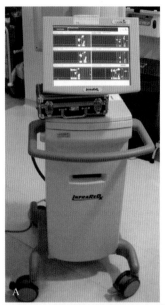

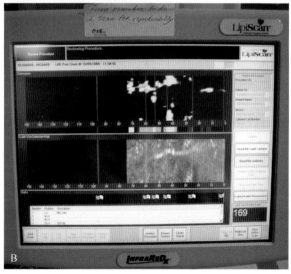

彩图 9-16 **A**：LipiScan 控制台及显示屏幕、封闭的计算机和用于自动回撤并将 NIR 导管信号传送到控制台进行分析的附加电缆。**B**：LipiScan 屏幕的特写，显示了红色的低胆固醇区域和黄色的血管内高胆固醇含量